BIBLIOTECA DE LA SALUD

SERIE FRONTERAS

ORGANIZACIONES AL SERVICIO DEL HOMBRE

YEHESKEL HASENFELD

ORGANIZACIONES
AL SERVICIO DEL HOMBRE

Traducción:
AGUSTÍN BÁRCENA

Biblioteca de la Salud

SECRETARÍA DE SALUD
FONDO DE CULTURA ECONÓMICA

MÉXICO

Primera edición en inglés, 1983
Primera edición en español, 1990

Revisión técnica:
Enrique Ruelas Barajas

Título original:
Human service organizations

ISBN 0-13-447490-2

Av. de la Universidad, 975; 03100 México, D. F.

ISBN 968-16-3465-9

Impreso en México

למשפחתי

[A mi familia]

PREFACIO

Como sociólogo y trabajador social, mi interés en las organizaciones al servicio del hombre obedece al deseo de lograr que éstas se preocupen más por las personas que usan sus servicios y de comprender los procesos sociales que determinan sus características. Los profesionales al servicio del hombre harían más sensibles sus organizaciones si tan sólo comprendieran las variables de los sistemas de prestación de servicios. Por otra parte, los científicos sociales no comprenden bien estas organizaciones a menos que interactúen y evalúen a los profesionales y a las personas que demandan sus servicios. El propósito de este libro es facilitar un diálogo entre ellos.

Este interés se basa también en el conocimiento personal que tengo de estas organizaciones. Al recordar mis experiencias con ellas, no puedo dejar de reconocer mis actitudes ambivalentes. Estoy agradecido por los servicios que me dieron, y en muchos casos su personal me dejó una impresión profundamente grata. Sin embargo, también recuerdo experiencias desagradables, especialmente aquellas que se debieron a descuidos e incompetencias o a franca inhumanidad. Es así como interactúo con los servicios sociales, con expectación, deseando lo mejor, pero esperando lo peor.

Esta ambivalencia se repite siempre que los ciudadanos entran en interacción con los organismos de servicios humanos, situación que está ampliamente documentada en numerosos informes científicos y de divulgación popular. La razón principal que me induce a estudiarlos es explicar esta paradoja, y particularmente comprender las mejores o peores condiciones que existen para apoyar, proteger y promover el bienestar de la gente. Tal es el tema de este libro.

Está probado que la tarea es un gran reto, porque el universo de los servicios humanos es extenso, complejo y siempre cambiante. Formulé una perspectiva teórica que pueda ser aplicable a todos estos servicios, y aun que explique sus diversas maneras de proporcionarlos. Fue necesario considerar algunas propuestas, siendo la principal de ellas la perspectiva de economía política que explica Meyer Zald, quien demostró ser más que un asesor intelectual. Leyó varios de los capítulos y con devastador y convincente juicio crítico me hizo corregir lo propuesto. Aunque acabé trazando mi propio camino, lo cierto es que estoy en deuda con él como compañero y amigo. Los estudios de Charles Perrow sobre las organizaciones, en general, y para el servicio del hombre, en particular, me proporcionaron una visión analítica muy importante. Específicamente me han capacitado para "desmitificar" estas organizaciones y evitar ser atrapado por su retórica. Los estudios de Freidson sobre el sistema de cuidado médico son ejemplos elocuentes de la forma correcta de hacer una investigación, misma que he tratado de imitar. Usé ampliamente estos trabajos como referencia.

El enfoque de mi análisis se originó en los seminarios sobre organizaciones al servicio del hombre que impartieron Robert D. Vinter y Rosemary C. Sarri, quienes me iniciaron en este campo y me enseñaron la mayor parte de lo que sé sobre el tema. Sus ideas y escritos y la oportunidad de trabajar con ellos, me ayudaron bastante. Este libro no habría sido escrito sin su ayuda. También Albert J. Reiss, hijo, aguzó mi visión sociológica sobre este análisis y William Gamson me ayudó a comprender el poder de estas organizaciones para integrar relaciones sociales con la gente que acude a solicitar sus servicios. David Street, cuya muerte prematura me privó de un querido compañero, revisó mi trabajo inicial enseñándome el valor de la "imaginación sociológica".

Muchas de las ideas de este libro germinaron cuando colaboré con mi entrañable amigo, Richard A. English, en un texto sobre las organizaciones de servicios humanos. La sorprendente acogida de ese volumen me dio ímpetu para emprender el proyecto. Pero necesité el aliento del editor consultivo, Harry Specht, y de Ed Stanford, de Prentice-Hall, para seguir adelante. Las reacciones y respuestas de mis alumnos a las primeras versiones de esta obra fueron valiosísimas; tengo una gran deuda con ellos.

La producción fue mejorada de manera notable en las hábiles manos de la correctora del manuscrito, Rhea Kish. No sólo preparó la edición del libro con meticuloso cuidado, sino que en el proceso me enseñó a expresar mis ideas en forma concisa y clara. También procuré evitar el uso de un lenguaje equívoco en cuanto al sexo de las personas mediante pronombres en plural cuando fue necesario. Empleé términos específicos al sexo sólo cuando verdaderamente representaba a la población en estudio. Pam Engelhaupt mecanografió la mayor parte de los manuscritos con gran cuidado. Finalmente y lo más importante, este libro no habría sido escrito sin el amor, afecto y comprensión de mi familia —Helen, Rena y Rachel—. A ellas lo dedico.

YEHESKEL HASENFELD

I. UBICUIDAD DE LAS ORGANIZACIONES AL SERVICIO DEL HOMBRE

La característica de la sociedad actual, particularmente en su estado de desarrollo industrial, es la conformación de organizaciones burocráticas ideadas expresamente para dirigir y promover el bienestar de sus ciudadanos. Nuestro ciclo de vida, desde el nacimiento hasta la muerte, está influido por organizaciones oficiales que definen, determinan y modifican nuestra conducta y estado legal. Nacemos y morimos en los hospitales; adquirimos preparación y socialización en las escuelas; nos casamos (y quizá más tarde nos divorciamos) en las iglesias o en los juzgados; buscamos ayuda y asistencia en un extenso conjunto de organizaciones para el bienestar; protegemos nuestras propiedades y a nosotros mismos por medio de órganos legislativos; y encontramos solaz y esparcimiento en los organismos culturales y de recreación. Me refiero al conjunto de "organizaciones al servicio del hombre" cuyas funciones principales son proteger, mantener o mejorar el bienestar de los individuos definiendo, formando, o alterando sus atributos personales. Estas organizaciones se distinguen de otras burocracias por dos características fundamentales. En primer lugar, trabajan directamente con y para la gente, que es, en cierto modo, su "materia prima". En segundo lugar, se les asigna —y así justifican su existencia— para proteger y promover el bienestar de la gente a la que sirven.

La proliferación de estas organizaciones y su predominio en nuestras vidas, es consecuencia del actual Estado de servicio social (*welfare state*). El Estado de beneficio social se basa en el principio gubernamental de proporcionar las "normas mínimas de ingreso, nutrición, salud, habitación y educación aseguradas para todos los ciudadanos como un derecho político, no como caridad" (Wilensky, 1975:1). La relación entre los ciudadanos y el Estado de beneficio social está influida por las organizaciones de servicios humanos, las cuales registran las demandas de los ciudadanos y responden a ellas. La magnitud de estas demandas se ha incrementado de manera considerable en las últimas décadas. Como se observa en el cuadro I.1, el gasto para el bienestar social de organismos públicos y privados, expresado como un porcentaje del Producto Nacional Bruto, ascendió de 13.4% en 1950 al 27.1% en 1977. Aproximadamente el 12% de todas las personas empleadas en los Estados Unidos trabajan en empresas al servicio del hombre proporcionando servicios directos o administrándolos (Secretaría de Comercio de E.U., 1980).[1] La mayoría está empleada en campos educativos o de la salud.

Varios factores han contribuido a la burocratización de los servicios de

[1] Esta cifra no incluye apoyo de personal burocrático o de mantenimiento.

CUADRO I.1. *Gastos público y privado para el servicio social: 1950 y 1977*[a] *(en miles de millones de dólares, excepto el porcentaje)*

Tipo de gasto	*1950*	*1977*
Público	23.5	361.6
Privado	12.2	146.8
Total	35.4	497.7
Ingresos para el mantenimiento	10.7	194.4
Público	9.8	166.6
Privado	1.0	27.8
Salud	12.0	164.5
Público	3.1	67.3
Privado	9.0	97.2
Educación	11.0	116.2
Público	9.4	98.3
Privado	1.6	17.9
Beneficencia y otros servicios	2.0	33.2
Público	1.3	29.3
Privado	.7	3.9
	Porcentaje del PNB	
Ingresos de sostenimiento	4.0	10.6
Salud	4.5	9.0
Educación	4.1	6.3
Beneficencia y otros servicios	.8	1.8
Total	13.4	27.1

[a] "Público" se refiere a gobierno federal, estatal y local; "privado" se refiere a organismos no gubernamentales.

FUENTE: Oficina del Censo de E.U., *Statistical Abstracts of the U.S. 1980*, p. 331.

asistencia social. Primero, el Estado necesitó establecer reglamentos para determinar la elegibilidad de los ciudadanos al disfrute de los servicios; después creó mecanismos para distribuirlos con equidad y justicia. Las burocracias de beneficio social cumplen ambos propósitos mediante normas, procedimientos y sistemas de atribución de responsabilidad. Se supone que así se garantiza la aplicación de criterios universales para verificar las demandas de los ciudadanos, y la imparcialidad en el disfrute de estos beneficios. En síntesis, fueron ideadas para "limpiar el particularismo" (Perrow, 1972). Segundo, la complejidad de las relaciones humanas en la sociedad industrializada y la dificultad cada vez mayor de los servicios para satisfacerlas, rebasa la capacidad de las unidades sociales tradicionales e individuales para responder a estas necesidades. Por lo tanto, el Estado ha tenido que establecer unidades de servicio social especializadas en las cuales se concentran el conocimiento, la habilidad y la experiencia necesarios y en donde se instituye una eficiente división del trabajo. Tercero, el Estado de beneficio social ha tratado de establecer nuevas formas de control social desde que el hogar dejó de ser un sitio de trabajo y, en consecuencia, fue imposible controlar el comportamiento de sus miembros (Janowitz, 1978). Las organizaciones al servicio del hombre llevan a cabo esta función de control de muchas maneras. Asumen una mayor responsabilidad en la socialización de los individuos para futuras funciones (los ejemplos incluyen escuelas, centros sociales y de recreación, universidades y otras entidades al servicio de la juventud). Sirven para identificar a individuos que no están a la altura de sus funciones y buscan readaptarlos a la sociedad (por ejemplo, por medio de la policía, hospitales, programas correccionales y organismos de salud mental). Proporcionan los medios y los recursos para que los individuos se integren socialmente (por ejemplo, a través de la ayuda financiera y las agencias de terapia y asesoría).

El individuo y las organizaciones al servicio del hombre

Para el individuo, la burocratización de las estructuras del Estado de beneficio social dio por resultado la transformación de la beneficencia privada en beneficencia pública. Esto es, campos de la beneficencia y del bienestar personal, que en el pasado fueron del dominio privado, ahora son responsabilidad pública a cargo de organizaciones públicas al servicio del hombre. Cuando los padres inscriben a su hijo en la escuela, delegan su responsabilidad de educación a una burocracia. El niño adquiere el carácter oficial de "estudiante" en virtud de su pertenencia a la escuela. Cuando se admite a una persona en un hospital, su enfermedad deja de ser una cuestión privada, y se convierte en una responsabilidad pública debidamente registrada en un documento oficial. La persona adquiere el estado oficial de "paciente".

Dichas transformaciones tienen profundas consecuencias para el individuo. El hacer públicos sus problemas y necesidades le permite obtener acceso a los servicios que le son indispensables para el mejoramiento, conservación, y restablecimiento de su bienestar y salud personales. La capacidad para obtener estos servicios ya no está estrictamente determinada por la pertenencia a una filiación (por ejemplo, el grupo social en que se nace). Sin embargo, se pide a los individuos revelar aspectos importantes de su vida privada para un escudriñamiento público y de control. Se les proporciona una identidad pública con base en una interpretación oficial de sus necesidades y circunstancias personales. Estas identidades influyen en la situación y en la posición de cada individuo. El ser "estudiante universitario" confiere un estado social positivo, mientras que el ser designado "receptor de beneficencia" implica una posición adversa. Por ello, el carácter de las operaciones que los individuos asumen ante estas organizaciones afectan profundamente su posición social.

Al buscar la solución de sus necesidades sociales en las organizaciones al servicio del hombre, los individuos aumentan su dependencia hacia ellas, que a su vez adquieren un gran poder sobre su vida privada. Por un lado, las autoridades controlan los recursos de servicio social que se necesitan; por otro, los individuos tienen muy poca influencia en las políticas de organización. La pérdida de poder frente a las organizaciones de servicios humanos es una característica fundamental del Estado de beneficio social (Coleman, 1973). En muchos casos el individuo es *obligado* o no tiene más alternativa que tratar con estas organizaciones: los niños deben ir a la escuela; el enfermo mental ingresa tal vez involuntariamente a un hospital de salud mental; y los despojados no tienen otra opción que acudir al departamento de beneficencia.

Clasificación de las organizaciones al servicio del hombre [2]

Considerando la gran variedad de organizaciones de servicios humanos, es útil clasificarlas siguiendo algunas medidas clave que destaquen sus funciones y características distintivas y que las diferencien de otros tipos de organismos. Las organizaciones al servicio del hombre, como se señaló anteriormente, se distinguen de otras burocracias por el hecho de que su "materia prima" es la gente; destacan también por las transformaciones que tratan de producir en los beneficiarios. Por lo tanto, se pueden clasificar de acuerdo a estos dos aspectos: el tipo de personas que atienden (sus beneficiarios), y las tecnologías de transformación (por ejemplo, los procedimientos y técnicas) que emplean para provocar cambios en las personas que atienden.

Los tipos de usuarios que se asignan a una organización, influyen no sólo en su campo de acción y en sus funciones, sino también en las expectativas y evaluaciones de la sociedad. Hay una diferencia significativa si una escuela atiende a niños predominantemente dotados o de lento aprendizaje. De la misma manera, las personas atendidas por la administración de seguridad social se consideran muy diferentes de las que son atendidas por el departamento de beneficiencia. Así, las organizaciones cuyo objetivo principal es mantener y mejorar el bienestar de las personas que se desenvuelven adecuadamente en la sociedad ocupan un extremo del *continuum*. En el otro extremo, están aquéllas a las que se les asigna controlar, mejorar y curar al enfermo o la conducta desviada de personas que no funcionan apropiadamente en la sociedad. Las organizaciones al servicio del hombre sufren serias dificultades para lograr establecer un consenso general acerca de lo que constituye el funcionamiento adecuado o inadecuado de las personas que atienden. Surgen desacuerdos dentro de éstas y entre grupos comunitarios en cuanto al grado de "normalidad" de sus usuarios. Las peticiones de grupos de padres para mantener en la "corriente principal" y en aulas ordinarias a sus hijos incapacitados refleja tal controversia: los padres se empeñan en minimizar el grado de "anormalidad" de sus hijos; los funcionarios de las escuelas y los maestros tienden a maximizarlo. Igualmente, el tratamiento de enfermos mentales o delincuentes en instalaciones comunitarias evoca típicamente desa-

[2] Esta sección se adaptó de Hasenfeld y English (1974: 4-7).

cuerdos entre defensores y oponentes de dichos programas en cuanto al grado de peligro que estas personas representan para la comunidad.

La segunda dimensión se refiere al tipo de servicios proporcionados por la organización, o más generalmente, a la naturaleza de sus *tecnologías transformadoras*. Estas tecnologías determinan qué hacen las organizaciones con las personas que atienden y cuál será su resultado. Yo distingo tres tipos de tecnologías transformadoras (véase el capítulo V).

1. Tecnologías de procesamiento. Buscan transformar a los usuarios sin alterar sus atributos personales, sino más bien otorgándoles un nivel social y una posición pública que atraigan reacciones deseables de otras unidades sociales (Hasenfeld, 1972). Esto se logra por medio de un sistema de clasificación y disposición que se usa para identificar y definir tipos de usuarios como, por ejemplo, "enfermos mentales", "niños prodigio", o "enfermos de cáncer". Por medio de estos niveles, otras organizaciones de servicio social responderán a sus beneficiarios de un modo predeterminado, como por ejemplo, brindando psicoterapia al enfermo mental o colocando al niño dotado en un curso acelerado.

2. Tecnologías de mantenimiento. Tratan de prevenir, mantener, y retardar el deterioro del bienestar personal y de la salud de la gente; sin embargo no buscan cambiar directamente sus atributos personales. El cuidado de los severamente incapacitados, digamos, casa-hogar para el cuidado de los ancianos, y programas para la conservación de sus ingresos (por ejemplo, SSI y AFDCO) ilustran muy bien estas tecnologías.

3. Tecnologías de cambio. Intentan alterar directamente los atributos personales para mejorar la situación de su beneficiario. Estas tecnologías incluyen, por ejemplo, psicoterapia, educación y tratamiento médico. Como en el primer aspecto, estas organizaciones están frecuentemente plagadas de ambigüedades sobre los objetivos de sus tecnologías de transformación porque las diferencias entre ellas están mal definidas. Por ejemplo, mientras el departamento de bienestar declara que su propósito principal es modificar los atributos de sus usuarios para que puedan llegar a ser parte productiva de la sociedad, sus críticos sostienen que, en esencia, este departamento sólo utiliza tecnologías procesadoras y de sostenimiento del individuo. Igualmente, mientras los partidarios del tribunal de menores reafirman que su propósito es cambiar el comportamiento de los delincuentes juveniles, sus críticos señalan que el interés del tribunal se centra más en el proceso que en el tratamiento. La clasificación cruzada de estas dos dimensiones produce seis tipos de organizaciones de servicios sociales (véase el cuadro I.2.). Se debe tener en cuenta que, como todas las tipologías, ésta presenta tipos ideales. Empíricamente, las organizaciones al servicio del hombre abarcan varios tipos dentro de sus límites. Por ejemplo, es obvio que en los hospitales se observan dos formas de organizaciones: la que procesa a la gente y la que busca cambiarla.

Cada tipo de organización se topa con algunas disyuntivas singulares tra-

CUADRO I.2. *Tipología de las organizaciones al servicio del hombre*

Tipo de cliente	*Procesamiento*	*Mantenimiento de la gente*	*Cambio*
	Tipo I	*Tipo III*	*Tipo V*
Funcionamiento normal	Admisiones en escuela superior Oficina Departamento de evaluación de créditos	Seguridad social Asilos	Escuelas públicas YMCA
	Tipo II	*Tipo IV*	*Tipo VI*
Mal funcionamiento	Tribunal de menores Clínica de diagnóstico	Asistencia pública Casa hogar	Hospital Centro habitacional de tratamiento

tando de satisfacer sus demandas. La organización de Tipo I debe demostrar que sus tecnologías procesadoras son lo suficientemente diferenciadoras para identificar los atributos de sus usuarios y relacionarlos con disposiciones apropiadas. Por ejemplo, el departamento de apreciación de crédito debe convencer a las instituciones financieras de que es capaz de diferenciar entre "buenos" y "malos" riesgos crediticios. La oficina de admisión en la escuela superior debe asegurar a las autoridades universitarias que puede identificar a los estudiantes potencialmente satisfactorios. Al mismo tiempo, estas organizaciones deben convencer al público de que sus esquemas de clasificación-disposición no son caprichos o prejuicios para favorecer a ciertos usuarios. Los servicios de colocación de empleo siempre son criticados por favorecer a algunos solicitantes que son fácilmente colocados, y se reta a las autoridades de admisión universitaria a que demuestren que no discriminan a las minorías étnicas. Sin embargo, el ofrecer al público estos esquemas de clasificación-disposición hace que estas organizaciones sean más susceptibles a las manipulaciones de futuros peticionarios e incrementa el potencial de controversia sobre la validez y confiabilidad de sus tecnologías.

Mientras esto es ventajoso para las organizaciones del Tipo I, en caso de duda, para eliminar invididuos de ciertas características, lo contrario es verdad para las organizaciones del Tipo II. Debido a que tienen jurisdicción sobre personas de conducta desviada, deben demostrar que las identifican correctamente. Para estas organizaciones, la pena por calificar como normal a un individuo de conducta desviada es más grave que clasificar a una persona normal como de conducta desviada, porque la desaprobación social es mayor en el primer caso que en el segundo. Es por esta razón, por ejemplo, que los médicos prefieren cometer un error de diagnóstico al decirle a una persona sana que está enferma, que diagnosticar a una persona enferma como sana (Scheff, 1966). La regla decisiva de que "en caso de duda suponer desviación", de cualquier modo, abruma severamente los recursos organizacionales y personales, y aumenta las demandas de servicio de las organizaciones que deben responder a dichos diagnósticos. Por lo tanto las organizaciones del Tipo II están presionadas entre sus designios y los recursos limitados de quienes deben asumir la responsabilidad de sus usuarios.

Para satisfacer sus designios, las organizaciones del Tipo III y del Tipo IV deben demostrar que sus beneficiarios "tienen derecho" a su cuidado y mantenimiento. Deben tomar un criterio de elegibilidad para distinguir entre aquellos que tienen derecho a sus servicios y los que no lo tienen, a pesar de que tal diferenciación pueda ser, en realidad, muy arbitraria. Por ejemplo, las personas a quienes se niega la asistencia pública porque viven con familiares, pueden, sin embargo, tener las mismas necesidades que una persona que vive sola.

Ambos tipos de organizaciones, pero especialmente las del Tipo IV, tropiezan con el problema de determinar un nivel de cuidado y mantenimiento aceptables y adecuados. Factores ideológicos y fiscales forman parte de tal decisión y tiran de la organización en direcciones opuestas. Esto es más evidente en las dependencias con mal funcionamiento pues sobre ellas hay un gran desacuerdo sobre lo que constituye un nivel de cuidado adecuado. Prueba de ello, por ejemplo, es el debate acerca del nivel deseable de asistencia de apoyo que merecen los receptores.

Los problemas para distinguir entre usuarios normales y de mal funcionamiento también se presentan en las organizaciones del Tipo V y VI, que además deben funcionar con tecnologías de cambio que producen resultados inciertos. Por ejemplo, los resultados positivos de varios modelos de psicoterapia son discutibles (Orlinsky y Howard, 1978), así como la efectividad de numerosas tecnologías educativas. A esto se agrega que no siempre hay un consenso general acerca de los resultados que se desean obtener. Las escuelas están enredadas en controversias acerca de su misión educativa, mientras que las instituciones correccionales son empujadas y presionadas entre una meta de castigo y una de rehabilitación.

Características distintivas de las organizaciones de servicios humanos

En muchos terrenos las organizaciones de servicios humanos comparten las características de otras burocracias. Son unidades sociales reguladas, encauzadas hacia un objetivo, que importan recursos de su medio ambiente para producir un conjunto específico de productos para mantenerse a sí mismas (Katz y Kahn, 1978). Como unidades sociales dirigidas hacia un objetivo, se fundaron para generar productos necesarios para otras unidades de servicio social; a cambio, estas organizaciones proporcionarán futuros recursos. De la misma forma que una empresa manufacturera se establece para generar productos deseados por consumidores potenciales, así las organizaciones al servicio del hombre desarrollan programas y servicios que serán apoyados por beneficiarios potenciales. Si los programas no logran ganar el apoyo de patrocinadores de recursos clave, la organización estará en peligro de ser eliminada. Para obtener los recursos necesarios de su medio ambiente y para comercializar sus productos, cada organización debe desarrollar un papel definido e intercambiar relaciones con unidades externas apropiadas. La tienda de departamentos tiene sus compradores y sus vendedores. El hospital de enfermos mentales tiene su cuerpo de entrada y salida. Ambas organizaciones tratan con varias unidades externas para obtener los recursos fiscales necesarios para financiar sus operaciones, y ambas buscan apoyo social y legitimación para sus actividades. Para generar sus respectivos productos, el banco, el departamento de beneficencia o el hospital, deben confiar en una serie de tareas específicas llevadas a cabo por gentes y computadoras adiestradas o programadas con cierta habilidad. Estas tareas constituyen la tecnología de la organización. Para lograr eficacia se desarrolla un plan de división de labores que define las tareas de cada persona y la manera en que se llevarán a cabo dentro de la organización.

Para asegurar que varias actividades sean conducidas apropiadamente y de acuerdo con sus propósitos, cada organismo establece una estructura interna, que define la autoridad de cada persona y el mecanismo de coordinación entre ellas. La autoridad se define, de acuerdo a Simon (1976: 125), como "el poder de tomar decisiones que guían los actos de otros". Mediante la distribución de la autoridad la organización controla y coordina las actividades de sus miembros. En una sociedad mercantil, por ejemplo, las decisiones estratégicas son tomadas por el presidente y varios ejecutivos oficiales. Ellos delegan autoridad en la subgerencia para asegurar que las políticas se implementen y coordinen entre las divisiones y departamentos. Los subgerentes, como directores de sus respectivos departamentos, asignan facultades de supervisión dentro de cada departamento y definen las responsabilidades de otras personas. De igual manera, en un hospital, las decisiones estratégicas son tomadas por los médicos directores y los administradores del hospital. Sus políticas son ejecutadas por los directores de varias unidades, tales como los jefes de los departamentos médicos y los administradores de las unidades no médicas. Dentro de cada departamento, se establecen líneas de responsabilidad para definir y coordinar las actividades de varios miembros del personal. En resumen, todas las organizaciones, incluyendo las que están al servicio del hombre, desarrollan una estructura burocrática que contiene muchos de los elementos definidos por Weber (véase el capítulo II). Esto es, la autoridad está basada legal y racionalmente y se distribuye de manera jerárquica; las responsabilidades por las decisiones de operación se delegan en varias unidades de trabajo; se especializan las funciones y las posiciones; se formalizan y uniforman muchas actividades; y las reglas que son de aplicación general controlan la conducta del personal. Por supuesto, qué tan bien o cuántas organizaciones siguen el modelo weberiano es cosa que varía enormemente, pero al menos se apegan a algunos de sus elementos.

Los servicios sociales, que responden a un tipo de organización, comparten un conjunto único de características, debido a que todos trabajan con y para la gente (Hasenfeld y English, 1974: 8-23). En primer lugar, el hecho de que la "materia prima" consista en gente dotada de valores morales afecta la mayoría de sus actividades. Las tecnologías de servicio deben estar moralmente justificadas porque toda actividad relacionada con sus usuarios tiene consecuencias morales significativas. La aparentemente simple decisión de evaluar el trabajo de un estudiante y asignarle un grado tiene consecuencias morales importantes para él, que el maestro y la escuela, como un todo, no pueden pasar por alto. Además, la organización y su equipo de trabajo están limitados a lo que pueden hacer por sus miembros, así como a la forma en que conducen su trabajo con ellos; debido a que estos individuos son entidades autoactivantes, la organización debe desarrollar mecanismos aceptables para lograr su consentimiento. Estos temas se analizan en los capítulos V y VII.

En segundo lugar, y relacionado con lo anterior, los objetivos de las organizaciones al servicio del hombre son indefinidos, ambiguos y llenos de problemas, especialmente porque es mucho más difícil estar de acuerdo en la forma de lograr la realización de las necesidades de progreso y bienestar anhelados por la gente que en transformar objetos inanimados. Aunque exista consenso en el nivel abstracto, el cumplimiento necesita que las organizaciones de servicios humanos hagan selecciones normativas en una sociedad que se caracteriza por tener grupos de interés que sostienen valores y normas que compiten entre sí. Recordemos, por ejemplo, el debate —siempre presente— acerca de los objetivos de la asistencia pública o sobre la misión educativa de las escuelas públicas, o sobre cómo deben tratar los hospitales al enfermo incurable, etcétera. Estos problemas se examinan en el capítulo IV.

En tercer lugar, la ambigüedad moral que rodea a este tipo de servicios se debe también a que operan en un ambiente turbulento. Esto es, su medio ambiente se compone de muchos grupos de interés, cada uno de los cuales se empeña por lograr sus valores y objetivos por medio de la organización. Por ejemplo, el tribunal de menores encuentra que la policía se interesa en eliminar de la comunidad a la juventud que causa problemas; los grupos para defensa del niño desean que el tribunal proporcione servicios de rehabilitación; los grupos de interés judicial destacan la necesidad de llevar un proceso conforme a derecho; y las autoridades locales desean reducir los costos de operación y los servicios del tribunal. Además, estos grupos y sus intereses cambian con el tiempo. En condiciones sociales variables, surgen nuevos grupos, tales como los defensores de los menores de edad, o cambian las actitudes hacia los delincuentes jóvenes, que de indulgentes se pueden convertir en castigos rigurosos. Debido a que las organizaciones de servicios sociales dependen de donadores externos para financiar sus operaciones, están determinadas también en gran medida por su medio ambiente y, en consecuencia, son fácilmente afectadas por él. Este tema se analiza en el capítulo III.

En cuarto lugar, las organizaciones al servicio del hombre operan con tecnología indeterminada que no proporciona un conocimiento completo de cómo lograr los resultados deseados. La carencia de una tecnología determinada que informe al personal qué hacer, cuándo y cómo para obtener resultados apropiados es consecuencia de tres factores interrelacionados: 1) Las gentes representan sistemas extremadamente complejos; aunque sus atributos están muy interrelacionados, varían de persona a persona. De ahí que, como "materia prima" son variables e inestables. 2) Los conocimientos acerca de cómo funcionan las gentes y cómo cambiarlas son parciales e incompletos. 3) Muchos de los atributos que se les solicita a estas organizaciones que transformen no se pueden observar ni medir. Como resultado, deben operar con tecnologías de servicio que carecen de claridad, que están plagadas de elementos desconocidos, y son impredecibles en sus consecuencias. Un análisis de estas tecnologías y sus operaciones es el tema del capítulo V.

Quinto, las actividades centrales de las organizaciones al servicio del hombre consisten en relaciones entre el personal y los usuarios. Estas relaciones sirven como el vehículo y las herramientas por medio de los cuales la organización logra jurisdicción sobre las personas, valora y determina sus necesidades, trabaja para transformarlas, y cumple algunos de los resultados deseados. Esto es, todas sus tareas esenciales se llevan a cabo mediante operaciones entre usuarios y personal. Realmente, la "carrera" de los usuarios y su destino en la organización están influidos por la estructura y el contenido de esas operaciones, y particularmente por la información y atributos que presentan, por las reacciones del personal y las respuestas a ellas. La naturaleza y la calidad de las relaciones personal-usuario, son por lo tanto, un determinante crítico del éxito o fracaso de las organizaciones. Cuando los pacientes, por ejemplo, desconfían de sus médicos, es menos probable que atiendan sus avisos o sigan sus indicaciones. Cuando los estudiantes le tienen aversión a sus profesores, decrece su motivación por aprender. Sin embargo, la calidad de estas relaciones no está bien controlada por la organización, porque está afectada por los atributos individuales del personal y de los usuarios. Estos conceptos se examinan en el capítulo VII.

Debido a la importancia de las relaciones personal-usuario, la posición y el papel del personal de línea es de particular relevancia en las organizaciones de servicio social. Lipsky (1980) caracterizó a estos organismos como "burocracias a nivel de la calle" porque sus servicios esenciales son proporcionados por un personal de posición inferior que, como resultado, realiza sus deberes con una discreción considerable. Esto es, mientras los designios de la organización se implementan por medio de las relaciones e interacciones entre personal y usuarios, éstos no pueden ser fácilmente controlados y supervisados. Numerosas razones legales, éticas, ideológicas, técnicas y económicas limitan la aptitud del organismo para controlar estas relaciones. Por lo tanto, el personal de posición inferior tiene más autonomía que la que se le podría conceder formalmente. Del mismo modo, debido a que las tecnologías de servicio tienden a ser indeterminadas y los objetivos de la organización ambiguos, la capacidad de la organización para coordinar el trabajo de sus varias unidades es limitada. Por esta razón las organizaciones al servicio del hombre se suelen describir como sistemas "acoplados holgadamente" (Weick, 1976). Estos temas se explican en el capítulo VI.

Finalmente, las organizaciones aquí analizadas carecen de medidas confiables y efectivamente válidas y, por lo tanto, son más resistentes al cambio y a la innovación. La multiplicidad y ambigüedad de los objetivos de esos organismos, la indeterminación de las tecnologías de servicio, y las dificultades inherentes a observar y medir los atributos humanos en conjunto dificultan la evaluación de los resultados del servicio y de la efectividad organizacional. El carecer de tal retroalimentación permite a la organización materializar sus pretensiones de éxito y reforzar sus ideologías de servicio dominantes. Estos principios se analizan en el capítulo VIII. Además, la ausencia de medidas de conducta confiables y válidas disminuye la capacidad de estas organizaciones para innovar, debido a que carecen de un criterio confiable por medio del cual puedan comparar sus resultados ante nuevos acontecimientos en su campo de servicio. La ausencia, por ejemplo, de medidas válidas y confiables de efectividad en psicoterapia, conduce a los profesionales a desentenderse de los adelantos tecnológicos. Por estas y otras razones, las organizaciones al servicio del hombre enfrentan dificultades para adoptar innovaciones y para introducir cambios; este tema se explora en el capítulo IX.

La similitud y la diferenciación de las organizaciones al servicio del hombre con otras burocracias crean duda acerca de qué teoría organizacional es apropiada para el estudio de estos organismos. La mayoría de las teorías se formularon teniendo en mente organizaciones industriales u oficinas de gobierno como sus referencias empíricas. ¿Se aplican adecuadamente estas teorías a las organizaciones al servicio del hombre? Esta pregunta se revisa en seguida, en el capítulo II.

II. ENFOQUES TEÓRICOS SOBRE LAS ORGANIZACIONES DE SERVICIOS HUMANOS

LA LITERATURA sobre las organizaciones al servicio del hombre se caracteriza por teorías múltiples e incompatibles que llevan a descubrimientos y conclusiones incongruentes y conflictivos. Este estado de cosas no es característico del estudio de las organizaciones al servicio del hombre; es característico del estudio de las organizaciones en general y es el resultado de una amplia variedad de orientaciones teóricas sobre el tema de que se trata. La proliferación de teorías organizacionales refleja la indeterminación, la ambigüedad y la complejidad de la construcción teórica y empírica de una organización. Primero, el mismo concepto de organización encierra múltiples significados. Stogdill (1971), por ejemplo, identifica dieciocho significados teóricos diferentes, que van desde el organismo como un producto cultural hasta el organismo como un sistema de entrada-salida. Segundo, el concepto de organización intercepta diferentes unidades de análisis —individuos, grupos, unidades grandes de trabajo, y sistemas— las cuales son críticas para entender a las organizaciones. Tercero, se presentan numerosos procesos en las organizaciones: interacción frente-a-frente, comunicación formal e informal, ejercicio de la autoridad, toma de decisiones, consumo de recursos, producción de bienes y servicios, por nombrar algunos. El análisis y entendimiento de estos y otros procesos requiere herramientas conceptuales de una gran variedad de disciplinas, tales como la psicología social, economía, sociología, ingeniería y ciencias políticas. Cuarto, el concepto de organización encierra muchos ejemplos empíricos diferentes. En el caso de las organizaciones al servicio del hombre, varían de una megaburocracia, como un departamento de servicio social, a una agencia pequeña, voluntaria, altamente especializada, tal como un centro de asesoramiento matrimonial.

Históricamente, en cada era se presentan formas organizacionales específicas que reflejan las condiciones culturales y socio-económicas de ese periodo (Stinchcombe, 1965). Asimismo, las teorías de las organizaciones aparecen en respuesta a los problemas e intereses enfrentados por estas mismas. Bendix (1956), en un profundo estudio que traza el principio de diferentes teorías organizacionales y de dirección, desde finales del siglo XIX hasta mediados de los años 1930, demostró que el movimiento desde el darwinismo social hasta la dirección científica y más tarde, a la teoría de las relaciones humanas de las organizaciones era una respuesta a los cambios estructurales en las relaciones entre trabajadores y directores durante ese periodo.

Se podría argumentar de la misma manera que las diferentes teorías acerca de las organizaciones de servicios humanos reflejan cambios habidos a través del tiempo en sus funciones, sus tecnologías de servicio y en sus usuarios. Esto lo ejemplifican las grandes transformaciones de las perspectivas organizacionales en los hospitales de salud mental habidas en los últimos cinco años (Perrow, 1965). Hasta la segunda Guerra Mundial, el hospital de salud mental fue principalmente una institución de custodia dirigida a proteger a la sociedad de los enfermos mentales. La analogía hecha por Deutsch (1948) entre los hospitales estatales de salud mental con un campo de concentración —una obvia exageración, a pesar de todo—, trasmite algo de la imagen sugerida a un observador externo. La mayor parte de los razonamientos que dieron origen al hospital de custodia derivaron de la ideología del darwinismo social que prevaleció a finales del siglo pasado. Sin embargo, después de la segunda Guerra Mundial, y debido al cuidado psiquiátrico que requirieron muchos de los soldados, se generó, entre otros cambios sociales, la suficiente presión para mejorar las condiciones en los hospitales de salud mental; con ello, la ideología cambió rápidamente.

La necesidad de reformar las instituciones precipitó un alud de estudios críticos sobre los hospitales de salud mental, basados en un "objetivo modelo". Tal modelo supuso que las organizaciones existían para llevar a cabo metas oficiales mediante una serie de procedimientos racionales, y que la efectividad organizacional se medía sobre la base de la consecución de estas metas. En resumen, se supuso que si los aspectos no racionales del hospital se identificaban, se exponían y se sustituían por estructuras de trabajo internas más racionales, los propósitos terapéuticos del hospital mejorarían. Los estudios realizados por Dunham y Weinberg (1960) y por Belknap (1956) reflejan esta perspectiva.

Durante los años 1950 se generalizó la aplicación de drogas psicoactivas en estos hospitales y un gran compromiso de parte del gobierno federal hacia el bienestar de los enfermos mentales. Esto condujo a una disminución en el número de pacientes y a un incremento en la disponibilidad de recursos. financieros para el cuidado de la comunidad. La ideología de salud mental de la comunidad generó una nueva perspectiva organizacional sobre los hospitales de salud mental conocida como la "comunidad terapéutica", en la cual la relación interpersonal entre paciente y terapeuta constituyó la clave determinante de la efectividad de un hospital de salud mental (Greenblatt, Levinson y Williams, 1957; Rapoport, 1960).

En los años 1960 y 1970 ocurrieron otros cambios. Los hospitales de salud mental se volvieron más abiertos a influencias externas debido al aumento de la intervención gubernamental; se dio gran énfasis a los derechos de los pacientes, y proliferaron un conjunto de programas de salud mental. No es de extrañar que se pusieran de moda "sistemas abiertos" para el estudio de los hospitales de salud mental. El acento aquí recayó en aumentar el tranquilo flujo de pacientes hacia adentro y hacia afuera del hospital, en la integración eficiente de múltiples tecnologías de tratamiento y en el mejoramiento de los lazos de unión entre la institución y otras organizaciones de servicios; se decía que todo ello mejoraría la efectividad del hospital (Schulberg y Baker, 1975).

De este ejemplo resulta claro que cada una de las perspectivas teóricas no determinan simplemente los aspectos que se estudiarán de cada organismo ni las herramientas conceptuales. Cada teoría abarca una serie de suposiciones, con frecuencia implícitas, acerca del papel de las organizaciones en la sociedad y sobre las relaciones entre éstas y los individuos; dichas suposiciones conforman el impulso de la investigación, los descubrimientos y los resultados que se ofrecen para mejorar las organizaciones al servicio del hombre. En este capítulo se subrayan algunos de los principales enfoques teóricos sobre las organizaciones en general y sus aplicaciones a las organizaciones al servicio del hombre; asimismo se examinan algunos de sus supuestos relevantes que se someterán a una evaluación crítica. El propósito no es agotar el tema, sino hacer una breve revisión de las teorías más apropiadas para nuestro estudio.

La teoría de la burocracia

La proliferación de las organizaciones de servicio social es un ejemplo de la burocratización de la sociedad moderna, un fenómeno que ha producido grandes transformaciones en la organización del trabajo, en los patrones de las relaciones de autoridad, y en la posición de los individuos en la sociedad. Estos temas fueron el centro de atención de los principales trabajos de Max Weber (*Economía y sociedad,* 1987), fundador del análisis sociológico de las organizaciones.

Weber no se interesó solamente en definir los atributos de la burocracia, sino más bien en articular los procesos sociales que generan esta forma organizacional y el impacto que tiene, a su vez, en la sociedad misma. Por lo tanto, Weber vio una íntima conexión entre el auge de una economía industrial de mercado y el surgimiento de los organismos burocráticos, los cuales se consideraron como la más eficiente herramienta para movilizar recursos y poder en tal sistema social (McNeil, 1978). Citemos a Weber:

> La razón decisiva que explica el progreso de la organización burocrática ha sido siempre su superioridad técnica sobre cualquier otra organización. Un mecanismo burocrático perfectamente desarrollado actúa con relación a las demás organizaciones de la misma forma que una máquina con relación a los métodos no mecánicos de fabricación [Weber, 1987:730-731].

Para Weber la característica esencial de la sociedad moderna fue el predominio de la *autoridad legal* como base de la relación de poder entre el gobernante y los gobernados. Esto es, la gente acepta la autoridad porque cree que ésta se ejerce mediante procedimientos apropiados y aceptables para el gobernante y los gobernados, pues "descansa en la creencia en la legalidad de ordenaciones estatuidas y de los derechos de mando de los llamados por esas ordenaciones a ejercer la autoridad" (Weber, 1987:172). Además, los gobernantes cumplen su posición superior por medios legales mediante elecciones, nombramientos y ascensos. Esto contrasta con la *autoridad tradicional* basada "en la creencia cotidiana en la santidad de las tradiciones que rigieron desde lejanos tiempos y en la legitimidad de los señalados por esa tradición para ejercer la autoridad", o con la *autoridad carismática* que "descansa en la entrega extracotidiana a la santidad, heroísmo o ejemplaridad de una persona" (Weber, 1987:172).

La burocracia es, pues, la manifestación de la autoridad legal-racional. Sus atributos se derivan de las normas legales-racionales y de la búsqueda de la máxima eficiencia. En el tipo ideal de burocracia, los miembros del personal son nombrados y operan de acuerdo con los siguientes criterios (Weber, 1987:176):

1) personalmente libres, se deben sólo a los deberes *objetivos* de su cargo,
2) en *jerarquía* administrativa rigurosa,
3) con *competencias* rigurosamente fijadas,
4) en virtud de un contrato, o sea (en principio) sobre la base de libre selección según
5) *calificación profesional* que *fundamenta su nombramiento* —en el caso más racional; por medio de ciertas pruebas o del diploma que certifica su calificación—;
6) son retribuidos *en dinero* con sueldos fijos, con derecho a pensión las más de las veces; son revocables siempre a instancia del propio funcionario y en ciertas circunstancias (particularmente en los establecimientos privados) pueden también ser revocados por parte del que manda; su retribución está graduada primeramente en relación con el rango jerárquico, luego según la responsabilidad del cargo y, en general, según el principio del "decoro estamental",
7) ejercen el cargo como su única o principal *profesión*,
8) tienen ante sí una "carrera", o "perspectiva" de ascensos y avances por años de ejercicio, o por servicios o por ambas cosas, según juicio de sus superiores,
9) trabajan con completa separación de los medios administrativos y sin apropiación del cargo,
10) y están sometidos a una rigurosa *disciplina* y vigilancia administrativa.

Mouzelis resume brevemente la lógica fundamental del tipo ideal de burocracia sugiriendo que es "un sistema de control basado en reglas racionales, las cuales tratan de regular toda la estructura y los procesos organizacionales con base en el conocimiento técnico y con el propósito de lograr la máxima eficiencia" (1968: 39).

Se observa en seguida por qué este modelo de burocracia recibió severas críticas; por no reflejar la verdadera naturaleza de las organizaciones (cosa que no quiso hacer) y por generar muchas disfunciones y consecuencias no anticipadas que en realidad menguan, no realzan, la racionalidad. Por ejemplo, Merton (1940) sugirió que el estricto apego a las reglas y normas por parte del personal de línea y su incapacidad para responder a las múltiples necesidades de sus pacientes probablemente tuvieron por fin reforzar la rigidez como defensa contra las peticiones de los mismos; esto condujo a la formación de una "personalidad burocrática". Los profesionales en las organizaciones de servicios probablemente son los que censuran lo que consideran excesiva confiabilidad en las reglas y disposiciones, la deshumanización del personal en el proceso de entrega de servicios, la carencia de flexibilidad tan esencial para el servicio efectivo al usuario, y la confianza en mediciones de desempeño que son impersonales e insensibles a la calidad del personal. Este modelo de burocracia descrito por Weber no toma en consideración la importancia del papel del profesional en la organización, un papel que inherentemente clama por la libertad frente a la autoridad jerárquica, a las reglas rígidas y a los reglamentos.

Así, la crítica esencial de Weber se ha centrado en dos temas interrelacionados. Primero, el tipo ideal de burocracia no toma en consideración la diversidad de tareas que tiene que realizar la organización, las cuales varían desde las rutinarias hasta las sumamente cambiantes. Segundo, la exclusiva confiabilidad en la autoridad jerárquica y en reglas y reglamentos formales no es el medio más efectivo para mantener el control en la organización ni en el cumplimiento del personal.

Los revisionistas de Weber señalan que el modelo de burocracia es realmente muy eficiente y razonable para *tareas rutinarias* (Litwak, 1978; Perrow, 1972; Dornbusch y Scott, 1975). Cuando las labores que enfrenta la organización no son rutinarias ni uniformes, como es el caso de muchas organizaciones al servicio del hombre, su estructura necesita modificarse. Litwak señala:

> Cuando las organizaciones tratan con eventos desiguales, un modelo de burocracia es más eficiente cuando difiere en cierto grado del de Weber, al menos en seis características: patrones horizontales de autoridad, especialización mínima, mezcla de decisiones en política y administración, limitación un poco *a priori* de los deberes y privilegios de una oficina dada, relaciones personales en vez de impersonales, y un mínimo de reglas generales [1961:179].

De igual modo, las pautas alternas de control en las organizaciones son más efectivas en esas circunstancias. Los profesionales que realizan tareas no rutinarias se atienen a normas profesionales, en vez de a una serie de reglas y reglamentos para guiar su conducta. Goss (1963), en un estudio de los patrones de burocracia entre médicos de hospital, observó que estaban sujetos a un sistema de control doble. Al tomar decisiones acerca del tratamiento del paciente, los médicos confían en sus propias normas y patrones: sus superiores sólo ejercen *asesoramiento*, dan sugerencias que deben considerar seriamente pero que no necesariamente siguen. Sin embargo, al tomar decisiones administrativas, tales como programar y llevar registros, los médicos están sujetos a la autoridad jerárquica y a reglas y reglamentos explícitos.

Las organizaciones emplean otros mecanismos de control que son mucho menos visibles o aparentes. March y Simon (1958), propusieron que las organizaciones controlen al personal dando forma al contenido de las decisiones que cada una tiene que tomar —por ejemplo, controlando el flujo de información que recibe cada departamento; definiendo la gama de alternativas que pueden considerar; y organizando la capacitación, el indoctrinamiento y la socialización.

Aun con estas revisiones, la lógica esencial de la concepción de Weber de burocracia permanece intacta, y el estudio empírico de las organizaciones, incluyendo las que están al servicio del hombre, parece confirmarlo. Por ejemplo, los estudios empíricos realizados por Dornbusch y Scott (1975) sobre el ejercicio de autoridad en diversas organizaciones como escuelas, hospitales, instalaciones para la investigación y equipos de futbol confirman la concepción weberiana de autoridad y su función en las organizaciones. Estos estudios sugieren que el personal verdaderamente percibe que la autoridad es adecuada cuando se basa en principios legales-racionales, es decir, cuando es explícita, clara, formal, y directamente relacionada con la evaluación del trabajo. El personal de línea percibe la evaluación firmemente basada cuando corresponde a su definición de buen desempeño (esto es, de algo que pueden lograr con su propio esfuerzo). Por lo tanto, cuando la evaluación se percibe como firmemente basada, los esfuerzos del personal son más controlables por eso mismo. Además, cuando la evalución se percibe como la realización de una distribución más justa de sanciones organizacionales, tiene mayor control sobre el personal. En resumen, como se esperaba, la autoridad legal y racional promueve la eficiencia.

El interés de Weber por la burocracia se extendió más allá de la complejidad de su estructura interna. Se preocupó igualmente por el impacto de la burocracia sobre la distribución del poder en la sociedad y sus consecuencias sobre la independencia y libertad individuales, principios que menospreciaron los revisionistas, pero los cuales, sin embargo, son de suma importancia para los estudiosos de las organizaciones en general y de las organizaciones de servicios humanos en particular. Como señalaron Mouzelis (1968) y McNeil (1978), Weber previó la posibilidad de que la eficiencia misma de una burocracia llevara a la concentración de inmenso poder en manos de élites de la burocracia y de la administración, que se afianzaría por su control sobre una tecnología altamente compleja. Tal concentración de poder y pericia técnica tiende a aislar a la organización de influencias políticas y de la opinión pública, y constituye una amenaza para la libertad individual y los procesos democráticos. Verdaderamente, la burocratización de las organizaciones al servicio del hombre como las de salud, educación y servicio social se acompañan por la concentración del poder y el control en la prestación de servicios —reforzado todo ello por regulaciones del Estado— en manos de los burócratas, y esto con frecuencia las hace inmunes a presiones por reformas de parte de los usuarios. En particular, los beneficiarios se vuelven cada vez más débiles frente al poder de estas organizaciones y menos capaces de efectuar cambios en ellas (véase Coleman, 1973). El informe de Rogers (1969) sobre el fracaso de poner al sistema escolar de Nueva York bajo control local es un caso a propósito. Así, mientras la burocratización de los servicios trajo una mayor racionalización de los mismos, se elevó la eficiencia y, en muchos casos, se mejoró la tecnología de servicio; esto también produjo un alejamiento mayor entre las organizaciones y el público al que tienen la obligación de servir. Cómo lograr un equilibrio aceptable entre éstas dos fuerzas opuestas sigue siendo un gran reto.

Dirección científica

Mientras que la teoría de la burocracia trata de explicar los determinantes de la estructura y los procesos que ocurren en organizaciones formales, la dirección científica se enfoca a los *preceptos* para lograr una dirección eficiente de las organizaciones. Los teóricos de la dirección científica están preocupados principalmente con las formas para optimizar la eficiencia y la productividad de las organizaciones. No muy diferente de Weber, Taylor, el padre de la dirección científica, percibió la organización como una herramienta eficiente y razonable para la producción de bienes y servicios *a condición de que* esté estructurada y controlada por principios basados científicamente.

El argumento esencial de la dirección científica se puede resumir como sigue. Las organizaciones se deben basar en los principios de cooperación entre el personal de línea y los directores; sin esto las organizaciones no pueden alcanzar una máxima productividad. Tal cooperación se obtiene si las organizaciones adoptan principios de dirección basados en análisis, experimentos y mediciones científicas de la mejor forma de elevar su eficiencia y productividad. El apego a estos principios científicos es el mayor interés de los trabajadores y directores. Dado que los trabajadores están motivados principalmente por incentivos monetarios, una mayor productividad basada en la dirección científica les permitirá ganar salarios máximos, mientras que al mismo tiempo se maximiza la ganancia de la organización (Mouzelis, 1968: 79-84).

El enfoque científico para elevar la eficiencia comprende varios pasos. Primero, se definen algunas metas y criterios objetivos que la organización quiera optimizar. Segundo, se desarrolla un modelo que identifica los procesos organizacionales requeridos para alcanzar estas metas. Este modelo se basa en un cuidadoso análisis y medición de las actividades trabajador-equipo en la organización. Tercero, el modelo se analiza por medios matemáticos para determinar cuál combinación de actividades trabajador-equipo producirá el nivel óptimo de logro de metas. Finalmente, y lo más importante, las actividades de la organización se reestructuran de acuerdo a la mejor solución obtenida por el modelo (véase, por ejemplo, Ackoff y Rivett, 1963). Mientras que el "estudio de tiempo y movimiento" iniciado por Taylor está vigente aún, se han desarrollado instrumentos matemáticos y de ingeniería mucho más sofisticados para resolver numerosos problemas de dirección organizacional relacionados con la eficiencia y la productividad. Estos instrumentos incluyen programación lineal, evaluación de programas y técnicas de revisión (PERT), teoría de decisión estadística, análisis de inventarios, teoría de la espera, por nombrar algunas.[1]

Para ilustrar la aplicación de los instrumentos de dirección científica en los servicios para el hombre, me remitiré a un ejemplo tomado de la educación: la integración escolar. Los sistemas escolares que enfrentan desegregación ordenada por los tribunales confrontan el problema de idear un programa que conduzca al logro de un equilibrio racial máximo con distancias y costos mínimos. Desde la perspectiva de la dirección científica, este problema es análogo a un problema de transportación y distribución de la forma más eficiente y económica para enviar mercancía desde varios puntos de origen hacia varios puntos de destino. Se desarrollaron varios modelos matemáticos para solucionar estos problemas. Lee y Moore (1977) crearon un modelo para determinar cuántos niños de cada una de las razas que se encontraban en un área determinada se asignarían a cada una de las escuelas conforme a los siguientes objetivos: 1) A cada niño se le asigna un espacio en el sistema escolar; 2) se debe lograr un equilibrio racial en cada una de las escuelas que corresponda a la proporción racial en todo el distrito; 3) el tiempo de transporte se debe minimizar; 4) el costo del transporte debe estar dentro de un límite razonable; y 5) el sobrecupo y la subutilización de las escuelas se debe minimizar. Luego formularon un modelo matemático que toma en cuenta estos objetivos y encuentra la mejor solución para distribuir a los niños en las escuelas del distrito, dependiendo de la prioridad relativa asignada a cada objetivo. Por ejemplo, si el sistema escolar da prioridad a dar educación a cada niño, utilizando plenamente las escuelas, y minimizando los costos de transporte, la solución sobre la distribución producida por el modelo, verdaderamente logrará estos objetivos, pero no se realizará el equilibrio racial ni se evitará el apiñamiento. Si el sistema escolar da prioridad al equilibrio racial, a proporcionar educación a cada niño y a utilizar plenamente las escuelas, la solución de distribución realizará estas metas pero con muy altos costos de transportación. En resumen, basado en los objetivos que el sistema escolar desea maximizar, el modelo producirá la mejor distribución de los alumnos en las diversas escuelas. Nótese que todos estos objetivos se deben expresar en términos cuantitativos para que se puedan tratar en un modelo matemático.

Concentrándose menos en los aspectos técnicos de las actividades de la organización, los teóricos de dirección y administración se han preocupado también por identificar los principios de la "buena administración" —especialmente, cómo estructurar la organización para promover la racionalidad.

[1] No es mi intención analizar específicamente ninguna de estas herramientas sino identificar su lógica fundamental y las suposiciones implícitas y explícitas que hacen acerca de las organizaciones.

Como se ejemplifica en los trabajos de Urwick (1943), Mooney y Reiley (1939), Koontz y O'Donnell (1959) y Drucker (1954), dichos principios incluyen las ideas de que: 1) la autoridad y la responsabilidad deben fluir en un claro e inquebrantable orden jerárquico; 2) ningún miembro de la organización debe recibir órdenes de más de un superior; 3) ningún superior supervisará directamente el trabajo de más de seis subordinados; y 4) el trabajo se dividirá en unidades con actividades especializadas (Massie, 1965). Estos principios originaron considerables controversias en el campo de la administración y se han criticado por carecer de validez empírica, por tener contradicciones recíprocas, y por no considerar variaciones entre organizaciones. No obstante, se deben valorar conforme a lo que se supone deben ser: un conjunto de instrumentos pragmáticos que ayudan a los directores a solucionar problemas de organización (Mouzelis, 1968: 92).

Aunque gran parte de la ciencia de la administración se ha desarrollado en un contexto industrial, en años recientes estas herramientas se han aplicado más y más en las organizaciones al servicio del hombre teniendo en mente los mismos objetivos: aumentar la eficiencia reduciendo desperdicios y minimizando los costos. Los estímulos para aplicar las herramientas de la dirección científica en los servicios para el hombre se pueden atribuir, en parte, a la escalada de los costos de las organizaciones al servicio del hombre, en un periodo de reducción de recursos y a las correspondientes demandas de responsabilidad, de resultados de servicios tangibles y de la máxima recuperación del dinero invertido. Además, la proliferación públicamente costeada de organizaciones de servicios humanos, las cuales afectan la vida de todos nosotros, trajo en su estela acusaciones de ineficiencia gubernamental, duplicación de servicios, derroche y mal uso de servicios. Se ha argumentado, con alguna justificación, que la respuesta típica del gobierno hacia organizaciones ineptas no ha sido reemplazarlas, sino establecer otras nuevas, igualmente deficientes. A la luz del éxito aparente de la dirección científica en la solución de problemas en las organizaciones industriales, del programa militar y del espacial, no fue ilógico esperar que esto podría "limpiar el desorden" en los servicios para el hombre (Hoos, 1972: 2-3).

Cyert (1975), el principal defensor de la aplicación de la dirección científica en las organizaciones de servicios humanos, argumenta que la ineficiencia de estas organizaciones proviene de su aislamiento de los mecanismos del mercado (por ejemplo, oferta y demanda, precio, utilidad), lo cual les permite dedicarse a la distribución y utilización de recursos sin una serie de metas específicas o mediciones objetivas de desempeño. Siguiendo esta línea de razonamiento, el uso de los instrumentos de la dirección científica obligaría a las organizaciones al servicio del hombre a definir un claro conjunto de metas de organización y a desarrollar mediciones específicas de comportamiento para cada unidad de la organización. Entonces, la distribución de recursos se haría con base en las metas prioritarias, y la eficiencia de cada unidad se evaluaría en términos de su contribución a la obtención de estas metas. Esto introduciría un sistema objetivo de control en la organización para asegurar el uso eficiente de recursos. Con base en la retroalimentación de la evaluación del desempeño, la organización redistribuiría recursos entre las unidades más eficientes y ayudaría a las unidades débiles a mejorar su productividad.

En la determinación de la importancia de la dirección científica en estas organizaciones, necesitamos identificar algunas de las suposiciones implícitas que apoyan esta perspectiva. Primero, tratar a las organizaciones como sistemas cerrados; específicamente, pasar por alto muchas de sus influencias externas y su necesidad de relacionarse con otras organizaciones y públicos. El medio ambiente se ve como una constante, y, en el mejor de los casos, como una limitación que las organizaciones deben tomar en cuenta. Segundo, la dirección científica supone que las organizaciones tienen un conjunto de metas específicas que son relativamente constantes a través del tiempo y ordenables en términos de importancia. La teoría no puede manejar o aceptar metas conflictivas y ambiguas. Además, la teoría supone que las metas son igualmente compartidas por todos los miembros de una organización y que las submetas de las subunidades son congruentes con las metas oficiales. Tercero, la teoría es elitista ya que sólo al cuadro de ejecutivos se le da la responsabilidad de definir las metas organizacionales. Cuarto, la ciencia de la dirección considera a las organizaciones como no políticas y no hace caso de procesos políticos externos e internos que afectan la distribución de poder entre los miembros. A este respecto, la teoría ve a las organizaciones como sistemas cooperativos libres de conflictos y discordias. Quinto, la teoría ofrece una imagen deplorable y mecánica de los miembros de una organización, al suponer que no tienen otros motivos e intereses que el sueldo.

El estudio empírico de las organizaciones, particularmente el de las que están al servicio del hombre, muestra claramente la dudosa validez de estas suposiciones y su carencia de bases empíricas. Por lo tanto, las soluciones normativas presentadas por la ciencia de la administración a varios problemas organizacionales se basan en supuestos que con frecuencia pasan por alto algunos de los factores cruciales y fundamentales de esos problemas. Stimson y Thompson (1975) afirman que los modelos matemáticos para la desegregación racial en las escuelas no han tomado en cuenta las complejas cuestiones sociales que van implícitas en la integración escolar, pues han simplificado los problemas y los han reducido al del transporte de los niños en autobús. Así, han fallado en su tratamiento de los muchos intereses y problemas vistos por los padres y profesores; no tomaron en cuenta la complejidad política del establecimiento educacional; optaron por ocuparse de la desegregación escolar en vez de buscar la integración escolar; y no pudieron negociar con las consecuencias de valor de sus planes propuestos. De igual manera, al revisar la aplicación de la dirección científica y de los procedimientos de investigación en los hospitales, Stimson y Stimson (1972) observaron que la mayoría de las solicitudes buscaban: 1) mejorar los horarios en clínicas de pacientes externos, 2) despliegue eficiente del personal de enfermería, 3) mejoramiento en el uso de instalaciones, 4) control de inventario de los bancos de sangre, y 5) desarrollo de sistemas de información a la dirección. Al evaluar los resultados de los modelos aplicados en estas áreas, los autores concluyen que tuvieron poco impacto en la operación real de los hospitales porque les faltó tomar en cuenta las necesidades de los pacientes, los intereses y el poderío de los médicos, las complejas relaciones entre los hospitales y su medio ambiente, y pasaron por alto muchas variables que no pueden ser medidas ni cuantificadas.

La "trampa" de la dirección científica para las organizaciones al servicio del hombre se ubica exactamente en el valor implícito de las elecciones que se requieren para desarrollar los modelos normativos, que se hacen sin considerar los problemas éticos propios de dichas elecciones. He sugerido que toda acción realizada por las organizaciones de servicios humanos en relación a los usuarios entraña elecciones normativas. La adopción de instrumentos de dirección científica oscurece estas elecciones normativas por rodearlas con un "manto científico".

La perspectiva de las relaciones humanas

El punto de vista simplista y mecanicista de la naturaleza humana en el modelo de dirección científica de las organizaciones ha limitado su validez y aplicabilidad al mejoramiento de la efectividad organizativa. Los famosos estudios de Hawthorne, que comienzan en la tradición tayloriana —que identificaron las relaciones entre condiciones de trabajo y desempeño de los trabajadores— condujeron a los investigadores a la conclusión de que las actitudes y sentimientos de los trabajadores, sus patrones de interacción y la estructura y cultura del grupo de trabajo influyen en el desempeño de los trabajadores mucho más que las características físicas de su trabajo (Roethlisberger y Dickson, 1939). El comportamiento de las gentes en las organizaciones y la calidad de interacción entre ellas y sus organizaciones de trabajo es el centro de atención de la perspectiva de las relaciones humanas desde los experimentos de Hawthorne.

La suposición fundamental de la escuela de las relaciones humanas es que "el hombre es básicamente bueno, infinitamente maleable, capaz de perfeccionarse, y por lo tanto las metas organizacionales y los intereses individuales deben ser compatibles" (Kaplan y Tausky, 1977: 171). De igual manera, McGregor (1960) establece que la clásica teoría de la dirección, a la cual designa como "Teoría X", considera que a la gente inherentemente le desagrada el trabajo, y por lo tanto debe ser dirigida y obligada a alcanzar metas organizacionales. En contraste, la perspectiva de las relaciones humanas, la "Teoría Y", supone que la gente tiene un deseo inherente de trabajar y es capaz de lograr el autocontrol y la autodirección si se entrega a las metas de la organización. Dicha entrega se puede inducir si se estimula a la gente a desarrollar su imaginación y creatividad y a percibir su potencial en la organización. Por lo tanto, se deduce que la efectividad organizativa y la productividad se maximizarán cuando la estructura y los procesos organizacionales permitan a los miembros llevar a cabo su propia actualización. Según Likert (1961: 103),

> La dirección y otros procesos de la organización deben ser tales que aseguren una máxima probabilidad de que en todas las interacciones y en todas las relaciones dentro de la organización, cada miembro, con base en sus antecedentes, valores, deseos y esperanzas, vea la experiencia como un apoyo que forma y mantiene su sentido de crecimiento e importancia personales.

Muchas de las investigaciones sobre relaciones humanas tratan de probar la validez de la supuesta relación causal entre estos procesos y la efectividad y la productividad organizativas.

Los experimentos de Hawthorne establecieron también la propuesta de que el desempeño de un trabajador se determina por los patrones de relación que surgen en la intimidad del grupo de trabajo. Porter, Lawler y Hackman (1975), sugieren que el grupo tiene un impacto generalizado sobre la conducta y las actitudes de los miembros de la organización porque controla muchos de los estímulos a los cuales se expone el individuo al realizar tareas organizacionales. En particular, el grupo de trabajo influirá en la motivación de los trabajadores, en su nivel de esfuerzo y en su forma de llevar a cabo el trabajo. Por lo tanto, la escuela de las relaciones humanas está muy interesada en procesos de grupo que mejoren la productividad del trabajo. De acuerdo a estos estudios, la habilidad del grupo para facilitar la efectividad del trabajador se basa en dos estrategias fundamentales y altamente interrelacionadas:

1) El uso de la participación de grupo en la toma de decisiones sobre las prácticas laborales. Se supone que esto facilita la congruencia entre metas de grupo y metas organizacionales y mejora la motivación y la entrega de los trabajadores hacia la organización (Coch y French, 1948). Con base en esta estrategia Likert formuló su concepto de eslabonamiento de la estructura organizacional, en la cual "cada grupo de trabajo se eslabona al resto del organismo por medio de personas que son miembros de más de un grupo" (Likert, 1967: 50).

2) El uso de un estilo de dirección que sea democrático, permisivo, orientado a los trabajadores, participativo y considerado. Esta conclusión se derivó de varios estudios que examinan el impacto del estilo de dirección sobre la cohesión del grupo, satisfacción de los miembros, y productividad (por ejemplo, White y Lippitt, 1960; Indik, 1965; Likert, 1961; y Blake y Mouton, 1964). Se supuso que debido a que el estilo de dirección mejora la cohesión del grupo y la satisfacción de los miembros, mejora la productividad.

El modelo organizacional que engloba todos estos principios es llamado por Likert (1967) "Sistema 4" y es contrastado con el modelo de organización weberiano, llamado "Sistema 1". El "Sistema 4" incluye atributos tales como la confianza total de los jefes en sus subordinados; participación total de los subordinados en la solución de los problemas del trabajo; pautas completas de comunicación vertical y horizontal; participación del grupo en el establecimiento de las metas; acercamiento psicológico de los superiores hacia los subordinados; y difusión de las funciones de control en la organización.

Al igual que la dirección científica, el enfoque de las relaciones humanas es una teoría prescriptiva que ha generado un complejo inventario de estrategias de cambio planeadas cuyo fin es permitir a las organizaciones llevar a cabo los ideales del "Sistema 4". Estas estrategias, que caen en el rubro de "desarrollo organizacional" (DO), incluyen programas de cambio planeado tales como grupos-T o de entrenamiento de sensibilización, retroalimentación de observación, desarrollo de la rejilla organizacional, y el enfoque de sistemas socio-técnicos.[2] Común a estos enfoques es el empeño por alterar actitudes y mejorar las relaciones interpersonales en la organización con el fin de acercarla al "Sistema 4" de Likert o a la "Teoría Y" de McGregor (Strauss, 1976).

La perspectiva de las relaciones humanas interesó muchísimo a los profesionales y a los directores de los servicios para el hombre y estimuló un buen número de modelos prescriptivos, propios para reestructurar tales organizaciones. Hay varias razones que apoyan este estímulo. Primero, la efectividad de las tecnologías de los servicios para el hombre, tales como psicoterapia, enseñanza y consejo, depende del uso del yo por los profesionales y por lo tanto depende de su nivel de entrega, de su motivación y de sus actitudes hacia la organización y hacia los compañeros de trabajo, así como de sus actitudes y sentimientos hacia los usuarios. El mejoramiento de dichas actitudes y entregas, que es una preocupación central de la escuela de las relaciones humanas, es de importancia clave para las organizaciones al servicio del hombre.

Segundo, la efectividad de la mayoría de las tecnologías al servicio del hombre se basa también en la motivación, actitudes y entrega de los usuarios a las metas de la organización. Un axioma básico de las profesiones de servicio es que el proceso de ayuda puede iniciarse sólo si el usuario está motivado y convencido de las metas del tratamiento. Dado que estos usuarios tienen una cuasi-membresía en las organizaciones al servicio del hombre, cabe suponer, por extensión lógica, que las relaciones humanas que mejoran la motivación y la entrega del personal harán lo mismo para los usuarios del servicio. Por ejemplo, los educadores han señalado desde hace mucho tiempo la importancia del ambiente del aula —actitudes de los estudiantes hacia los profesores y compañeros— como el mayor determinante de la conducta de los estudiantes, de su trabajo y de su entrega al proceso de aprendizaje. Para mejorar el ambiente del aula, los profesores están preparados

[2] Un análisis de estos enfoques se encontrará en A. R. Beckhard (1969) y French y Bell (1973).

para utilizar técnicas de relaciones humanas tales como resolver problemas en grupos pequeños, uso de grupos para brindar retroalimentación y comunicación horizontal mejorada en el aula (Bigelow, 1971).

Tercero, debido a que el uso del yo en los procesos de ayuda es tan crítico, se ha sugerido que las relaciones personal-personal tendrán un impacto directo sobre la relación personal-usuario. Cressey (1965), en su estudio de las organizaciones carcelarias, observó que en una prisión de castigo-custodia, los patrones de autoridad entre los empleados se basan sobre estrictas relaciones jerárquicas, se apegan mucho a las reglas y reglamentos, y hay un sometimiento total a la autoridad del rango. En las prisiones orientadas al tratamiento, sin embargo, las líneas de autoridad se basan en la competencia técnica; las relaciones entre el personal se basan en la aplicación de normas profesionales en lugar de reglas burocráticas; y el personal tiene considerable autonomía profesional. De igual manera, estudios hechos en hospitales de salud mental muestran conflictos entre el personal, ausencia de canales efectivos de comunicación entre el personal y desacuerdos sobre el tratamiento de los pacientes; probablemente esto causa perturbaciones colectivas entre los pacientes (Caudill, 1958). Por lo tanto, se cree que el establecimiento de una estructura tipo "Sistema 4" en las organizaciones al servicio del hombre no sólo mejorará las relaciones entre el personal sino que también dará realce a las relaciones personal-usuario.

Analizaré la validez y el lado débil de esta teoría estudiando dos ejemplos específicos de su aplicación en las organizaciones al servicio del hombre. El primer ejemplo se relaciona con la elevación del "medio terapéutico" en los hospitales de salud mental. Se basó sobre la suposición central de que la estructura social de la institución (es decir, distribución de autoridad, división del trabajo, patrones de interacción del personal, patrones de comunicación y relaciones entre el personal y los pacientes) es la clave determinante de la efectividad del tratamiento de los pacientes. Schwartz (1975) propuso que un medio terapéutico surge cuando la división del trabajo: 1) minimiza estados diferenciales y facilita el crecimiento y la creatividad personales de los subordinados y pacientes; 2) procura la participación democrática en los procesos de toma de decisiones; 3) tiene un estilo de liderazgo que proporciona guía, apoyo, seguridad y satisfacción a los subordinados; 4) tiene un sistema de comunicación de flujo libre; y 5) crea un estado de ánimo elevado dentro del personal. El paralelismo entre el medio terapéutico y el "Sistema 4" de Likert es indudable. Rapoport (1960), en un estudio intensivo de la unidad del medio terapéutico desarrollado por Maxwell Jones, identificó cuatro componentes ideológicos fundamentales en su orientación hacia el tratamiento: 1) democratización: cada miembro de la unidad, incluyendo los pacientes, tiene igual voz en la toma de decisiones, tanto terapéuticas como administrativas; 2) permisividad: máxima tolerancia de conductas que pueden desviarse de normas convencionales y el uso mínimo de disciplina y reglas; 3) comunalismo: personal y pacientes comparten todas las instalaciones sin distinción y tienen estrechas relaciones y libre comunicación; y 4) confrontación con la realidad: los pacientes enfrentan continuamente el significado de su conducta como la perciben los demás.

Los resultados de Rapoport indican que la unidad no pudo satisfacer estas ideologías. Las enfermeras, por ejemplo, estaban muy confundidas en cuanto a su papel, particularmente sobre cómo debían relacionarse con los médicos, en qué medida se les permitiría a los pacientes mostrar una conducta desordenada, y hasta qué punto se podían compartir los problemas de los pacientes con otros. Los médicos encontraron que los pacientes esperaban que fueran terapeutas, que hicieran valer su autoridad profesional, y no que usaran las reuniones comunitarias como terapia. El personal también encontró que debía haber reuniones en las que se excluyera a los pacientes, para trazar procedimientos, mantener el orden y el control en la unidad. Es revelador que veinte años después del estudio original, Manning (1976) al volver a hacerlo, encontrara que la unidad se ha alejado mucho más allá del ideal de la comunidad terapéutica.

Varias conclusiones surgen de esta y de otras experiencias en las implantaciones del medio terapéutico. Primero, la efectividad organizativa depende de una tecnología de servicio que tiene un conjunto bien claro de procedimientos, una división explícita del trabajo, y expectativas bien definidas en cuanto a funciones. Las relaciones humanas no pueden compensar la carencia de tal tecnología (Perrow, 1965). Segundo, la organización no funciona con efectividad sin una distribución diferencial de autoridad entre sus miembros. El igualamiento de poder dentro del personal y entre el personal y los pacientes no es defendible cuando las decisiones exigen pericias y responsabilidades diferentes. Tercero, a pesar del énfasis en la democratización y en el comunalismo, son inevitables las tensiones y los conflictos entre el personal y entre el personal y los pacientes. Cuarto, no hay evidencia de que la confiabilidad en las relaciones humanas haya mejorado la efectividad del personal en el tratamiento, ni los resultados del tratamiento entre los pacientes.

El segundo ejemplo implica el uso de técnicas de desarrollo organizativo para mejorar la efectividad educativa en las escuelas. Aquí, la suposición implícita es que una escuela efectiva es una comunidad en la cual estudiantes, profesores y administradores pueden establecer una

> base más significativa con la cual se exploren a sí mismos y al mundo tal como es; lograr más conocimiento de ellos mismos como controladores de su propio destino. . ., y más competencia en la calidad del aprendizaje autoiniciado que tal vez les sirva para el resto de sus vidas [Schmuck y Miles, 1971:18].

Se supone que dicha comunidad se crea reduciendo relaciones formales y jerárquicas en la escuela, igualando facultades entre todos los participantes escolares, propiciando comunicaciones, invitando a la participación multigrupo en la solución de problemas, y mejorando relaciones interpersonales.

En este orden de ideas, Schmuck, Runkel y Langmeyer (1971) intentaron mejorar en una escuela la comunicación entre los profesores, aumentar la habilidad del personal para resolver problemas interpersonales e interfuncionales y usar más procedimientos que resuelvan los problemas de grupos. Se esperaba que por este hecho, la escuela estaría más abierta a las innovaciones educativas y tendría una atmósfera mejor en sus aulas. Todo el profesorado tomó un curso de laboratorio de seis días, donde aprendieron y practicaron habilidades de la comunicación, conocieron procesos interpersonales y técnicas de la solución de problemas en grupos pequeños. Al laboratorio le siguieron dos sesiones adicionales de capacitación de día y medio. El impacto de esta intervención se midió más tarde por medio de cuestionarios dados a los profesores de la escuela experimental y a algunas otras escuelas de control. Los resultados indicaron que, indudablemente, en la escuela experimental, los profesores reportaron una mayor participación en la solución de los problemas, en el mejoramiento de la comunicación, y más apoyo administrativo por parte del director. Pero en comparación con otras escuelas, la escuela experimental no mostró grandes innovaciones en áreas tales como cambios en los planes de estudios, establecimiento de nuevos puestos o deberes, o nuevos métodos de programas de evaluación educativa. No se contó con mediciones del impacto de la instrucción en el aula. Otros experimentos similares también dieron resultados mezclados e inconclusos.

Indudablemente, la escuela de relaciones humanas ha hecho una gran aportación para el entendimiento de la conducta de los individuos en las organizaciones. Su énfasis en la estructura organizativa y en los procesos que influyen en las actitudes, estado de ánimo, relaciones interpersonales y en el bienestar psicológico general del personal, es de particular importancia en las organizaciones al servicio del hombre, donde la participación del yo del personal con los usuarios es un componente clave en la prestación de servicios. Además, la entrega normativa hacia una organización humana en la cual el bienestar social y psicológico del personal y de los usuarios es altamente valuado, debe ser alabada por los practicantes de los servicios humanos. Sin embargo, sólo hay una evidencia inconclusa para apoyar las afirmaciones teóricas relacionadas con la participación de grupo, la dirección democrática, la plena comunicación vertical y horizontal y las relaciones interpersonales armónicas con vistas a una efectividad organizativa. Es en verdad muy dudoso que estas variables sean lo más importante en cuanto a dar fuerza a una organización humana cualquiera, por no decir ninguna en una organización que sirve con efectividad a sus beneficiarios.

La evidencia empírica que apoya al "Sistema 4" de Likert y a la mayoría de las suposiciones hechas por la escuela de relaciones humanas, es muy débil. Perrow (1972), en su estudio de dicha investigación, concluye que ésta no demuestra que los procesos de grupo contribuyan mucho a la efectividad organizacional. Stogdill (1974), en su extenso análisis de la investigación empírica sobre el estilo de dirección, concluye también que "la relación de pautas de conductas democráticas, permisivas, orientadas al seguimiento, participativas, y consideradas en relación con la productividad es cero o negativa tan a menudo como positiva" (p. 418). De igual manera, hay evidencias débiles e inconclusas de que las actividades de desarrollo organizacional conducen a la resolución efectiva de problemas organizacionales y mejoran el funcionamiento organizacional (Strauss, 1976). El golpe de gracia lo dieron recientemente Franke y Kaul (1978) en su análisis sobre los datos de los experimentos originales de Hawthorne. Hallaron que la disciplina administrativa, el revés económico de la depresión y el tiempo transcurrido explican casi toda la variación en la productividad de los grupos de trabajo y de los trabajadores individuales. Por lo tanto, la calidad de las relaciones humanas entre los trabajadores y entre ellos y la administración poco o nada contribuiría a la productividad. Los estudios de las organizaciones al servicio del hombre, como se mencionó anteriormente, tampoco aportaron evidencias convincentes de la validez de la teoría.

La suposición de que el modelo de relaciones humanas es universalmente aplicable y por tanto benéfico a todos los tipos de organizaciones, tal vez explique la evidencia conflictiva y contradictoria. Litwak (1961), entre otros, sugiere que el modelo de las relaciones humanas es aplicable solamente a las organizaciones dedicadas a labores no uniformes. Ejemplo de tales labores serían la psicoterapia intensiva, el tratamiento de padres que maltratan a sus hijos y los grupos de ayuda a los alcohólicos. Bajo estas circunstancias, se argumenta, una estrategia organizativa que minimice la diferenciación jerárquica, que maximice la comunicación y aliente a la solución de problemas en grupo, será lo indicado para realizar efectivamente dichas tareas.

La deficiencia más grave de la teoría es que no toma en cuenta variables organizacionales, sino sólo las psicológicas sociales. Otras variables que podrían ser mucho más importantes incluirían: exigencias ambientales, recursos, metas organizativas, tamaño, necesidades y atributos de los usuarios, tecnología de servicio, competencia en el personal y sueldos y salarios (Strauss, 1968). Por ejemplo, convertir el departamento de asistencia social en una organización de tipo "Sistema 4" puede mejorar la cortesía y la empatía entre el personal y los usuarios, pero es muy poco probable que tenga un efecto significativo sobre los beneficios de asistencia social que reciben los usuarios; tampoco alterará las condiciones que son propias de la prestación de estos servicios. Cabe sospechar también que el trato humano dado a los pacientes en un hospital mental o a los internos en una institución correccional adelantará o mejorará, probablemente, reduciendo el tamaño de la institución, mejorando la relación personal-paciente, empleando personal mejor capacitado y mejor pagado, aumentando la supervisión, instituyendo tecnología de tratamiento más eficaz y empleando agencias de observación externa para monitorear las actividades de la institución.

En este contexto la teoría tiende a pasar por alto los procesos políticos y económicos, internos y externos, de la organización que influyen en su desempeño. Por ejemplo, lograr el equilibrio del poder, tan importante en la teoría, será determinado por la anuencia de quienes controlan el poder en la organización para compartirlo con quienes no lo tienen. El grado en que este compartimiento ocurra no dependerá probablemente de relaciones humanas, sino más bien de negociaciones, estiras y aflojas, y avenencias entre los diversos grupos de interés que controlan los recursos que necesita la organización. Del mismo modo, el conflicto, que según la teoría es algo patológico en la organización, con frecuencia puede ser un modo más eficaz de lograr cambios favorables en las pautas de prestación de servicio que las técnicas de desarrollo organizacional. Citemos a Mouzelis:

> la teoría no explica la distinción fundamental entre fricciones interpersonales y conflicto social, que tiene su base en la estructura de las organizaciones y de la sociedad en cuyo seno están enclaustrados grupos e individuos [1968: 115].

En las organizaciones al servicio del hombre, el empleo de técnicas de relaciones humanas puede degenerar y convertirse en una simple manipulación de los practicantes. Puede inclusive inducir al personal de línea a creer que tiene una voz importante en la administración de la organización, cuando en realidad su participación en la toma de decisiones es más bien simbólica. Además, los procesos de grupo se pueden usar para socializar e indoctrinar al personal para que acepte un conjunto de ideologías que justifiquen las pautas de servicio de la organización, lo cual reduce la capacidad del personal para contemplar metas de servicio alternas o para examinar la validez de estas ideologías. Esto, a su vez, puede traer consigo respuestas conservadoras a las necesidades de los usuarios.

Finalmente, el énfasis en las relaciones humanas como una cura de las enfermedades, puede desviar la atención de los practicantes de servicio humano y de los analistas, y alejarla de otros factores reales que generan problemas organizacionales. La falta de una tecnología efectiva de tratamiento puede ser interpretada equivocadamente como la incapacidad de varios profesionales para trabajar conjuntamente como equipo. La falta de recursos para proporcionar servicios decentes puede ser interpretada erróneamente como motivación pobre del personal para participar directamente en el servicio de los usuarios; a su vez, las barreras políticas a la cooperación interorganizacional pueden ser interpretadas equivocadamente como relaciones interpersonales pobres. La consecuencia de esto es que los miembros de la organización pueden introducir muchos cambios de relación, tales como establecer equipos de trabajo diferentes, pautas nuevas de comunicación y procesos de toma de decisiones en grupos pequeños, todo ello sin producir cambios organizacionales reales.

Teoría de las decisiones

Mientras que la teoría clásica de la burocracia destaca en exceso el principio de la racionalidad en el diseño organizacional, la perspectiva de las relaciones humanas redujo su significación. Herbert A. Simon (1976) trató de unir estos dos extremos mediante su modelo de toma de decisiones de conducta organizacional.

> *El interés central de la teoría administrativa es el límite entre los aspectos racionales y no racionales de la conducta social humana.* La teoría administrativa es, peculiarmente, la teoría de la racionalidad —deseada y limitada— de la conducta de los humanos a quienes *satisface* porque carecen del ingenio para maximizar [1976: 28].

La racionalidad de la gente está limitada y circunscrita porque carece del conocimiento completo de todas las elecciones alternas posibles, de las consecuencias que se seguirán después de cada elección, y del valor futuro de cada consecuencia anticipada. Como resultado, los que toman las decisiones buscan una solución satisfactoria, para lo cual construyen un modelo simplificado de la realidad que se basa en experiencias anteriores, en la percepción selectiva de los estímulos existentes y en alternativas familiares. Cuando se toman decisiones en el contexto organizacional, es la organización la que define los parámetros de la decisión. Específicamente, la división del trabajo, la autoridad, los procedimientos estándar de operación y las pautas de comunicación establecen los límites y dan forma a la circunscripción de las decisiones que los individuos pueden tomar en la organización: controlando oportunamente los momentos para tomar decisiones, determinando las entradas de información en la decisión, definiendo la gama de resultados aceptables y de alternativas disponibles e influyendo en los valores que se consideran deseables (March y Simon, 1958).

Podemos observar, por ejemplo, el impacto de estos mecanismos de control en la conducta de los trabajadores de entrada en una clínica de guía de niños. En primer lugar, procedimientos estándar de operación definen los estímulos apropiados para las decisiones de entrada; en este caso la información se refiere a dificultades entre padres e hijos. De hecho, éstas se pueden especificar en la forma de entrada. Otros tipos de información referentes, por ejemplo, a problemas de salud y financieros o a dificultades conyugales pueden ser vistos como de importancia secundaria, y probablemente induzcan un rechazo del niño al tratamiento si lo ven primordialmente con los ojos de los padres. En segundo lugar, la interpretación de la información es conformada por las tecnologías de servicio de la agencia, que generan un determinado vocabulario, y a menudo un esquema de clasificación para interpretar y comunicar información. Una orientación psicoanalítica puede generar categorías tales como "fobia por la escuela", "pasiva-agresiva", y "autorrechazo". Tercero, los programas de servicios que ofrece la agencia definirán la gama de alternativas a que tienen derecho los trabajadores al tomar una decisión de entrada. Entre éstas pueden figurar: rechazo y envío a otras agencias, programación de entrevistas adicionales de diagnóstico, o admisión al tratamiento. Finalmente, la elección hecha por los trabajadores será influida por definiciones organizacionales de beneficiarios "apropiados", que a su vez se derivan de la tecnología de servicio y de los programas creados por la agencia. De este modo, los niños definidos como "víctimas de la fobia por la escuela", o de un "complejo de Edipo no resuelto", probablemente sean aceptados con más facilidad para el tratamiento que aquellos niños clasificados como "sociópatas" o "delincuentes". En resumen, la conducta de los trabajadores de entrada no es controlada únicamente por directrices, normas y ejercicios de autoridad explícitos. Más bien son controlados por los *parámetros* que influyen sus procesos de toma de decisiones, los cuales son mucho menos visibles y emanan de la estructura organizacional propiamente dicha.

Esta perspectiva es particularmente importante para entender pautas de prestación de servicios en organizaciones al servicio del hombre, porque derriba el mito de lo que en alguna otra parte llamé "modelo clínico de toma de decisiones" (Hasenfeld, 1974). El modelo definido del proceso de ayuda profesional, propio de la psicoterapia o del trabajo social, da por sentado que los procesos clínicos de toma de decisiones están gobernados por: 1) la información inducida en el usuario, 2) el conjunto de conocimientos frente al cual es evaluada esta información, y 3) los procedimientos del tratamiento prescrito derivado de ese cuerpo de saber. Este modelo pasa por alto el hecho fundamental de que todo el proceso de ayuda está anclado en un contexto organizacional y que todas las decisiones tomadas por los profesionales están influidas por variables organizacionales tales como contenido y estructura del programa, criterios de elegibilidad de los usuarios, vocabulario organizacional, procedimiento y operación estándar, pautas de comunicación e interdependencias de unidades dentro de la organización. Centrándose en los determinantes organizacionales del proceso de toma de decisiones del practicante, el modelo de March y Simon de conducta organizacional nos proporciona las herramientas analíticas para comprender y explicar las decisiones que los trabajadores al servicio del hombre toman en relación con los usuarios.

Sin embargo, el modelo tiene limitaciones significativas. Por el hecho de ser psicológico social, toma como cosa dada el contexto organizacional y no ofrece explicaciones sobre los determinantes de la estructura organizacional, sobre procedimientos estándar de operación, sobre pautas de comunicación, etcétera. Esencialmente, la teoría guarda silencio sobre los factores que originan tipos diferentes de organizaciones. También es un modelo cerrado de sistema en cuanto que trata al medio de la organización como una constante y no considera el impacto de las condiciones ambientales sobre la estructura y los procesos organizacionales. Como resultado, se pasan por alto cuestiones críticas referentes al acceso diferencial, a la distribución del poder y los recursos dentro de la organización y al conflicto de intereses entre unidades organizacionales.

Cyert y March (1963) trataron de ampliar el modelo de toma de decisiones y aplicarlo a la organización como un todo, para lo cual sugirieron que la organización fuera vista como una coalición de participantes con diferentes valores y metas personales. Mediante un proceso de negociación se toman decisiones sobre entrega de recursos y de este modo se definen las metas operativas de la organización (véase el capítulo IV). El conflicto se maneja por medio de un proceso de negociación, y las metas que surgen definen la gama de normas de decisión que son aceptables dentro de la organización.

Otra dinámica organizacional es la *eliminación de la incertidumbre*, por medio de la cual la organización trata de reducir la incertidumbre proveniente del medio intentando establecer relaciones contractuales estables con elementos del medio, desarrollando procedimientos estándar de operación y formulando planes que, en general, son fijos. Cuando la organización enfrenta problemas para los cuales las soluciones existentes no son adecuadas, se dedicará a llevar a cabo conductas de indagación. Sin embargo, la búsqueda será caracterizada como sencilla y prejuiciada por experiencias organizacionales anteriores, por expectaciones de los miembros y por conflictos no resueltos. La adaptación organizacional (el aprendizaje), ocurre con base en las experiencias adquiridas al hallar soluciones a los problemas.

Finalmente, en la evolución de la teoría de toma de decisiones, March y asociados (Cohen, March y Olsen, 1972; y March y Olsen, 1976) presentan un modelo de toma de decisiones de organización al que llaman "modelo de lata de basura", que es particularmente apropiado para muchas organizaciones al servicio del hombre. Modelos anteriores de toma de decisiones han dado por sentado que las organizaciones tratan de eludir la incertidumbre protegiéndose de las fuentes de ambigüedad y estableciendo mecanismos organizacionales, como la división del trabajo y los procedimientos estándar de operación, con el fin de mantener la estabilidad y la predecibilidad. Sin embargo, en muchos casos, las organizaciones enfrentan grandes incertidumbres. En particular, esa situación se presenta cuando las metas de la organización son ambiguas y cuando su tecnología es incierta e indeterminante. Podemos pensar en muchos ejemplos de organizaciones al servicio del hombre que encajan en esa descripción, entre ellas universidades (el ejemplo favorito de March y sus asociados), escuelas experimentales, comunidades terapéuticas, programas innovadores de tratamiento de la delincuencia y programas de tratamiento basados en la comunidad. ¿Cómo se toman las grandes decisiones programáticas en organismos de este tipo? Usando la imagen de la lata de basura, proponen que se viertan en la lata cuatro corrientes relativamente independientes: problemas, soluciones, participantes y oportunidades selectas (situaciones que piden una decisión). Las decisiones son resultado de las mezclas particulares de estas corrientes, más que de conexiones racionales entre ellas. La "lata" es "el lugar de encuentro de problemas y sentimientos que buscan situaciones de decisión, en las cuales puedan ser aireadas soluciones que buscan problemas a los cuales dar respuesta, y participantes que buscan problemas o placer" (March y Olsen, 1976: 25). Son varios los factores que influyen en estas corrientes y en los resultados de la decisión. En primer lugar, la estructura de la organización afecta los tiempos de llegada y de salida de cada corriente, la energía que cada participante dará a la decisión y el eslabonamiento entre las diferentes corrientes. En segundo lugar, el contexto cultural y normativo de la organización creará una inclinación o prejuicio hacia ciertos problemas, soluciones, estilos de los participantes y oportunidades selectas. Tercero, los atributos personales de los individuos miembros de la organización, sus creencias, esperanzas, tiempo disponible y lapso de atención, influyen también en la forma y en el contenido de la lata de basura.

Se identifican tres estilos de decisión: 1) inadvertencia: se toma una elección sin atender a los problemas existentes; 2) evasión: se hace una elección después de haber sido disociada de un problema, por cuya razón no resuelve ningún problema; y 3) resolución: se hace una elección que resuelva el problema.

De este modelo se pueden derivar varias proposiciones: 1) la mayoría de las decisiones se toman mediante inadvertencia o evasión; 2) conforme aumenta la energía requerida para resolver problemas resulta menos probable que los problemas sean resueltos; los responsables de decidir pasarán de un problema a otro con más frecuencia y se tardarán más tiempo en tomar una determinación, pero habrá menos probabilidad de resolver los problemas; 3) los problemas importantes tendrán más probabilidad de ser resueltos que los no importantes, y 4) las elecciones importantes tendrán menos probabilidades de resolver problemas que las elecciones no importantes.

Un caso práctico de una escuela experimental que tenía metas muy amplias, vagas y una tecnología poco clara e indeterminada es un buen modelo para ejemplificar la lata de basura (March y Olsen, 1976: capítulo 16). Durante un periodo de observación de seis meses, diferentes grupos en la escuela plantearon problemas que fluctuaron desde la ampliación del edificio de la escuela hasta la sustitución de maestros o idear un nuevo plan educativo. Estos problemas atrajeron a diversos participantes, en parte con base en los intereses, valores y tiempo que cada uno quería dedicar a su solución. Los problemas en sí dejaron al descubierto otros problemas: la necesidad de definir las metas de la escuela, cómo hacer participar a los maestros en las decisiones sobre algún nuevo plan educativo, el conflicto entre padres y maestros y las malas relaciones entre varios maestros. Los participantes propusieron soluciones sin hacer referencia a problemas específicos, y éstas se incluyeron en la discusión de los problemas. Entre las soluciones figuraron propuestas sobre las metas de la escuela, nuevas estructuras educativas, fusión de ciertos grados y contratación de maestros. Nada tiene de extraño que algunas decisiones nunca se pusieran en práctica, ya que para algunos participantes presentar un problema o proponer una solución era ya un fin en sí mismo. Algunas elecciones no pudieron ser referidas a algún problema en particular o a alguna solución propuesta.

Lo que este modelo parece sugerir es que muchas características de programas de organizaciones al servicio del hombre, particularmente con referencia a las pautas de prestación de servicio, no se pueden explicar racionalmente por la sencilla razón de que no representan elecciones basadas en definiciones claras de problemas y en búsquedas cuidadosas de soluciones potenciales. Más bien son el resultado final de varios procesos relativamente independientes que se conjuntan sin orden ni concierto, precisamente porque estas organizaciones abrazan metas ambiguas y porque carecen de una tecnología clara para llevarlas a la práctica.

Con todo, sería un error generalizar este modelo a todas las organizaciones al servicio del hombre, aun a aquellas con metas y tecnologías ambiguas, ya que la mayoría operan conforme a un conjunto de limitaciones que reducen considerablemente sus elecciones y que introducen bastante predecibilidad en sus operaciones diarias. Inclusive Cohen y March (en March y Olsen, 1976), en un análisis de las decisiones de presidentes de universidades, señalan con toda claridad estos factores limitantes que hacen que su conducta sea más predecible. Entre estos determinantes figuran el presupuesto en operación (matrícula, colecta de fondos y actividades de investigación); autonomía departamental en cuanto a fijar políticas académicas; y el sistema de desempeño o posición del cargo. Es decir, la descripción detallada de los procesos microsociales-psicológicos de toma de decisiones puede indudablemente parecerse a un modelo de lata de basura; pero los resultados organizacionales reales pueden muy bien ser predichos por medio de variables estructurales tales como la disponibilidad y la distribución de recursos y poder; las necesidades de servicios de la población y los valores dominantes en la organización.

TEORÍA DE LA CONTINGENCIA

La mayor parte de las teorías organizacionales de que nos hemos ocupado aquí no han estudiado de un modo sistemático las variaciones estructurales entre organizaciones. ¿Qué significa el hecho de que en algunas organizaciones el personal se dedica a tareas altamente especializadas, en tanto que en otras el mismo tipo de personal se encarga de tareas numerosas y variadas?, ¿qué explica la estructura jerárquica de autoridad y la centralización de una organización o la estructura horizontal y la descentralización de otra? Estas y otras cuestiones similares relacionadas con el *diseño* de organizaciones se han convertido en un tema predominante de teóricos contemporáneos de organizaciones (por ejemplo, Lawrence y Lorsch, 1967; Perrow, 1967; Thompson, 1967), cuya meta es identificar las condiciones que determinan la estructura organizacional. Aunque la mayor parte de los estudios realizados en estos campos se llevan a cabo en organizaciones industriales, algunos han sido aplicados específicamente a organizaciones al servicio del hombre.

La teoría de la contingencia de las organizaciones esencialmente gira alrededor de dos proposiciones interrelacionadas. Primero, las demandas y contingencias ambientales determinarán pautas de diferenciación interna en la organización (Lawrence y Lorsch, 1967). Segundo, los atributos de las tecnologías adoptadas por la organización determinarán la estructura de las unidades de trabajo que las implementen (Perrow, 1967; Thompson, 1967).

Lawrence y Lorsch (1967), han sostenido que la organización debe interactuar con elementos diferentes en el medio. Por ejemplo, un centro de salud mental de la comunidad debe interactuar con la unidad de descarga del hospital mental del Estado, con clientes que enfrenten crisis de salud mental y con agencias comunitarias que busquen consulta. Cada uno de estos segmentos del medio varía en términos del *grado de incertidumbre* que significan para la organización, concretamente el grado en que sus operaciones más destacadas son mutables e impredecibles. La unidad de descarga presenta poca incertidumbre a la organización porque proporciona información sobre pacientes descargados conforme a una base regular; deja en claro quiénes son e identifica sus necesidades de servicio. En contraste, los pacientes de entrada en estado de crisis representan un elevado grado de incertidumbre porque pueden presentarse en cualquier momento, proporcionar información que no es fácil abarcar o comprender, además de que no ofrecen retroalimentación sobre las consecuencias de la intervención del personal. Estas condiciones ambientales tan variadas requieren que la agencia se diferencie internamente para que pueda responder con efectividad a ellas; la competencia, la sincronización y la programación, la supervisión del personal que es necesaria para manejar pacientes en crisis son muy diferentes de las que deben interactuar con la unidad de descarga. En pocas palabras, mientras mayor sea la variación en la incertidumbre presentada por el medio, mayor será la diferenciación necesaria. Sin embargo, una diferenciación acrecentada requiere también que la organización cree mecanismos de integración efectivos y coordinación entre las diferentes unidades del trabajo.

De un modo similar, Thompson (1967: 72-73) propone la siguiente relación entre el medio y la estructura interna de la organización:

	MEDIO ESTABLE	MEDIO CAMBIANTE
MEDIO HOMOGÉNEO	Pocas unidades funcionales; normas estandarizadas	Diferenciación limitada; toma de decisiones descentralizada
MEDIO HETEROGÉNEO	Variedad de unidades funcionales; normas estandarizadas	Elevada diferenciación; toma de decisiones descentralizada

Por inferencia, pues, la organización eficiente es aquella que mejora la calidad del embonamiento entre las contingencias ambientales y su estructura interna.

Una lógica similar se aplica a la relación entre tecnología y estructura organizacional. Por ejemplo, Perrow (1970), propone que en el caso de organizaciones al servicio del hombre, las tecnologías (es decir, las tareas desempeñadas en razón de los beneficiarios) se pueden clasificar si (*a*) los usuarios son vistos como estables y uniformes o como inestables y no uniformes; y (*b*) si el conocimiento de los procedimientos de intervención es completo o incompleto. Como consecuencia, se identifican cuatro tipos de tecnologías: 1) rutina (usuarios estables, conocimiento completo); 2) destreza (usuarios estables, conocimiento incompleto); 3) ingeniería (usuarios inestables, conocimiento completo); y 4) creatividad (usuarios inestables, conocimiento incompleto. Cada tecnología pide una estructura interna diferente. Por ejemplo, una tecnología de rutina, como puede ser la determinación de los beneficios de la seguridad social, requiere esencialmente una estructura burocrática clásica en la cual el personal de línea tiene poca facultad discrecional, la administración tiene mucha autoridad y el trabajo es regulado por medio de normas y procedimientos estándar; en contraste, una tecnología de no rutina (creatividad), como la psicoterapia, requiere que el personal de línea tenga considerable discreción, que la autoridad sea compartida y que la coordinación se base en la retroalimentación (véase también Litwak, 1961; Thompson, 1967).[3]

Aunque es verdad que la teoría de la contingencia aporta un elevado sentido intuitivo y potencialmente ofrece normas importantes de diseño organizacional apropiado, su validación empírica está muy lejos de ser satisfactoria. En primer lugar, se presentan serios problemas de medición en cuanto a operacionalizar los conceptos de incertidumbre del medio y las dimensiones de la tecnología, particularmente como medidas independientes de otros atributos organizacionales (véase por ejemplo Downey, Hellriegel y Slocum, 1975; Lynch, 1974). En segundo lugar, son contradictorios los resultados obtenidos en organizaciones al servicio del hombre. Hage y Aiken (1969), en un estudio sobre organizaciones de asistencia social, hallaron que aquellas que utilizan tecnologías de rutina tienen más probabilidades de contar con toma de decisiones centralizadas y de dar más importancia a las normas y procedimientos escritos. En contraste, Mohr (1971), en un estudio sobre las agencias de salud, halló poca relación entre tecnología y estructura de las unidades de trabajo. En tercer lugar, la teoría contingencial de las organizaciones postula relaciones causales directas entre medio, tecnología y estructura. Sin embargo, como Child (1972) argumenta con tanta razón, estas relaciones resultan mitigadas por los elementos decisivos clave de la organización, los cuales pueden escoger interactuar con ciertos medios y desentenderse de otros. Las decisiones sobre tecnología y estructura pueden ser determinadas por configuraciones complejas de los recursos disponibles, de las demandas ambientales y de los valores y tradiciones organizacionales existentes. Así y todo, conforme los modelos de contingencia se refinan más e incorporan otras variables, tales como los intereses de los que toman las decisiones clave, pueden resultar útiles en cuanto a predecir la estructura de las organizaciones. Sin perder de vista las limitaciones de la teoría contingencial, me referiré a su lógica interna para explicar variaciones en la

[3] Véanse también los capítulos V y VI.

división del trabajo entre diversas organizaciones al servicio del hombre y al interior de cada una.

La perspectiva del sistema natural

Los críticos del modelo racional de organizaciones, que ven a la organización como un instrumento ideado deliberadamente para alcanzar metas específicas, han hecho ver las muchas consecuencias no anticipadas, resultado de ese modelo, que han minado su validez. Merton (1957), observó que el acento en las normas y regulaciones formales que sirven para controlar la conducta de los miembros de la organización, lleva a una conducta rígida del personal y a dificultades mayores con los usuarios del servicio. Estas dificultades inducen al personal a defender sus actos acogiéndose a una mayor dependencia de las reglas y normas formales. Esto explica el surgimiento de la "personalidad burocrática". Selznick (1948), ha hecho ver que la delegación de autoridad, que es un elemento central del modelo burocrático, da por resultado la departamentalización y una mayor bifurcación de intereses entre las subunidades de la organización. En estas condiciones, cada unidad tiende a proteger sus intereses, lo cual lleva a una entrega mayor a las metas de la subunidad, por encima de las metas organizacionales generales. La bifurcación aumenta el conflicto entre las unidades; el conflicto refuerza la internalización de las metas de la unidad por obra de sus participantes y conduce, a final de cuentas, al desplazamiento de las metas generales.

Los teóricos del sistema natural comparan a la organización con un sistema biológico. La organización es vista como un "todo orgánico", compuesto de unidades interdependientes, cada una de las cuales contribuye al mantenimiento y a la supervivencia de la organización en su siempre cambiante medio. Por consiguiente, la organización es más que un conjunto formal de relaciones por medio de las cuales se manejan los recursos para alcanzar un conjunto de metas específicas, de un modo eficiente y efectivo. En vez de esto, es un sistema social que es un fin en sí mismo; tiene necesidades de sobrevivencia y adaptabilidad que van más allá del simple logro de metas. Como Selznick lo enuncia, "se considera que la organización tiene necesidades básicas, relacionadas esencialmente con la autosustentación; el sistema crea medios repetitivos de autodefensa; y la actividad diaria es interpretada en términos de la función servida por esa actividad para el mantenimiento y la defensa del sistema" (Selznick, 1948: 29). A esta perspectiva se le llama también "estructural-funcional", para denotar el supuesto implícito de que la estructura de la organización refleja sus necesidades o funciones básicas, y surge en respuesta a ellas.

Parsons (1957), clasifica, por ejemplo, las necesidades organizacionales básicas de los hospitales mentales siguiendo una dimensión externa-interna. Las necesidades externas se enunciaron así: alcanzar la legitimación en la comunidad; negociar con los receptores de sus servicios; adquirir todo lo necesario para desempeñar sus funciones, e integrarse en el seno de la comunidad. Las necesidades internas se identificaron como: integración del personal a los valores del hospital; cumplimiento de funciones técnicas de rutina y coordinación entre los sistemas administrativo y de operación.

Cuando la organización responde eficazmente a estas necesidades básicas, con el paso del tiempo se transforma en "institución social". Es decir, acaba siendo valorada en sí y por sí misma. Adquiere un carácter distintivo; se adapta a los valores del medio externo y responde a los grupos de interés internos (Selznick, 1957). Clark (1970), mostró este proceso en su estudio realizado en tres institutos de enseñanza superior distinguidos: Antioch, Reed y Swarthmore. En una etapa crítica de la evolución de cada uno de estos institutos surgió un líder, el cual, guiado por un sentido único de misión, se valió de la oportunidad para esculpir un nicho distintivo para la escuela. El éxito de estos líderes en alcanzar y sostener este carácter distintivo se basó en su habilidad para conseguir profesorado y poderío interno para proteger sus ideales; desarrollaron un plan de estudios que expresó estos ideales; contaron con una base externa de apoyo que les ofreció los recursos necesarios; implantaron en el cuerpo estudiantil una subcultura vigorosa que apoyó estos ideales; y crearon una imagen lo bastante fuerte para contar con más impulso.

Como sugirió Perrow (1972), la perspectiva del sistema natural está también firmemente anclada en una tradición revelatoria. Es decir, se dice que las organizaciones no son lo que afirman ser porque,

> la explicación de la conducta organizacional no se encuentra primordialmente en metas y propósitos o en el resultado de bienes y servicios. Se encuentra también en los mil y un procesos subterráneos de grupos informales, de conflictos entre grupos, de políticas de reclutamiento, de situaciones de dependencia de grupos externos con afán de prestigio, de valores comunitarios, de la estructura de la comunidad y de instituciones legales [Perrow, 1972:180].

Mi estudio sobre los servicios de colocación de empleo para los pobres de ciudades internas (Hasenfeld, 1975), ha mostrado que estas agencias carecieron de todo tipo de influencia o de poder de significación con los empleadores potenciales o con los servicios de empleo estatales más establecidos. Por consiguiente, tuvieron que encontrar oportunidades de empleo que no fácilmente se pudieron llenar por los empleadores o que fueron vistas como poco codiciables por las agencias establecidas. El resultado de esto fue que las oportunidades de trabajo provinieron predominantemente de industrias pertenecientes al "mercado secundario de trabajo" —industrias caracterizadas por bajos índices de rendimiento, un elevado movimiento de los trabajadores, sueldos bajos, reducida seguridad en el trabajo y falta de oportunidades de ascenso. Fueron éstos los mismos trabajos que contribuyeron a la pobreza de los solicitantes, de la que habían esperado escapar. Al referirlos de vuelta a estos trabajos, sugerí que las agencias no hicieron otra cosa que perpetuar el ciclo de la pobreza.

Dickson (1968) ha hecho ver que el Departamento de Narcóticos de

Estados Unidos realiza una campaña vigorosa tendiente a extender su dominio y de ese modo asegurar su supervivencia y crecimiento. Después de la aprobación de la Ley Harrison en 1941, la División de Narcóticos (precursora del Departamento) lanzó una campaña sistemática para ensanchar y realzar su dominio mediante informes y artículos en los periódicos sobre los peligros de los narcóticos, y mediante procesos en los tribunales contra todos los usos formalmente legales de narcóticos por parte de médicos para tratar a los adultos. El éxito de esta campaña aumentó considerablemente las actividades de la división, lo cual no es de sorprender, y su presupuesto saltó de 325 000 dólares en 1918 a 1 329 000 en 1925. Sin embargo, a partir de 1932 el Departamento ha experimentado una declinación constante en su presupuesto. Dickson afirma que en respuesta a la disminución de recursos, la oficina trató de hacerse de más actividades lanzando una campaña para declarar fuera de la ley a la mariguana, y que logró persuadir al Congreso a aprobar en 1937 la Ley del Impuesto a la Mariguana. El resultado fue que el número de procesos federales conforme a la nueva ley creciera muchísimo y que el Departamento pudiera instar al Congreso a aumentar las partidas de su presupuesto, el cual subió lenta pero firmemente hasta principios de los años 1940, en que el país empezó a destinar recursos no militares al esfuerzo de guerra.

Hay otros muchos estudios sobre organizaciones al servicio del hombre dentro de esta tradición; entre ellos figuran el importante estudio de Goffman (1961) sobre el hospital mental, el estudio de Scott (1969) de oficinas para atención de los ciegos y el de Street, Vinter y Perrow (1966) de instituciones correccionales para jóvenes.

Parece haber llegado el momento apropiado para echar una ojeada a la perspectiva del sistema natural, y muy en particular a su utilidad para el estudio de las organizaciones al servicio del hombre. La perspectiva del sistema natural ve a la organización como un todo y la contempla como sensible a las variaciones entre organizaciones. Más todavía, se centra en las relaciones interdependientes entre las diversas unidades de la organización que forman y definen su "carácter". Probablemente su aportación más significativa haya sido destacar el papel crítico del medio en cuanto a conformar la naturaleza de la organización. Se ve a la organización como un sistema abierto cuyas entradas provienen del medio y cuyas salidas tienen el fin de realizar su supervivencia en el medio ambiente. El foco concomitante de los procesos adaptivos de la organización, vistos como determinantes clave de sus atributos y procesos estructurales, es igualmente importante para explicar cómo las organizaciones evolucionan y cambian con el tiempo y por qué se desvían de planes formales y racionales. Una perspectiva así destaca también la importancia de variables tales como recursos, facultades y valores para explicar el carácter emergente de la organización.

Pese a la importancia de dichos conceptos y variables, éstos se han mantenido en una posición muy abstracta, son definidos con vaguedad y es difícil medirlos. La mayor parte de la investigación se ha basado en casos prácticos que es difícil repetir o de los que no se pueden sacar generalizaciones. Las conclusiones de tales estudios suelen basarse en medidas o mediciones de problemas, por lo que se prestan a interpretaciones alternas y contradictorias.

Como teoría, la perspectiva del sistema natural tiende a restar importancia al papel de la racionalidad en las organizaciones (Gouldner, 1959) y al hecho de que muchos procesos que tienen lugar en la organización están ideados racionalmente para alcanzar objetivos concretos. Además, conceptos tales como "desarrollo natural" y "organización como institución" proporcionan a la organización la mística indefendible de ser una entidad que cuenta con vida propia. Al evocar esta imagen se pasa por alto el hecho de que la organización es una herramienta que se usa para proteger los intereses de diversos grupos sociales, y que su destino está determinado por las maniobras políticas de estos grupos de interés. Del mismo modo, el concepto estructural-funcional de que la organización tiene un conjunto de "necesidades básicas" oscurece el hecho de que cada organización puede satisfacer estas "necesidades" de modos muy diferentes, y que por consiguiente pueden resultar diferencias drásticas en las pautas clave de los servicios.

A pesar de estas limitaciones, la perspectiva del sistema natural se aviene muy bien al estudio de las organizaciones al servicio del hombre. En primer lugar, dado que la mayoría de estas organizaciones no son lucrativas y deben atenerse a donantes externos para hacerse de recursos, dependen muchísimo de su medio y son también menos capaces que las organizaciones industriales para, por ejemplo, controlar su medio. Por consiguiente, los procesos de adaptación a las exigencias ambientales desempeñan un papel crítico en cuanto a conformar la índole de la organización y sus pautas de servicio. Al mismo tiempo, las organizaciones de servicios humanos detentan valores porque deben hacer elecciones normativas sobre las necesidades humanas y sobre sus respuestas a ellas. Estas elecciones son igualmente importantes en cuanto a definir la misión central de la organización. Deben ser escogidas entre sistemas de valores competidores, e inducen a la organización a alinearse con grupos sociales y políticos que sostengan un determinado conjunto de valores. Gran parte de lo que define la perspectiva del sistema natural como la transformación de la organización en una institución, refleja la entrega a estos valores. Igualmente, debido a que las organizaciones al servicio del hombre carecen de ciertas tecnologías, resulta menos probable la búsqueda de normas de racionalidad en el diseño de la organización. Por tanto, es muy probable que la estructura y los procesos internos de la organización muestren inconsistencias, pautas conflictivas de prestación de servicios y ausencia de conexión racional, más o menos como podría predecirse con base en la perspectiva del sistema natural.

La perspectiva neomarxista

Para Weber, el surgimiento de la burocracia como piedra angular de la sociedad moderna puso de manifiesto la transformación de las relaciones de poder entre los gobernantes y los gobernados, de autoridad tradicional y carismática a autoridad legal-racional. Sin embargo, para Marx, el fundamento racional-legal de la burocracia no era otra cosa que una fachada que se usaba para esconder la verdadera función de la burocracia: proteger los intereses de la clase dominante. Concretamente, se ve a la burocracia como un instrumento de la clase dominante con vistas a perpetuar su dominio y su control sobre los medios de producción, y para servir como amortiguador entre explotadores y explotados (Mouzelis, 1968: 9). Además, la burocracia no es otra cosa que una imagen proyectada en un espejo de las pautas de dominio y explotación que rigen en la sociedad. La estructura jerárquica dentro de la burocracia y el atenerse a reglas y regulaciones rígidas son mecanismos empleados por la élite organizacional para controlar la conducta del personal de baja categoría y para minimizar su capacidad para controlar las herramientas de trabajo. Al mismo tiempo, estos mecanismos se usan para enmascarar, para ocultar al burócrata la verdadera naturaleza y propósito de la organización. Las consecuencias que esto tiene para el burócrata son extrañamiento, pérdida de la individualidad, competencias mezquinas para alcanzar los símbolos del poder.

Los neomarxistas (por ejemplo, Benson, 1977; Bowles y Gintis, 1976), al abundar sobre estas ideas no tienen por finalidad crear una teoría sobre la burocracia *per se*. Más bien su fin es explicar sus funciones en el sistema social general. Con referencia particular a las organizaciones al servicio del hombre, tratan de demostrar cómo éstas son conformadas por los intereses del sistema capitalista (Galper, 1975). Son varios los puntos que fundamentan esta perspectiva. En primer lugar, las organizaciones al servicio del hombre sólo pueden ser entendidas refiriéndolas a los procesos sociales que emanan de una economía capitalista, que se caracteriza por la expropiación de los medios de producción a los trabajadores y por su control por una élite de negocios. Se supone que la finalidad de la élite es quedarse con la plusvalía producida por los trabajadores, concretamente, la diferencia entre el valor de los bienes que producen por su trabajo y los sueldos que reciben. El sistema social está organizado de tal modo que propicia la acumulación de la plusvalía en manos de la élite al mismo tiempo que mantiene el control de la clase trabajadora. Segundo, aunque el sistema capitalista genera desigualdades económicas, las organizaciones al servicio del hombre no por fuerza están ideadas para reducirlas. Más bien, perpetúan la desigualdad pues legitiman el sistema de clases. Esto lo hacen de varios modos. Refuerzan las ideologías que justifican al sistema capitalista mediante sus propias tecnologías de servicio y mediante el trato a los beneficiarios. Por el hecho de proporcionar servicios limitados y más bien simbólicos, crean el aura de una sociedad humanitaria que se interesa en los demás. Y desvían la atención de las clases oprimidas de las verdaderas causas de su opresión. Tercero, las organizaciones al servicio del hombre cumplen una función de control social en esos sistemas. Merced a su control de servicios humanos necesarios fuerzan a los que los necesitan a avenirse a las normas del sistema capitalista;

y por el hecho de centrar sus servicios en los individuos y no en las colectividades, evitan el desarrollo de la conciencia de clase. Cuarto, las organizaciones al servicio del hombre que sirven a las clases bajas reflejan en su estructura y procesos las pautas generales de dominio de la sociedad. Los beneficiarios carecen de poder, quedan sujetos a mecanismos rígidos de aceptación y carecen de una verdadera voz en las decisiones sobre su destino. El personal de posición inferior debe seguir también reglas y normas burocráticas rígidas y carece de autonomía en cuanto a la ejecución de sus trabajos. La falta de humanidad, el desapego, el cumplimiento mecánico y la falta de autorrealización son los resultados que reciben tanto el personal como los usuarios del servicio. Quinto, las organizaciones al servicio del hombre, como cualesquier otras organizaciones sociales, están sujetas a fuerzas dialécticas que producen su propia transformación y disolución (Benson, 1977). Por ejemplo, el empleo cada vez mayor de las prisiones para frenar y controlar minorías étnicas rebeldes ha intensificado conflictos raciales y étnicos en su seno; esto ha llevado a la radicalización política de los encarcelados y ha minado la capacidad de las prisiones como agentes de control social. Además, las minorías más combativas están expuestas al encarcelamiento, pero las prisiones son el elemento de menor eficacia como disuasores.

Piven y Cloward (1971), analizaron las funciones de la asistencia pública desde esta perspectiva. Afirmaron que el sistema de auxilio es propio del sistema económico capitalista y que su fin es controlar el flujo del trabajo hacia el interior y el exterior de la economía. La función de control del auxilio se expresa de dos modos:

> Primero, cuando el desempleo en masa conduce a desórdenes o rompimientos, los programas de ayuda se suelen iniciar o ampliar para absorber y controlar suficiente número de desempleados y restablecer así el orden; luego, cuando se reduce la turbulencia, se contrae el sistema de ayuda, se expulsa a quienes son necesarios en el mercado del trabajo [p. 3].

Obsérvese que esta tesis es diametralmente opuesta a la interpretación liberal de la asistencia social, la cual ve la expansión de esta asistencia como una prueba del interés y de la preocupación en los pobres.

Debido a que el sistema económico capitalista se caracteriza por cambios y fluctuaciones constantes —ciclos de expansión y de contracción—, la asistencia pública es una "válvula de seguridad" de la élite capitalista: la asistencia se proporciona en épocas de desempleo en masa para minimizar el descontento de los trabajadores con el sistema económico. Para mantener la legitimidad del sistema capitalista, la asistencia social se vincula siempre a un incentivo de mercado para trabajar, sea forzando a los receptores de la asistencia a aceptar trabajar como condición para seguir ayudándolos, o estableciendo un nivel de auxilio tan bajo que fuerza a la gente a volver al mercado de trabajo (el principio de la "menor elegibilidad"). De esta suerte, la asistencia social sirve también como persuasor al trabajo. Piven y Cloward apoyan su tesis básica mediante un análisis histórico del surgimiento de las leyes inglesas para pobres, y más recientemente por la explosión de la asistencia social en los años 1960. En el último caso, atribuyen la expansión rápida de la asistencia social y de los programas de la gran sociedad, a esfuerzos hechos por el gobierno federal para enfrentar desórdenes civiles y tumultos urbanos aplacando y halagando a los negros urbanos.

Muy importante para el razonamiento de Piven y Cloward es la necesidad de demostrar que la organización de los departamentos de asistencia pública está influida directamente por las funciones que atienden. Debido a que los departamentos de asistencia social están constantemente coaccionados para reducir sus funciones y para desalentar peticiones de ayuda, se valen de procedimientos ásperos e inhumanos para manejar receptores de ayuda reales y potenciales. Nada tiene, pues, de extraño que quienes trabajan en la asistencia social sean amorales, amén de que adoptan una actitud cínica hacia su trabajo; por esta razón los departamentos tienen cambios constantes de personal, lo cual tiene el efecto de reforzar la opresión de estas organizaciones.

Bowles y Gintis (1976) se valen de una perspectiva neomarxista para explicar las funciones de las escuelas públicas en la sociedad estadunidense. Afirman que la falla de las escuelas en cuanto a reducir las desigualdades sociales es resultado directo de su papel de sostenedoras del sistema. Inician su análisis sugiriendo que la desigualdad social se deriva de la explotación de las clases en la economía capitalista. En seguida proceden a demostrar, valiéndose de muchísimos datos empíricos, que las escuelas están ideadas para servir a las necesidades de tal economía. Esto lo llevan a cabo de diferentes maneras. Primeramente, el plan de estudios de las escuelas refleja la gama de aptitudes que necesitan los patrones. En segundo lugar, las pautas discriminatorias en la contratación de los trabajadores como base en el sexo, la raza y la clase social se refuerzan mediante la distribución de los recursos educativos: independientemente de su potencial cognoscitivo los estudiantes blancos de las clases altas reciben una educación mejor. Tercero, aunque es verdad que el cociente de inteligencia y otros test similares no predicen el éxito educacional, se usan muchísimo para reforzar la ideología de la "meritocracia" (es decir, una sociedad en la cual la posición social se adquiere estrictamente con base en méritos) y para disimular y ocultar la perpetuación de las diferencias de clase en la escuela. Cuarto, el éxito en la escuela se relaciona estrechamente con el desarrollo por parte de los estudiantes de aquellos rasgos de personalidad que son más apreciados por los patrones, por ejemplo, confiabilidad, sometimiento a la autoridad, control internalizado y falta de creatividad. Finalmente, la estructura de las escuelas refleja pautas de dominio en el lugar de trabajo. Las escuelas están organizadas siguiendo líneas jerárquicas de autoridad, en tanto que los estudiantes carecen de un control mensurable sobre sus propios procesos educacionales. Los grados y otros medios externos de recompensas y sanciones se parecen muchísimo al papel que desempeñan los salarios en cuanto a mantener la conformidad.

Otros ejemplos de una perspectiva neomarxista sobre organizaciones al servicio del hombre, incluyen un análisis del sistema de atención de la salud por Krause (1977) y del tratamiento de las desviaciones en la comunidad por Scull (1977).

No cabe la menor duda de que una tesis que vincula las organizaciones al servicio del hombre con el sistema económico general y que conecta las consecuencias de su papel de apoyo con su funcionamiento interno, es sumamente atractiva y persuasiva. La aportación de la perspectiva neomarxista recae en su enfoque sobre los servicios humanos, no como organizaciones aisladas sino como industrias —un tipo de organizaciones que participan en actividades similares— y sus relaciones con otras instituciones sociales importantes. Este enfoque permite que la posición estructural de las organizaciones al servicio del hombre en el seno de la sociedad en general y en su articulación con otros componentes del sistema social, pueda ser estudiada y comprendida con mayor eficacia. Esto ayuda a evitar caer en la trampa de ver a las organizaciones de servicios humanos desde una perspectiva miope y limitada. Concretamente, los neomarxistas nos hacen comprender mejor que los procesos y la estructura de las organizaciones de servicios humanos sólo pueden comprenderse mediante sus interrelaciones funcionales con otras instituciones y en un contexto más amplio, principalmente el de la economía. Por consiguiente, la interrelación entre el sistema de estratificación social y las organizaciones al servicio del hombre cobra muchísima importancia en el análisis de estas organizaciones. Por una parte, los atributos y características de la gente servida son influidos considerablemente por su posición como clase social, lo que a su vez afecta la respuesta organizacional hacia ellos. Por otra parte, estas organizaciones, al procesar gentes, afectan directa o indirectamente su ubicación y su posición sociales. Debido a esto, el estudio de las organizaciones al servicio del hombre y sus efectos sobre la gente deberá anclarse en el contexto más amplio de la dinámica de los procesos de estratificación social en la sociedad.

La validez final de la perspectiva neomarxista depende, sin embargo, de la exactitud de su descripción del sistema social como un todo y de la primacía supuesta de la economía capitalista, según la conciben. El hecho es que una imagen así de sociedad ha recibido amplias críticas por carecer de validez empírica suficiente —particularmente en relación con la supuesta existencia de una clase capitalista dominante y monolítica.

Por lo que toca a las organizaciones al servicio del hombre, los estudios realizados desde esta perspectiva no demuestran convincentemente cómo los intereses de la clase capitalista, que se supone que son coherentes y unificados, se articulan por entre el sistema político y acaban controlando las actividades de este tipo de organizaciones. Por ejemplo, las políticas de asistencia social en los años 1960, que dieron por resultado su expansión, demostraron vívidamente la interrelación política entre diferentes grupos sociales, entre ellos, negros militantes, blancos de clase media, sindicatos obreros y políticos de las relaciones étnicas. Las relaciones de poder y las concesiones entre estos grupos que dieron forma a los programas de la gran sociedad, reflejan todo menos la influencia de una clase gobernante (Muraskin, 1975). Durman (1973), también pone en duda los resultados de Piven y Cloward al demostrar que la explosión de la asistencia social no puede atribuirse únicamente al relajamiento de reglas gubernamentales frente a inquietudes urbanas; fue también consecuencia de pautas democráticas cambiantes, que a su vez fueron resultado de aumentos espectaculares en el número de personas elegibles para tener asistencia social.

Conforme a un análisis final, esta perspectiva tiende a restar importancia al impacto de las organizaciones de servicios humanos en cuanto a reducir la miseria, a promover el bienestar y a redistribuir el ingreso. El razonamiento de que los servicios al hombre son un artificio de la élite para pacificar a las clases media y obrera, hace honor al hecho de que la mayoría de la gente percibe los servicios humanos como un medio de promover la justicia social, los valores humanitarios y de equidad social, y que por consiguiente los hace dignos de recibir apoyo político. Esto no es negar que las organizaciones de servicios sufran graves deficiencias y limitaciones en cuanto a satisfacer tales objetivos, algunos de los cuales reflejan sin la menor duda desigualdades económicas y políticas. Pero considerarlas como instrumentos únicos de explotación económica es desconocer los procesos sociales complejos que dan forma a estas organizaciones y a los múltiples efectos que tienen en la sociedad.

La perspectiva de la economía política: un marco convergente

Esta odisea por entre las diversas perspectivas de las organizaciones al servicio del hombre demuestra sin la menor duda que carecemos de una teoría coherente y comprensiva de las organizaciones en general y de las organizaciones de servicios humanos en particular. Sin embargo, de nuestra breve valoración crítica deben haber surgido algunos prerrequisitos para tal teoría. En primer lugar, estamos en busca de una teoría que se centre en la organización considerada como un todo pero que al mismo tiempo explique sus procesos y su estructura interna. Segundo, la teoría necesita dirigirse sistemáticamente a las relaciones entre la organización y su medio. Tercero, la teoría necesita explicar los procesos por medio de los cuales se toman las grandes decisiones sobre distribución de recursos y determinación de dominio. Cuarto, la teoría debe explicar los procesos que definen y dan forma a sus tecnologías de servicio. Quinto, la teoría debe explicar cómo la organización cambia a lo largo del tiempo. Sexto y último, la teoría debe ocuparse de las relaciones entre la organización y sus beneficiarios.

En mi opinión, la perspectiva de economía política tal como fue enunciada por Zald (1970*a*) y Benson (1975), entre otros, empieza por ocuparse de estos requisitos. De un modo bastante significativo, puede decirse que es un intento por sintetizar algunos de los temas desarrollados en otras perspectivas teóricas, en particular la perspectiva del sistema natural, la teoría de las decisiones, la teoría contingencial y la perspectiva neomarxista. Esta síntesis se halla todavía en su infancia y proporciona únicamente un sistema conceptual amplio de análisis organizacional.

La perspectiva de la economía política, estamos citando a Zald, "es el estudio de la influencia recíproca del poder, de las metas de los que otorgan el poder y de los sistemas de intercambio productivo" (1970*a*: 223). Se centra en la interacción entre las fuerzas políticas y económicas tanto dentro como fuera de la organización que conforman su estructura y sus procesos básicos. La palabra "política" se refiere a los procesos por medio de los cuales el poder y la legitimación (es decir, el apoyo social) son adquiridos por la organización y distribuidos internamente, cómo se determinan las metas de operación, y cómo son definidas y controladas las grandes tareas de la organización por la élite dominante. La palabra "económicas" se refiere a los procesos a través de los cuales son adquiridos y distribuidos los recursos necesarios para el uso de tecnologías de servicio de la organización (es decir, clientes, fuerza de trabajo, dinero), cómo se especifican y se ponen en operación divisiones del trabajo y cómo se mantiene la producción de las porciones organizacionales (Wamsley y Zald, 1976).

Desde esta perspectiva, la organización se nos presenta como un campo de batalla en el cual varios grupos de interés, externos e internos, que poseen recursos necesitados por la organización, compiten para optimizar sus valores por medio de ella. Estos valores se expresan en la *constitución organizacional* que Zald (1970*a*) define como un conjunto de normas que rigen: 1) el sistema de incentivos para sus miembros; 2) la discreción y las responsabilidades de toma de decisiones de diferentes cargos o posiciones; 3) las personas o grupos ante quienes la organización debe responder; y 4) sus metas operativas y sus tecnologías de servicio.

La constitución organizacional surge y cambia por medio de las relaciones de poder que hay entre los diversos grupos de interés internos y externos de la organización. Estas relaciones requieren unificar los recursos controlados por cada grupo para producir un conjunto de consecuencias que ningún grupo aislado podría producir por sí solo. Por ejemplo, una agencia de servicios a la familia puede ser conceptualizada como un conjunto organizado de recursos de diferentes grupos de interés con diversas metas de resultado: beneficios a las familias de la comunidad, prestigio para ciertos grupos de la comunidad, reputación y posición profesionales, y servicios a otras organizaciones sociales. Estos resultados son deseables por parte de grupos de interés tales como asociaciones cívicas y de negocios, trabajadores sociales, tribunales para menores, escuelas y promotores de la salud mental. El poder relativo de cada grupo en cuanto a conformar la constitución organizacional varía directamente a la importancia de los recursos que controla e inversamente a la disponibilidad de tales recursos (Emerson, 1962). Por consiguiente, aunque las familias proporcionan un recurso típico a la agencia de servicios a la familia en forma de clientes, su facultad para dar forma a la constitución organizacional es limitada debido a que son muchas las familias que necesitan los servicios de la agencia. En contraste, el Fondo Unido puede asumir una posición de mayor poder en cuanto a dar forma a las políticas de la agencia porque controla recursos financieros clave que no pueden obtenerse en otras partes. Sin embargo, el Fondo Unido puede ejercer sólo jurídicamente este poder y permitir al personal profesional de la agencia fijar sus políticas principales, debido a que su propia reputación en la comunidad está basada, en parte, en el prestigio profesional de las agencias que sostiene.

En resumen, los procesos organizacionales tienen su base en las relaciones de intercambio establecidas entre los diferentes grupos de interés que componen la organización y el poder que cada uno ejerce en cuanto a controlar e influir en estas relaciones.

La movilización de recursos, particularmente la legitimación, es en parte una función de las relaciones creadas entre la organización y su entorno político. Este entorno puede incluir agencias legislativas, organismos judiciales, otras organizaciones, grupos de acción social, partidos políticos, asociaciones profesionales y otros grupos de interés superordenados y autoritarios. Estos elementos pueden fijar condiciones para conceder su legitimación a la organización y favorecer y fortalecer el poder de ciertos grupos de la organización. Por ejemplo, el poder del juez para definir las metas del tribunal de menores proviene principalmente del acceso exclusivo del juez a la legitimación judicial. Otros pueden poner en duda la legitimación de la organización, y en caso de tener fuerza suficiente tal vez obliguen a cambios en su constitución. La élite dominante así como otras que son parte de la organización tal vez busquen lograr un acuerdo con ciertos elementos políticos, o bien, ganarse su apoyo para fortalecer su posición e influencia dentro de la organización. Esto a su vez afectará la constitución organizacional.

La constitución organizacional será también influida por el entorno económico de la organización y por las oportunidades y limitaciones que presenta a los que toman las decisiones. El entorno económico incluye la disponibilidad y el costo de recursos tales como clientes, mano de obra, tecnología e instalaciones; la demanda de servicios de la organización; la estructura de la red de servicios humanos locales; y las condiciones económicas generales que afectan la disponibilidad de recursos fiscales. Las condiciones económicas tal vez realcen y den su apoyo a los valores de algunos grupos de interés a la vez que reduzcan la atracción de los valores de otros. Por ejemplo, las reformas a la Ley de Seguridad Social que introdujeron Medicare, Medicaid y SSI han proporcionado el incentivo económico necesario para quienes promueven el valor de reubicar en la comunidad a los enfermos mentales (Segal y Aviram, 1978).

Es fácil percibir que los factores de los medios políticos y económicos pueden interactuar y afectar el poder de diferentes grupos de interés de la organización. La falta de demanda de los servicios de la organización puede llevar al retiro de su legitimación por organismos legislativos y por lo tanto reducir el poderío de la élite dominante. Por el contrario, las élites organizacionales que gozan de una amplia base de apoyo y de legitimación pueden descubrir que es conveniente llevar servicios a territorios nuevos de demanda, con lo cual mantienen la viabilidad de la organización así como su poderío.

La constitución organizacional, una vez formada, recibe estímulos del entorno o ambiente político y económico escogiendo a personas que con toda probabilidad realzarán la posición de la élite dominante y rechazará a quienes pongan en peligro o amenacen su posición. Por consiguiente, solamente cuando la capacidad de la élite dominante para movilizar recursos hacia la organización o para mantener su posición constitutiva se ve amenazada seriamente, sólo entonces el temor a perder el poder la obligará a alterar su constitución organizacional.

La distribución interna del poder y la autoridad es, de manera similar, una función de *a*) la contribución e importancia de diferentes unidades para alcanzar las metas operativas de la organización, y *b*) de los recursos que cada unidad puede movilizar tomándolos del medio externo. Es por esto que los psiquiatras ocupan una posición central en el centro de salud mental, no nada más porque su pericia y sus aptitudes son vitales para las metas del centro, sino también porque controlan fuentes importantes de legitimación. Este ejemplo demuestra también los vínculos entre las políticas externas e internas de la organización. Es decir, el acceso a las fuentes externas de poder realza la posición de poder dentro de la organización y viceversa.

Los procesos políticos y económicos que determinan la distribución del poder en la organización influyen también en la elección de tecnologías de servicio, ya que sus "productos" refuerzan los valores e intereses de la élite organizacional. Por ejemplo, elegir la psicoterapia en vez del apoyo ambiental fortalece la posición de los psicoterapeutas sobre los trabajadores sociales en las entidades de salud mental. Sin embargo, esta elección resulta afectada también por condiciones económicas que pueden arrollar los intereses de quienes detentan el poder.

Conforme las tecnologías de servicio son puestas en operación, dan forma a la división de trabajo en el interior, y diversas unidades de trabajo se hacen de facultades dependiendo de la centralización y de la insustituibilidad de sus tareas. De este modo, el personal de custodia puede hacerse de mucho poder en las instituciones en que la tecnología de servicio se encauza principalmente hacia el mantenimiento físico de los pacientes. Finalmente, las tecnologías de servicio afectan también el sistema de incentivos de la organización y aseguran que el personal esté a la altura de sus requerimientos de trabajo. En este contexto, la cooperación y el conflicto internos entre las unidades será afectado también por el grado de competencia que haya en relación con recursos escasos, y con la congruencia de los valores admitidos y defendidos por miembros de cada unidad.

Los principales componentes de la economía política de una organización pública al servicio del hombre se presentan en el cuadro II.1 Zald (1970*a*), se valió de una perspectiva de economía política para explicar la transformación de la YMCA de una organización evangélica en una agencia con fines ampliamente socializados. Una fuente importante de cambio fue la alteración en la demanda de programas de la YMCA por parte de diferentes segmentos de la población, que abarcaban desde jóvenes de doce a diez y siete años de edad hasta adultos. La YMCA necesitó también estabilizar sus recursos financieros, respecto a los cuales había competido en sus comienzos con otras iglesias. De esta suerte se crearon instalaciones y residencias para diversificar su economía y estabilizar sus ingresos.

Los cambios en la economía de la YMCA interactuaron con cambios importantes en su política. En la batalla entre quienes destacaban el evangelismo y quienes destacaban los servicios generales, estos últimos acabaron ganando porque las asociaciones locales descubrieron que su sobrevivencia dependía de la adopción de metas más flexibles. En el nivel local, las asociaciones resaltaron la importancia del control laico sobre la organización —particularmente el papel del comité de legos—, pero a la vez se opusieron a crear personal profesional. El resultado de esto fue que las metas de la asociación fueran más perceptivas de los deseos de los miembros, la mayoría de los cuales eran de clase media. La combinación de estos factores económicos y políticos indujo a la YMCA a convertirse en una organización de servicio general sostenida principalmente por las aportaciones y cuotas de sus miembros.

Vemos, pues, que la perspectiva de la economía política articula más específicamente los procesos externos e internos, económicos y políticos, que dan forma al carácter de una organización así como a sus componentes. Presta atención particular a las relaciones dinámicas entre una organización y el medio. Ello es de especial importancia para el estudio de las organizaciones al servicio del hombre, ya que éstos dependen muchísimo del medio para su legitimación y su capital. Centrándonos en las relaciones de poder existentes entre los diversos grupos de interés que componen la organización, logramos una mejor comprensión de cómo se toman decisiones críticas sobre ubicación de recursos y sobre cómo se define la constitución organizacional. Comprender estas decisiones nos permite remontar los procesos que influyen en la selección de las técnicas de servicio de la organización. Reconocer que esta selección está vinculada a factores políticos y económicos tanto internos como externos arrojan nueva luz sobre la forma en que las actividades centrales de las organizaciones al servicio del hombre son establecidas. Podemos ir más allá de las ideologías que justifican y racionalizan su existencia y empezar a darnos cuenta de que estas tecnologías en realidad reflejan relaciones de poder entre grupos de interés contendientes. En la mayoría de las organizaciones al servicio del hombre, las tecnologías de servicio no siempre se derivan de una definición claramente establecida de un producto deseado, como podría ser el caso en las organizaciones industriales. Aun cuando es probable que haya sólo un modo de producir automóviles, son numerosos los modos de educar a un niño, de rehabilitar a un enfermo mental o de ayudar a un pobre. Aquí, la elección es política, refleja valores que compiten entre sí, y es económica pues refleja oportunidades y limitaciones fiscales.

Por último, esta perspectiva nos permite analizar el papel de los receptores.

CUADRO II.1. *Principales componentes de economía política de organizaciones públicas al servicio del hombre*

	ESTRUCTURA Y PROCESOS DEL MEDIO	ESTRUCTURA Y PROCESOS INTERNOS
POLÍTICOS	Agencias gubernamentales autorizadas	Distribución institucionalizada de autoridad y poder
	Organismos legislativos autorizados	Coalición o élite dominante Facciones opositoras.
	Organismos de acreditación y de revisión independientes, asociaciones profesionales	Sistema de sucesión para personal ejecutivo
	Grupos de interés cívicos y profesionales	Sistemas de reclutamiento y socialización del cuadro ejecutivo
	Servicios humanos competidores y complementarios	Constitución
	Empresarios morales	Ethos, mitos, normas y valores que reflejan propósitos institucionales
	Clientes (reales y potenciales)	Pautas de conjunción y fuertes demandas de cambio por parte del personal inferior
ECONÓMICOS	Características de entrada: clientes, tecnología experta, instalaciones, factores de abastecimiento y de costo	Reglas de distribución Sistemas de contabilidad e información
	Características de salida: Demandas de servicio y conocimiento de ellas	Unidad de diferenciación de trabajo y de tecnología
	Red de servicios humanos	Sistema de incentivos Paga, ascensos, duración del cargo y prestaciones marginales
	Efectos macroeconómicos de oferta-demanda sobre servicios	Estructura de autoridad para el cumplimiento de tareas

FUENTE: Adaptado de Amsley y Zald (1976: 20).

Claramente sugiere que la habilidad de los beneficiarios para influir en la organización y las pautas de relación entre ellos y el personal han de ser una función de los recursos necesarios que controlan, tanto políticos como económicos. Cuando los receptores poseen pocos recursos, la respuesta de la organización a sus necesidades dependerá del poder relativo de los grupos de interés que defiendan su causa. En capítulos posteriores emplearé la perspectiva de la economía política para identificar procesos clave que dan forma al carácter de las organizaciones de servicios humanos.

Sin embargo, este enfoque tiene sus propias limitaciones. Es obvio que arroja sus redes muy ampliamente, y como ocurre en la perspectiva del sistema natural, sus variables carecen de especificidad y claridad. En particular, el concepto de poder, que es capital en la teoría, es definido muy ampliamente y no puede ser puesto en práctica con rapidez. El resultado es que se desdibuja la distinción entre variables políticas y económicas. Además, es difícil medir la importancia y la fuerza de diversas variables políticas y económicas independientemente de los fenómenos organizacionales que se supone explican. Sólo observando ciertos cambios organizacionales puede uno inferir el poder relativo de diversos grupos en la organización. Por consiguiente, la explicación del cambio organizacional puede acabar siendo tautológica. Esto significa que la perspectiva de la economía política proporciona un marco, pero todavía no un modelo causal que se puede comprobar empíricamente.

CONCLUSIÓN

Este capítulo ha valorado la importancia y procedencia de diversas teorías organizacionales para el estudio de los organismos al servicio del hombre. La utilidad relativa de cada teoría es en parte función de los planteamientos seleccionados para su estudio, y en parte función de su validación empírica. Por ejemplo, la teoría weberiana de la burocracia, tal como ha sido revisada por teóricos contemporáneos, tiene una validación empírica considerable, pero el hecho es que estas revisiones han dejado a un lado algunos de los problemas importantes contemplados originalmente por Weber sobre el impacto de la burocracia en los individuos y en la sociedad. En contraste, los supuestos que están en la base de la administración científica son muy cuestionables, y la gama de problemas que abarca presenta una visión miope de los organismos de servicios sociales. Igualmente, el enfoque de las relaciones humanas, aun cuando se centra en problemas importantes relacionados con la conducta de los individuos en las organizaciones, se desentiende de otros, y su validación empírica sigue siendo motivo de disputa. La teoría de las decisiones trata de sintetizar los enfoques racionales y no racionales de las organizaciones partiendo de una base significativamente empírica. No obstante, no logra ocuparse de los problemas de macronivel tales como las relaciones de la organización con el medio, la determinación de las metas de organización y la distribución de recursos.

Pero cuando pasamos a la teoría contingencial observamos un cambio que nos lleva a contemplar la organización como un sistema abierto, no cerrado. Sin embargo, el acento sigue estando limitado más a los efectos del medio sobre los elementos de la organización que a la organización vista como una unidad. Además, los resultados empíricos son contradictorios. La organización vista como un todo recibe atención plena en el sistema natural, en el neomarxista y en las perspectivas de economía política. Estas teorías son en verdad sociológicas en cuanto a su alcance, ya que articulan las relaciones entre las organizaciones al servicio del hombre y el sistema social más amplio. Estas teorías se abocan directamente a problemas tales como los procesos sociales que conforman el carácter de la organización, el impacto de la organización en la sociedad, y las consecuencias específicas de las actividades organizacionales sobre el bienestar y la asistencia social de diversos grupos sociales. En parte, es debido a la complejidad de estas cuestiones que estas teorías son abstractas y es difícil operacionalizarlas y validarlas empíricamente.

Para los trabajadores de los servicios humanos, la elección de la teoría tiene importantes consecuencias políticas, ya que define la gama de estrategias que se pueden usar para mejorar el funcionamiento de la organización. Con base en esta orientación teórica básica, cada teoría ofrecerá su propio diagnóstico y su propia solución a problemas organizacionales, es muy probable que contradigan las soluciones ofrecidas por otras entidades. Los practicantes deben poder valorar la validez teórica y empírica de tales estrategias; el primer paso que deben dar es identificar la teoría organizacional adecuada.

III. RELACIONES DE LA ORGANIZACIÓN CON EL MEDIO

UNA CARACTERÍSTICA clave de las organizaciones al servicio del hombre es que dependen de donantes (por ejemplo departamentos federales y estatales, fondos unidos y obras privadas de caridad), pues sólo así cuentan con un flujo seguro de recursos y de apoyo. El resultado de esto es que son vulnerables a influencias externas y a la probable pérdida de autonomía. Las escuelas públicas, los departamentos de asistencia social, los centros de tratamiento de la comunidad y los hospitales municipales ejemplifican estas organizaciones, a las cuales con frecuencia se les describe como "cautivas" de su medio (Carlson, 1964). Sin embargo, a pesar de su apertura a las influencias del medio, y quizá debido a eso mismo, estas organizaciones característicamente se resisten a establecer vínculos eficaces y coordinación con otras agencias (Aiken y otros, 1975; Warren, Rose y Bergunder, 1974). Esto es expresa con frecuencia por medio de una fiera defensa del dominio de la organización, por indiferencia a cooperar o por mantener una coordinación más nominal que sustantiva.

Las organizaciones al servicio del hombre son influidas también por las normas y características socioculturales de la comunidad local, ya que dependen de ella para tener legitimidad y usuarios. Al mismo tiempo, a estas organizaciones se les acusa de no ser sensible a las características étnicas y culturales de sus receptores y por consiguiente a sus valores y normas. Más todavía, a pesar de la necesidad que tienen las organizaciones de servicios humanos de articularse estrechamente con la comunidad, con frecuencia no satisfacen los reclamos de ésta. (Scott, 1967*a*; Rogers, 1969).

Para entender tales paradojas necesitamos explorar más cabalmente las relaciones entre las organizaciones de servicios humanos y sus medios. El medio es a la vez un conjunto de recursos que la organización debe movilizar para sobrevivir y llevar a cabo sus actividades y un conjunto de limitaciones a las cuales deberá adaptarse al realizar objetivos de servicio. Las pautas de prestación de servicios reflejan las estrategias de la organización para manejar sus relaciones con el medio. Dicho de otro modo: como enfrentar la organización las exigencias del medio y se hace de recursos externos serán dos cosas que tendrán consecuencias directas sobre la forma en que sirva a sus usuarios.

EL MEDIO AMBIENTE GENERAL

Siguiendo a Hall (1977), distingo entre *medio general* y *medio de trabajo* de la organización. El medio general denota aquellas condiciones —económicas, demográficas, culturales, político-jurídicas y tecnológicas— que afectan a todas las organizaciones y que deben considerarse como ya dadas. Excepto en raras circunstancias, ninguna organización individual puede alterar significativamente estos atributos generales del medio. Por ejemplo, el área de captura de un centro de salud mental de una comunidad puede ser caracterizado por una población étnica predominante y por una distribución particular de edad; estos factores no los puede alterar el centro.

El medio de trabajo se refiere a un conjunto específico de organizaciones y grupos con los cuales la organización intercambia recursos y servicios y establece modos específicos de interacción. Entre ellos pueden figurar agencias financieras, fuentes de reenvío y prestadores de servicios complementarios. Las características del medio de trabajo son influidas también por el medio general. Por ejemplo, la elección de fuentes financiadoras al alcance de una agencia de servicios familiares estará influida por la riqueza del medio, por su complejidad y diferenciación económicas y por la proporción de recursos destinados a la salud, a la asistencia social y a la educación. Del mismo modo, la gama y el tipo de usuarios y agencias que un centro de salud mental de la comunidad puede seleccionar para interactuar es una función de los factores sociodemográficos, culturales y religiosos asociados con la enfermedad mental, con el nivel de urbanización e industrialización de la comunidad, con la disponibilidad y distribución de recursos médicos y con la riqueza y diferenciación organizativa de los servicios humanos en la comunidad.

En el nivel más general, el medio —caracterizado por recursos, población, tecnología y cultura— determina la gama y el tipo de organizaciones al servicio del hombre que puede sostener. Por consiguiente, el medio apoya el surgimiento de organizaciones y diferencialmente escoge aquellas que sobrevivirán con base en la avenencia entre su estructura y actividades y las características del medio (Aldrich y Pfefer, 1976; Hannan y Freeman, 1977*a*). Wilenski, en su estudio sobre los gastos de asistencia social en sesenta y cuatro países (1975), ofrece un buen ejemplo de un proceso ecológico así. Halló que los determinantes del esfuerzo en seguridad social realizados por cada país (medidos por la proporción del PNB gastado en seguridad social) son: 1) el PNB *per cápita*, que mide el nivel de crecimiento económico de cada país; 2) el porcentaje de personas de sesenta y cinco o más años; 3) la antigüedad del sistema de seguridad social; y 4) el régimen político (democrático o totalitario). Mientras más elevado sea el desarrollo económico del país más cuantioso será el excedente que pueda destinar a la asistencia social. Al mismo tiempo, un desarrollo económico elevado reduce el índice de mortalidad y aumenta la proporción de los mayores de edad en la población. Una proporción considerable de gente de edad genera necesidades y una fuerza política que motiva al país a destinar recursos a la seguridad social. Conforme maduran los sistemas de seguridad social, avanzan hacia una cobertura mayor de población y hacia beneficios mayores porque

> la mayoría de la gente cubierta, o llega a la edad de retiro o experimenta incapacidad o la muerte de un cónyuge que trabaja; la masa de la ciudadanía

presiona hacia beneficios más elevados y hacia un cubrimiento mayor de sí mismos y de sus parientes dependientes; las élites políticas ven una necesidad mayor de programas; los burócratas se atrincheran, defienden presupuestos, personal y usuarios... [Wilensky, 1975:25].

Para reconocer y entender mejor los efectos diferenciales de las condiciones ambientales generales sobre el desarrollo y la continuidad de las organizaciones de servicios humanos, me centraré en las condiciones siguientes: económicas, sociodemográficas, culturales, político-legales y tecnológicas.

Condiciones económicas

El estado de la economía en general influye directamente y restringe la situación económica dentro de la organización. Esto se ve perfectamente al observar la distribución y utilización diferencial de la asistencia pública en los Estados Unidos. Tropman (1975), por ejemplo, observa que los niveles de prestaciones de asistencia pública están relacionados directamente con la riqueza de cada Estado medida conforme al ingreso *per cápita.* Zeigler y Johnson (1972) ofrecen datos que muestran que la habilidad de las escuelas públicas para hacerse de recursos fiscales (medios conforme a gastos por alumno), está determinada por el ingreso de la familia medida, por los impuestos locales y estatales *per cápita* y por la edad media de los residentes del Estado. Las comunidades más pudientes apoyan también sistemas mejores de atención de la salud y servicios sociales del tipo de United Fund.

En gran medida, la relación entre la riqueza económica de la comunidad y la solvencia de sus organizaciones de servicios humanos es una función de la capacidad de la comunidad para invertir en tales servicios. Por ejemplo, Klatsky (1970) halló que las agencias de empleo estatales en estados más ricos no solamente pagan salarios más altos a sus empleados, sino que también proporcionan seguro de desempleo a una proporción mayor de los desempleados, y por ello obtienen una cantidad desproporcionadamente mayor de fondos federales que los estados menos pudientes. El resultado de esto es que las agencias menos pudientes en los estados ricos otorgan una atención desproporcionada a las tareas de compensación del empleo, en tanto que las de los estados más pobres destacan servicios de colocación. Igualmente, Turk (1977), presenta datos que indican que la capacidad de las comunidades urbanas para movilizarse por razones de acción colectiva en terrenos tales como desarrollo de programas contra la pobreza, ciudades modelo y servicios de salud coordinados, está en relación al nivel de la actividad económica y de la riqueza de cada comunidad.

En tanto que las condiciones económicas determinan el abasto de recursos destinados a organizaciones al servicio del hombre, lo cierto es que también afectan la demanda de servicios humanos. Es decir, las condiciones económicas influyen en el tipo, alcance y magnitud de las necesidades y problemas humanos que las organizaciones al servicio del hombre deberán atender. Por ejemplo, el desempleo en masa —en particular en comunidades industriales—, tiende a producir inmensas dislocaciones sociales y personales que crean una fuerte demanda de organizaciones tales como departamentos de asistencia social, agencias de salud mental y de servicios infantiles y familiares. En las comunidades pobres estas organizaciones suelen enfrentar demandas de servicios que reflejan las consecuencias del desempleo crónico, de la dislocación de la familia, de altos índices de morbilidad y desnutrición de enfermedades mentales y de retraso mental (Tussing, 1975). Brenner ha demostrado que hay una relación directa entre los cambios económicos y la enfermedad mental. Según él,

> los cambios económicos adversos suelen traer consigo una grave desorganización social y personal para un gran número de miembros de la sociedad. Este proceso es tan acentuado y pertinaz que, como resultado, los individuos son definidos y tratados por la sociedad como mentalmente enfermos [1973:201].

Así pues, durante las recesiones económicas, las organizaciones de servicios humanos encuentran un número mayor de receptores con problemas y necesidades relacionados con la desorganización social y personal.

La interacción de la severidad de las necesidades humanas y la disponibilidad de recursos para enfrentarlas pone a las organizaciones de servicio en una situación de doble atadura: las condiciones económicas que se producen en una población de riesgo elevado afectan también adversamente la capacidad de estas organizaciones para movilizar recursos con qué responder a sus necesidades. Esto se muestra con más agudeza en el estudio que hizo Sexton (1961) de las escuelas públicas de Detroit. En primer lugar, en tests de logros, documentó la bien conocida relación entre el ingreso familiar y el desempeño. En realidad, esta relación se acentuó conforme los niños avanzaban en la escuela, y la brecha entre ricos y pobres aumentaba en tests de logros. Segundo, dio cuenta de que las escuelas en regiones de ingresos más bajos eran significativamente inferiores a las situadas en regiones de ingresos más altos: tenían grupos más numerosos, una cantidad menor de maestros calificados e instalaciones deficientes. Así pues, al mismo tiempo que los niños de familias pobres padecían mayores deficiencias en su educación, era también menos probable que las escuelas a las que asistían tuvieran los recursos necesarios para responder a sus necesidades.

Condiciones sociodemográficas

La distribución por edades y por sexos, la composición de la familia, la composición racial y étnica, el lugar de residencia y la clase social están correlacionadas con la incidencia y frecuencia de la variedad de problemas y necesidades humanas. Por ejemplo, la pobreza es mayor entre mujeres jefes de familia, entre los ancianos, los no blancos y los residentes de regiones rurales. Igualmente, los estudios han revelado que la prevalencia de diversos trastornos psiquiátricos está relacionada estrechamente con el sexo, con la residencia rural o urbana y con la clase social (Dohrenwend, 1975). Los índices de neurosis son sostenidamente más elevados en las mujeres, en tanto que los trastornos de personalidad tienen un índice más elevado entre los hombres. Esos dos tipos de trastornos psiquiátricos son más frecuentes en medios urbanos, en tanto que el índice general más elevado de trastornos psiquiátricos se encuentra consistentemente en las clases sociales más bajas. Sean cuales fueren las explicaciones específicas de estas relaciones, el hecho es que la demanda de servicios de salud mental está influida por estas variables.

Por consiguiente, las características de la población servida tienen efectos profundos en una organización —por ejemplo, los atributos de sus receptores, la gama de las demandas de servicios que enfrenta, la efectividad de la tecnología de servicio y la receptividad del medio a sus servicios.

En ningún punto se ve con más claridad la sensibilidad de la organización a las características de una población que en la forma en que determina quiénes serán sus beneficiarios y cuál será la naturaleza de sus necesidades. Como mostraré en el capítulo VII, los atributos de los usuarios son un factor principal en cuanto a determinar la efectividad de los servicios de una organización; sin embargo, la actitud de ésta para hacerse de usuarios deseados está restringida por los atributos de la población en su ubicación geográfica. Esto se demuestra claramente en un estudio sobre la efectividad escolar hecho por Herriott y Hodgkins (1973). Al medir el éxito de la instrucción escolar por el porcentaje de alumnos del décimo año que no completaron el duodécimo, o por el porcentaje de graduados del duodécimo que fueron a la universidad, mostraron que la composición de la clase social del vecindario de la escuela (determinada por el porcentaje de varones en ocupaciones de escritorio), tenía un impacto significativo sobre cada una de estas medidas del éxito. En mi estudio de los índices de envío a los tribunales de menores (1976), mostré que tales índices no solamente están determinados por el índice general de delincuencia en la comunidad, sino también por el índice de migración neta, nivel de educación e índice de desempleo en esa comunidad.

Piven y Cloward presentan un razonamiento interesante, según el cual, gran parte de la explosión de la asistencia social durante los años 1960 tuvo sus raíces en las cambiantes características sociodemográficas de la población del centro de la ciudad. Dicen:

> una gran masa de pobres rurales económicamente obsoletos fueron redistribuidos en las ciudades, particularmente en ciudades del norte. Un gran número de estos recién llegados, especialmente negros, no fueron absorbidos por la economía urbana sino que se les dejó para que subsistieran conforme a ingresos muy por debajo de los niveles de pago establecidos para la asistencia social [1971:222].

Esta migración en masa, aunada a la exclusión de la economía urbana, erosionó también a la familia en su función de agente de control social, produjo un aumento en el número de familias encabezadas por mujeres y una elevadísima concentración de jóvenes desarraigados y desempleados. Una población así, significaba fuertes demandas de servicios para el sistema de asistencia social, el cual, según Piven y Cloward, tuvo que responder a causa de los desórdenes civiles que se presentaban en las ciudades.

De modo similar, la efectividad de los servicios de una organización depende a veces de su sensibilidad hacia las características sociodemográficas de su población destinataria. Por ejemplo, McKinlay y McKinlay (1972) han mostrado que los servicios de salud prenatales eran subutilizados por mujeres de posición socioeconómica baja, debido principalmente a que sus necesidades de vivienda, sus ingresos muy bajos y la estabilidad de su matrimonio tenían preeminencia sobre sus necesidades de atención de la salud.

Debido a que los atributos sociodemográficos de sus beneficiarios son tan importantes, no es de sorprender que las organizaciones al servicio del hombre busquen poblaciones "hospitalarias" cuando ello les sea posible. Un buen ejemplo son las agencias de servicios sociales. Como están menos restringidas que las agencias de servicio público, se pueden ubicar entre una población "favorable". Estas agencias se han mudado más y más del centro de las ciudades hacia los suburbios en busca de usuarios de clase media. Los resultados obtenidos por Cloward y Epstein en 1965 sobre la desvinculación de agencias privadas de servicio a la familia en su relación con los pobres es un buen ejemplo de esta tendencia. De un modo similar, Elesh y Schollaert, en un estudio de la distribución de los médicos en Chicago, descubrieron que

> hay diferencias sustanciales en el número de médicos entre barrios de blancos y de negros. En promedio, hay más de tres veces más médicos de todos los tipos, más de dos veces y medio de practicantes generales, y cinco veces más especialistas en barrios blancos que en negros. No hay tampoco evidencias de una diferencia compensadora en el número de hospitales, ya que los barrios negros tienen en promedio un tercio de los que tienen barrios blancos [1972: 241].

Los autores observaron que se requeriría un aumento considerable en el ingreso de los barrios negros para lograr igualdad en la distribución de los médicos.

Condiciones culturales

Las organizaciones al servicio del hombre son particularmente perceptivas a los sistemas culturales y de valor dominantes en la comunidad. Una relación estrecha ha existido siempre entre las creencias sociales y culturales de un periodo y la forma particular y la dirección que han adoptado los servicios humanos. Las características y metas de las organizaciones de servicio han reflejado, pues, las ideologías de élites dominantes sobre las causas de problemas y necesidades humanos, sobre los valores que deben esgrimirse al responder a ellos y sobre los medios para responder. La misma idea del Estado de asistencia social, según señala Janowitz (1976), se arraigó con el nacimiento de la teoría política occidental que sostenía: la separación de la iglesia y el Estado, la participación popular en el proceso gubernamental, el utilitarismo, el socialismo y el mejoramiento de la existencia humana por medio de un racionalismo científico.

El surgimiento de diversas formas de organización de prestación de servicios al hombre se funda en la existencia de un sistema cultural e ideológico que es materializado y es mantenido por estas organizaciones. Esta proposición es demostrada en el penetrante estudio de Rothman (1971) sobre el surgimiento del asilo como institución en la sociedad norteamericana. Durante la era colonial, los pobres, los indigentes y los locos se mantenían en hogares comunitarios, no en instituciones separadas. No había razón alguna para castigar la pobreza que en sí era vista como dolorosa. Los hospicios se crearon para proporcionar atención únicamente a aquellos incapaces de atenderse a sí mismos, o que no tenían parientes, o que estaban tan incapacitados que no podían ser atendidos por parientes o vecinos. Además, los hospicios se organizaron de tal modo que emularan la estructura de la familia. Estos acuerdos organizacionales emanaron de las creencias religiosas de los colonos que consideraban que la pobreza era natural y justa y que aliviarla era necesario y apropiado. Se consideraba que el orden social contaba con la sanción divina, y que la riqueza y la pobreza eran un reflejo de esa sanción. Por consiguiente, la pobreza proporcionaba la ocasión y la obligación de ejercer la caridad, la cual a su vez era una justificación de la riqueza.

Sin embargo, durante el siglo XIX la sociedad norteamericana sufrió transformaciones sociales profundísimas, debidas entre otras causas al acelerado crecimiento de su población, a la industrialización y a la organización. Según Rothman, en el periodo jacksoniano, los norteamericanos empezaron a enterarse de que los "hombres nacían inocentes, no depravados, que las fuentes de corrupción eran externas, no internas a la condición humana" (1971: 69). Así pues, la desviación era vista como producto del medio, concretamente como resultado de la desorganización de la comunidad y de la familia. Para combatirla era preciso reforzar el valor del orden social, la estabilidad, la santidad de la familia, la obediencia a la autoridad y el respeto a las normas. La introducción de las penitenciarías y del asilo "significó tanto un empeño por compensar el desorden público en un ambiente particular como por demostrar cuáles eran las normas correctas de la organización social" (p. 154). Esto significaba que los desviados debían ser retirados de su medio desorganizado y puestos en un medio aislado y artificial en el cual fuera posible imponer orden, respecto a la autoridad, regulación y uniformidad. En este mismo orden de ideas, los hospicios y las casas de caridad sufrieron también una transformación profunda. Ya no era una solución de última instancia, sino una respuesta organizacional importante a la pobreza. Los pobres debían ser institucionalizados para retirarlos de la corrupción y del vicio de la comunidad y para garantizar en ellos orden, disciplina y rutina rígidas. Las instituciones para los pobres, junto con los manicomios y las penitenciarías, proliferaron con rapidez a lo largo de la primera mitad del siglo XIX.

La relación entre creencias morales dominantes, percepciones de desviación y respuestas organizacionales a ellas se ejemplifica más ampliamente en el estudio de Gusfield (1967) sobre las reacciones sociales cambiantes al alcoholismo. En el renacimiento evangélico de principios del siglo XIX, la abstinencia y la sobriedad fueron elevadas al rango de altas virtudes morales, en tanto que la embriaguez fue vista como un pecado que requería arrepentimiento. Las respuestas organizacionales al alcoholismo fueron primordialmente religiosas; los grupos evangélicos se valieron de las reuniones religiosas como instrumento para "salvar" alcohólicos, para lo cual se les proporcionó sustento y abrigo pero únicamente si se arrepentían. A fines del siglo XIX, los protestantes evangélicos de clase media se vieron amenazados por un tremendo flujo de inmigrantes de clase baja, mayormente católicos y luteranos, que no creían en las virtudes de la abstinencia. Esta amenaza dio fuerza a un movimiento político tendiente a declarar fuera de la ley el alcohol y a definir al alcoholismo como delito. La aprobación de la Enmienda de Prohibición significó una victoria legal para aquellos grupos que consideraban delito el alcoholismo. Aun cuando el acatamiento de la prohibición se limitó considerablemente, surgió un nuevo grupo de delitos. A los borrachos se les podía encarcelar, práctica que todavía tiene vigencia. Pero solamente después de Repeal (1933) el alcoholismo fue definido como enfermedad, lo cual llevó al establecimiento de agencias de servicio social que se ocuparon de su tratamiento y de la rehabilitación.

Estos ejemplos muestran cómo en un cierto periodo las organizaciones al servicio del hombre reflejan los sistemas culturales y morales dominantes en la sociedad, y promueven, refuerzan y sostienen estos sistemas. El surgimiento de diversas organizaciones como respuesta a los problemas humanos, fue determinado casi siempre por el sistema normativo existente del cual recibieron legitimación.

Condiciones político-legales

La permeabilidad de las organizaciones de servicios humanos a las influencias de condiciones políticas y legales en la comunidad es un fenómeno que se puede expresar de dos modos. Primero, una proporción significativa de los recursos disponibles para ellas está controlada públicamente, y su acceso está regido por procesos políticos. Segundo, un amplio conjunto de limitaciones legales define y controla muchas condiciones que la organización debe satisfacer y aceptar en el desempeño de su función de servir a los usuarios.

Tanto en el nivel nacional como en el local, los procesos políticos, que con frecuencia culminan en promulgación de medidas legislativas, determinan no nada más los recursos disponibles para programas de asistencia social, sino también las condiciones conforme a las cuales deben gastarse. La historia de medidas legislativas tales como la Ley del Seguro Social y sus diversas reformas, la Ley de Centros Comunitarios de Salud Mental y la Ley de Oportunidades Económicas, nos ofrece vívidos ejemplos del enorme impacto de los procesos legislativos sobre el establecimiento y sobre la transformación de organizaciones al servicio del hombre. Según indicaron Gilbert y Specht (1974), las políticas de asistencia social definen y controlan a los posibles usuarios, los servicios que se deben ofrecer, las formas organizacionales aceptables para dar tales servicios y los métodos para financiarlos. Este medio político-legal está también directamente relacionado con cada una de las opciones de la organización para tomar decisiones cruciales sobre sus metas, uso de recursos, tecnologías de servicios y usuarios qué servir. Gilbert (1977) por ejemplo, en su análisis del impacto del Título XX de la Ley del Seguro Social, que proporcionó la fuente individual de fondos de servicios sociales más importante, sugiere cuando menos cuatro consecuencias. Primero, el Título XX creó la oportunidad de proporcionar servicios sociales a una categoría más amplia de usuarios, inclusive a los no pobres. Segundo, definió ampliamente los servicios sociales para que cada Estado estuviera en libertad de apoyar una amplia gama de servicios sociales. Tercero, se ocupó de los acuerdos de compra de servicios a agencias voluntarias, con lo cual alentó más formas de prestación de servicios. Cuarto, proporcionó fondos federales con base en el tamaño de la población más que en el de los servicios prestados. Por consiguiente, las oportunidades político-legales creadas por el Título XX han alentado la proliferación de organismos al servicio del hombre con modalidades de prestación de servicios que cubren una amplia gama de necesidades humanas; situación que no era posible antes de esta legislación.

El clima político del medio influye adicionalmente en las oportunidades abiertas a las organizaciones al servicio del hombre. Por ejemplo, Downs (1976), halló que el desarrollo y fomento de programas correccionales innovados para menores delincuentes fue influido por el compromiso del Estado, medido por el porcentaje de votos demócratas emitidos en las elecciones presidenciales de 1968 y 1972. Wirt y Kirst (1972) también sugieren que la cultura política del Estado influye en el nivel de apoyo financiero dado a la instrucción pública. Los estados que tienen una política cultural "localista" (los de Nueva Inglaterra), tienen menos probabilidades de proporcionar apoyo financiero a la instrucción pública local que los estados con una cultura política "centrista" (sureños). También citan un estudio realizado por Johns y Kimbrough (1968) en el cual se clasificó a 122 distritos escolares conforme a cuatro tipos de estructura de poder de la comunidad: élite monopolista, multigrupo no competitivo, élite competitiva y pluralismo segmentado. Hallaron que los esfuerzos financieros en favor de la educación ocurrían con menos frecuencia en estructuras de poder no competitivas que en estructuras más "abiertas".

La estructura de poder de la comunidad influye también en el grado de "hospitalidad" política otorgada a las organizaciones al servicio del hombre. La exposición de Marris y Rein (1967) sobre la evolución de programas contra la pobreza en diversas ciudades sugiere la presencia de tal relación.

Por ejemplo, en Chicago, el control casi total de la política de la ciudad por parte de la alcaldía excluyó el surgimiento de cualquier programa independiente de esa oficina, o la participación ciudadana activa en cuanto a dar forma a la naturaleza del programa. En Cleveland, ciudad que fue asediada por conflictos políticos y por divisiones raciales, el programa en sí llegó a ser objeto de intereses políticos en competencia, y se vio empantanado por la desunión. En contraste, el programa de acción comunitaria de New Haven tuvo muchísimo éxito porque pudo lograr un consenso de base amplia entre grupos políticos de la ciudad y porque disfrutó del apoyo de una coalición progresista vigorosa que estaba dirigida por el ayuntamiento.

El sistema jurídico, por el hecho de definir y especificar las condiciones que las organizaciones al servicio del hombre deben satisfacer al servir a sus beneficiarios, establece límites importantes sobre decisiones tales como ubicación, programas, tecnologías de servicio y personal. Así por ejemplo, un centro de atención infantil debe cumplir una gran cantidad de reglas entre las cuales figuran: leyes de zoonificación; normas sobre incendios, seguridad y salud; normas sobre personal profesional y licencias del mismo; derechos legales de los padres y de los niños, etcétera. La "hospitalidad" del medio se puede valorar, en parte, por el grado en que el sistema legal realza o restringe el establecimiento de servicios al hombre. La lucha por establecer residencias "de medio camino" para los enfermos mentales o los extransgresores es un buen ejemplo. Las comunidades hostiles a estos servicios por lo general expiden muchas ordenanzas y normas que casi excluyen la posibilidad de establecer tales entidades (Aviram y Segal, 1973).

Condiciones tecnológicas

La gama de servicios de las organizaciones de servicios humanos está determinada por el nivel del desarrollo tecnológico del medio en terrenos tales como medicina, salud mental, educación, comunidad y planeación social. Cualquier organización aislada depende muchísimo del medio para adquirir su tecnología de servicio. Los niveles de adelanto e innovación tecnológicos de cada una estarán determinados en parte por el nivel general del adelanto tecnológico de la sociedad y por los acuerdos que buscan el saber por medio de la investigación y de la capacitación.

Las tecnologías de servicio aparentemente simplistas e indeterminadas que implementan muchas organizaciones al servicio del hombre reflejan el progreso tecnológico general logrado al responder a problemas y necesidades humanos. Por ejemplo, recientemente ha habido muchos adelantos en salud mental debido al descubrimiento y empleo de fármacos psicoactivos. Como indican Segal y Aviram (1978), estos fármacos posibilitaron el uso de medios químicos para controlar a los enfermos mentales, lo cual permitió abrir las puertas de los hospitales, dejando en libertad a muchos pacientes que se apoyaron en la atención que les brindó la comunidad. En el mismo orden de ideas, las respuestas organizacionales a la adicción a la heroína han cambiado radicalmente debido al descubrimiento de la metadona.

Este aumento en las tecnologías de modificación de la conducta ha sido factor importante para cambiar las respuestas de estas organizaciones en cuanto a los niños autistas y retrasados mentales se refiere. La nueva tecnología proporciona técnicas de intervención a las organizaciones de servicio que ofrecen la promesa de tratamiento y rehabilitación en vez de atenerse a la atención en base a custodia.

Al mismo tiempo, estas y otras tecnologías conductuales y sociales de intervención plantean problemas morales y éticos enormes que pueden limitar profundamente la disposición de las organizaciones a usarlas. Así pues, aun cuando técnicamente sea posible erradicar ciertos problemas humanos, moralmente no siempre será aceptable hacerlo. Además, la existencia de tecnologías al servicio del hombre no asegura que se adopten. Más bien, el índice de adopción está determinado por un cierto número de factores organizativos, por costos financieros y sociales, por rendimiento de la inversión, comunicabilidad de la innovación, etcétera (Zaltman y otros, 1973). Todo esto será estudiado con más detalle en el capítulo IX.

Medio ambiente del trabajo

Recursos ambientales y dominio organizacional

Como ya vimos, el medio ambiente general define la gama de oportunidades, limitaciones y opciones que están al alcance de la organización en su empeño por lograr un sitio para ella misma y, parafraseando a Selznick, para trasformarse en una institución.

> La institucionalización es un *proceso.* Es algo que ocurre a una organización a lo largo del tiempo, que refleja la historia distintiva de la propia organización, de las gentes que han estado en ella, de los grupos que abarca y los intereses protegidos por la ley que ha creado, así como el modo en que se ha adaptado a su medio ambiente [Selznick, 1957:16].

Más concretamente, el liderazgo de la organización debe involucrarse en cuando menos cinco áreas críticas de toma de decisiones, a saber: 1) enunciación de la misión de servicio de la organización dentro del contexto de las oportunidades, limitaciones y contingencias presentadas por el medio ambiente; 2) negociaciones y mediación entre la organización y grupos externos de interés con vistas a ganar legitimidad y obtención de recursos; 3) selección de las tecnologías de servicio apropiadas para llevar a cabo la misión de la organización; 4) establecimiento de las divisiones internas de trabajo dentro de la organización; 5) iniciación y puesta en práctica de cambios en la organización en respuesta a exigencias del medio y a configuraciones intraorganizacionales cambiantes (Hasenfeld y English, 1974: 153).

Los actos y elecciones de la organización en relación con estas decisiones reflejarán y definirán su dominio. Según Levine y White (1961), el dominio organizacional se refiere a las pretensiones que esgrime la organización para sí misma en términos de problemas o necesidades humanos cubiertas, de población servida y de servicios realizados. Así, una clínica para guía de niños puede definir su dominio como el tratamiento de problemas psicológicos y de desarrollo de niños en una cierta región geográfica mediante el estudio de casos clínicos individuales. Un buen número de las variaciones ocurridas en las organizaciones al servicio del hombre que tienen objetivos de servicio similares pueden ser atribuidas a diferencias en dominio, en territorio. Por ejemplo, un centro de atención de salud mental en la comunidad puede concentrarse en una población de bajos ingresos, otro en receptores de ingresos medios y altos, uno más puede ofrecer consultas amplias a otras agencias, y otro nada de esto. Un centro más puede ofrecer servicios de intervención en crisis familiares, mientras que otro cuenta con un programa para evitar suicidios.

Es crucial reconocer el hecho de que la determinación del dominio organizacional define el medio ambiente de trabajo pertinente de la organización. Citemos a Thompson (1967: 26-27): "el dominio de la organización identifica los puntos en que la organización depende de entradas provenientes del medio. La composición de este medio, la ubicación de capacidades en su seno determina, a su vez, de quién depende la organización". Dicho en otras palabras, las elecciones presentadas a la organización en cuanto a definir y buscar su dominio son una función de los recursos potenciales y reales que están a su alcance y de las condiciones que se requieren para su movilización. Entre los recursos podemos mencionar: dinero, autoridad y legitimación, usuarios, fuerza de trabajo y pericia, y productos y servicios. El acceso a estos recursos está controlado por grupos y organizaciones externas, y sólo se puede lograr por medio de transacciones e intercambios con ellos. A este conjunto de grupos y organizaciones externas que controlan el acceso a recursos potenciales y reales de las organizaciones, se les define como *medio ambiente de trabajo* (Thompson, 1967).

Composición del medio ambiente de trabajo

Podemos conceptualizar al medio ambiente de trabajo diciendo que consiste de cuando menos seis sectores principales.

1. Proveedores de recursos fiscales. Pueden ser entidades federales, estatales y locales de las cuales la organización obtiene subvenciones, o bien el Fondo Unido, los donantes privados y clientes a los que se cobran honorarios. Por ejemplo, los proveedores de recursos fiscales a un centro de atención mental de una comunidad local pueden ser el NIMH, un departamento estatal de salud mental, la comisión de un municipio o compañías aseguradoras de la salud.

2. *Proveedores de legitimación y autoridad.* Incluyendo organizaciones y grupos que delegan parte de su autoridad a una organización o que otorgan apoyo social basándose en su prestigio y posición relativa. Las organizaciones al servicio del hombre controladas públicamente, como los servicios de asistencia social y las escuelas públicas, derivan gran parte de su autoridad de leyes específicas cuyo cumplimiento es vigilado por varias agencias ejecutivas federales, estatales y locales. Las organizaciones controladas privadamente derivan su autoridad casi nada más de la legitimación que reciben de organismos y grupos de prestigio tales como iglesias, asociaciones cívicas, asociaciones profesionales, líderes de la comunidad y élites de negocios.

Una función importante de las agencias de legitimación y de concesión de autoridad es observar y evaluar la organización, con lo cual vinculan la legitimación y la autoridad al desempeño continuo conforme a criterios evaluativos explícitos e implícitos.

3. *Canales de envío de usuarios.* Entre ellos figuran no solamente grupos y organizaciones que envían usuarios a una organización, sino también individuos y familias que pueden buscar directamente sus servicios. Por ejemplo, la escuela pública no depende de otras organizaciones en cuanto a tener alumnos sino más bien de las familias y de sus elecciones a dónde residir. En contraste, los hospitales de la comunidad dependen muchísimo de los médicos por lo que hace a la mayor parte de sus pacientes. Las organizaciones de servicios humanos cuentan con diferentes canales de envío de usuarios, que fluctúan entre los receptores del servicio propiamente dichos y otras organizaciones.

4. *Prestadores de servicios complementarios.* Incluyen otras organizaciones de servicio cuyas actividades necesitan una organización para poder proporcionar servicios completos al usuario. Por ejemplo, un centro para el tratamiento de drogadictos puede depender de un hospital local para la desintoxicación de sus pacientes; y un tribunal para menores puede atenerse a las instalaciones de diagnóstico de un centro de salud mental de la comunidad por lo que hace a sus casos. Del mismo modo, agencias de servicio social que sirven como sedes de colocación proporcionan un servicio complementario a escuelas de trabajo social.

5. *Consumidores y receptores de los productos de una organización.* Aquí se incluyen todas las unidades externas de las cuales depende la organización para deshacerse de su "producto". Tratándose de las organizaciones al servicio del hombre, el producto consiste en personas con posición social e identidad pública alteradas o con atributos personales o físicos cambiados: los receptores de estos productos son los propios usuarios —voluntarios o involuntarios— y sus redes sociales; por ejemplo, los graduados de una escuela pública, los pacientes tratados y sus familias, los exdelincuentes y los ancianos inválidos de los asilos. Con todo, los consumidores más importantes del producto pueden ser otras organizaciones que requieren gente o

mano de obra para sus propios fines y sin los cuales la organización tal vez no pueda justificar su existencia. Por ejemplo, los consumidores más importantes del producto de muchas escuelas preparatorias son las escuelas superiores y profesionales. Por el hecho de admitir graduados de preparatoria reafirman la misión básica de las preparatorias y aseguran su apoyo social permanente así como el flujo de recursos. Tratándose de los programas de rehabilitación vocacional, los receptores clave son patrones potenciales que estén dispuestos a contratar a los incapacitados. Y por lo que hace al centro de servicio del vecindario, los receptores críticos son otras organizaciones de servicios humanos deseosas de proporcionar servicios a los receptores que se les envían (Perlman, 1975). Estas unidades externas desempeñan un papel importante, pues confirman el mandato de una organización, con lo cual legitiman sus pretensiones de ayuda.

6. Organizaciones competidoras. Son las organizaciones que pueden competir con una organización dada en cuanto a receptores u otros recursos, y que por consiguiente influyen en el acceso de la organización a ellos. Una agencia para el servicio de la familia puede competir con terapeutas privados. Dos o más organizaciones pueden competir entre sí cuando buscan dinero en la misma fuente. Las agencias de servicio social con fondos provenientes del Fondo Unido *(United Fund)* pueden competir entre sí en cuanto a una porción mayor de estos recursos.

Cualquier organización o grupo específico en el medio ambiente de trabajo puede representar varios de estos sectores al mismo tiempo, por ejemplo ser patrocinador de recursos fiscales, de legitimación y de usuarios. Una organización industrial que apoya un centro de tratamiento a drogadictos para sus empleados es también un buen ejemplo. Si un elemento en el medio ambiente de trabajo controla el acceso a recursos diferentes será, por supuesto, más importante para la organización; y como describiré más adelante, puede tener un impacto importante en la estructuración de sistemas de prestación de servicios a una organización.

Cartografiar el medio ambiente de trabajo es un primer paso crucial en la identificación de las elecciones que una organización debe hacer para transformarse en institución. Estas elecciones son resultado tanto de los intereses que el liderazgo de la organización desea optimizar como de la necesidad de la organización de adaptarse y enfrentar las "reglas de juego" impuestas por los prestadores potenciales de recursos. Con base en un estudio nacional de tribunales para menores (Hasenfeld, 1976), en la gráfica III.1 presentamos el organigrama del medio ambiente de trabajo de un tribunal típico.

Para formar el consenso de dominio

La aptitud de una organización para hacerse de los recursos necesarios en su ambiente de trabajo, depende de que haya logrado un cierto grado de consenso sobre su campo de acción entre aquellos elementos que controlan el

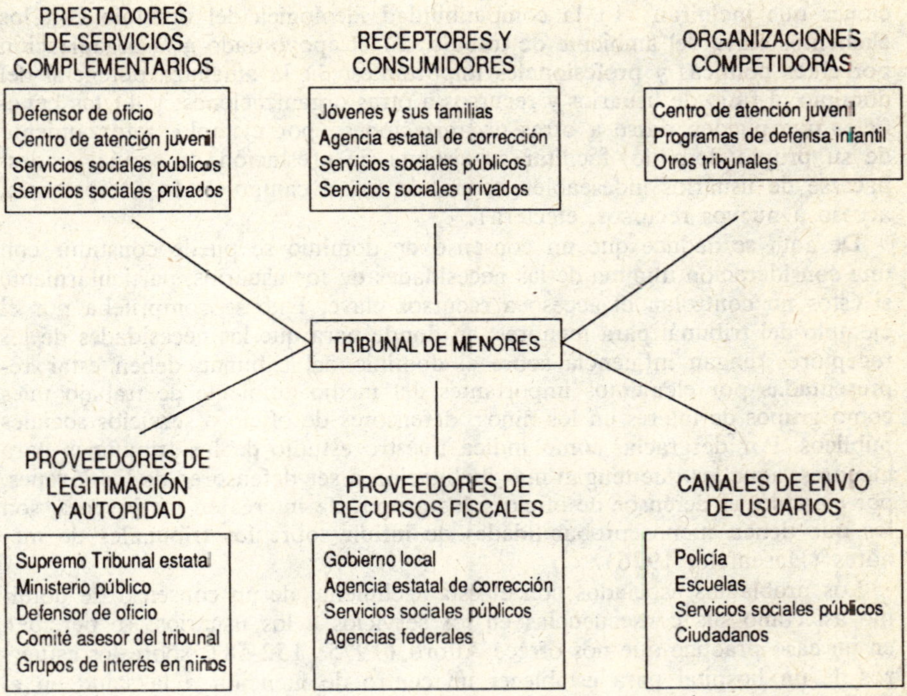

GRÁFICA III.1. *El medio de trabajo del tribunal para menores*

acceso a los recursos. Sin este consenso de dominio, los elementos de control probablemente desafíen la legitimidad de la organización y retengan recursos críticos. Por consiguiente, al constituir su dominio, la organización debe convencer a elementos clave de su medio ambiente de trabajo de que directa o indirectamente se benefician de sus actividades y de que de ningún modo invadirá el dominio de ellos. En suma, formar un consenso de dominio se constituye también en un proceso de organización, de avenencias y de acuerdos de intercambio entre una organización y elementos de su ambiente de trabajo, que hacen sus propios cálculos sobre costos y beneficios que habrán de esperar de la organización. Esto significa que el dominio de la organización no es estático, sino que está sujeto a cambios políticos y económicos en el medio ambiente de trabajo.

Las organizaciones al servicio del hombre constituyen un consenso de dominio que significa un proceso particularmente complicado, porque no se puede negociar mediante mecanismos de mercado y porque las actividades organizacionales no pueden estar sometidas a criterios relativamente simples de aprovechamiento. Más bien, las negociaciones estarán sometidas a consideraciones que incluirán: 1) la compatibilidad ideológica del dominio con los elementos clave del ambiente de trabajo; 2) el apoyo dado a la organización por élites políticas y profesionales importantes; 3) la amenaza potencial del dominio al flujo de usuarios y recursos a otras organizaciones; y 4) los beneficios que pueden darse a otras organizaciones (por ejemplo, reforzamiento de su propio dominio, facilitar su sistema de prestación de servicios, deshacerse de usuarios indeseables, reducción en el campo de la competencia, acceso a nuevos recursos, etcétera).

De aquí se deduce que un consenso de dominio se puede constituir con una consideración mínima de las necesidades de los usuarios, particularmente si éstos no controlan el acceso a recursos clave. Esto se comprueba por el ejemplo del tribunal para menores, en donde para que las necesidades de los receptores tengan influencia sobre el dominio del tribunal, deben estar representadas por elementos importantes del medio ambiente de trabajo tales como grupos de interés en los niños, defensores de oficio o servicios sociales públicos. Por desgracia, como indica nuestro estudio de los tribunales para menores, aquellos que tengan más inclinación a ser defensores de los jóvenes, por ejemplo, el defensor de oficio y los grupos de interés en los jóvenes, son los que tienen menos probabilidades de influir sobre los tribunales de menores (Hasenfeld, 1976).

Los problemas asociados con el establecimiento de un consenso de dominio así como sus consecuencias en los servicios a los usuarios, se perciben en un caso práctico que nos ofrece Alford (1975: 152-58), sobre los esfuerzos de un hospital para establecer un centro de atención a la salud en el vecindario. El hospital, situado en una región de gran pobreza y con poquísimos médicos practicantes particulares, solicitó una subvención a la OEO y fondos con fundamento en el Título II de la oficina de atención a los niños del HEW, para establecer un centro de atención a la salud en el vecindario. Se buscó y se obtuvo la aprobación del plan en el centro de planeación de la salud del ayuntamiento de la ciudad. Sin embargo, hubo inquietud debido a la proximidad del centro a otros centros que estaban en estudio o ya existían bajo el patrocinio de otros hospitales en la región. En particular, un hospital se opuso vigorosamente porque el centro propuesto estaría situado a dos cuadras de él. Aun cuando las solicitudes de fondos fueron aprobadas por OEO y HEW, no se llegó a ningún acuerdo en cuanto a su ubicación, debido a que las agencias patrocinadoras de fondos se negaron a entregar fondos adicionales para cubrir los costos y situar el centro en otro lugar. Aunque nadie negó la existencia de las necesidades de salud, que eran evidentes en la región, el conflicto entre los dos hospitales, que se reflejó en las deliberaciones de los diversos organismos de planeación cuya aprobación era necesaria, provocó una demora considerable. Finalmente, el centro fue abierto en una instalación temporal donde había estado un comercio, pero no se otorgaron fondos para una ubicación permanente. El centro nunca fue establecido de acuerdo con los planes originales, y sus operaciones fueron siempre precarias debido a la controversia sobre su territorio. Por falta de un consenso de dominio, la región se vio privada de un centro eficaz de atención a la salud.

Graziano (1969) nos ofrece otro ejemplo de lo difícil que es constituir un consenso de dominio cuando elementos del mismo medio de trabajo perciben una amenaza. Un grupo de padres de niños autistas, desilusionados con los servicios psicoanalíticos tradicionales que se daban en una clínica para los niños de la localidad, organizaron un programa basado en principios de modificación de la conducta. Este programa fue objetado no solamente por la clínica en sí, sino por otras agencias de atención mental de la comunidad que sintieron miedo de su nueva tecnología de tratamiento. Se hizo un esfuerzo para situar el programa en una universidad local, que luego lo usaría con fines de investigación y de enseñanza. Pero la administración de la universidad, percibiendo la controversia en la red de atención a la salud mental, no quiso afectar sus propias relaciones con ellos y se negó a participar. Del mismo modo, la petición de fondos a la agencia "Community Chest" se demoró unos tres años, porque la agencia propiamente dicha dependía de líderes profesionales y de negocios locales para mantener su dominio, y estos líderes parecía más bien que representaban los intereses amenazados de las agencias de salud mental. Un esfuerzo posterior por parte del programa para conseguir fondos ensanchando su dominio, a fin de que incluyera servicios a los niños pobres, fue desechado debido a que no tenía la aprobación requerida de la asociación de salud mental de la localidad. Como resultado, el programa subsistió en base a honorarios de inscripción y servicios y a la venta de pasteles por parte de un puñado de padres resueltos. Sólo después de que el programa demostró su efectividad logró que la oficina estatal de salud mental le proporcionara fondos; las decisiones de esta oficina fueron menos afectadas por la hostilidad de las agencias locales de salud mental.

El consenso en cuanto al dominio puede reducir la incertidumbre y asegurar un flujo constante de recursos del medio a la organización. La certidumbre de los recursos determina fundamentalmente la existencia y supervivencia de la organización, por cuya razón es un interés capital de su liderazgo ejecutivo. La aptitud de la organización para tener consenso de dominio depende en parte de las características del medio ambiente de trabajo y en parte de las estrategias empleadas por la organización para relacionarse con sus elementos. Siguiendo a Aldrich (1972), varias dimensiones relacionadas con la facilidad o dificultad de constituir un consenso de dominio se pueden utilizar para caracterizar el medio ambiente de trabajo:

1) *Estabilidad o inestabilidad*: El grado de reciclamiento de elementos en el medio ambiente.
2) *Homogeneidad o heterogeneidad*: El grado de similitud de elementos en el medio ambiente de trabajo.
3) *Concentración o dispersión*: El grado en que los recursos son uniformemente distribuidos entre los elementos.

4) *Riqueza o escasez*: El nivel de recursos en el medio que potencialmente están a disposición de la organización.
5) *Turbulencia o placidez*: El grado en que el medio es perturbado o alterado por otras actividades externas.

Hipotéticamente podría afirmarse que bajo condiciones de estabilidad, homogeneidad y concentración de recursos, una nueva organización debería conformarse muy estrechamente a los acuerdos preexistentes de dominio entre los elementos del medio ambiente de trabajo. La turbulencia ambiental junto con la escasez de recursos es también una barrera a la constitución del consenso, porque es probable que produzca un mayor reciclamiento en los elementos del medio ambiente de trabajo y feroz competencia en relación con los recursos limitados. En contraste, cuando el medio es rico en recursos, éstos están más dispersos y el medio es heterogéneo; es entonces más fácil lograr el consenso de dominio porque el medio soportará y tolerará formas de organización diferentes.

Relaciones poder-dependencia

Para conseguir los recursos controlados por elementos del medio ambiente del trabajo, la organización debe tomar parte en diversas relaciones de intercambio, cuyos términos serán determinados por el grado en que la organización dependa de cada elemento. Una *relación de intercambio* se compone de operaciones que versan sobre la transferencia de recursos entre dos o más organizaciones para beneficio recíproco (Cook, 1977). Podemos analizar estas relaciones dentro del marco de la teoría del intercambio social (por ejemplo, Emerson, 1962, 1975; Blau, 1964). Según explica la teoría: la dependencia de la organización es directamente proporcional a su necesidad del recurso controlado por el elemento e inversamente proporcional a la disponibilidad del recurso en alguna otra parte (véase también Thompson, 1967; Jacobs, 1974). Por ejemplo, la dependencia de una agencia de servicio a la familia respecto al Fondo Unido *(United Fund)* es inversamente proporcional a su actitud para obtener tales fondos en otras fuentes (por ejemplo, honorarios de usuarios, otros donantes, contratos con otras agencias). Del mismo modo, aun cuando un departamento de asistencia-social necesita muchos receptores, su dependencia respecto a *cada uno* es mínima ya que puede hallar acceso fácil a tantos receptores como quiera. En contraste, las agencias para atención de los ciegos tienen una necesidad muy alta de receptores ciegos jóvenes, por cuyo medio se pueden lanzar buenas campañas de recolección de fondos. Hay, sin embargo, un número limitado de tales casos entre los ciegos, por cuyo motivo es elevada la dependencia organizacional respecto a los ciegos jóvenes (Scott, 1967*a*).

Si a la dependencia (*D*) de la organización *A* respecto al elemento *B* en el medio ambiente de trabajo la llamamos *Dab*, entonces el influjo o poder

(*P*) de ese elemento sobre la organización es *Pba* y es igual a *Dab* (*Dab* = *Pba*). Es decir, el poder de *B* sobre *A* es igual a la dependencia de *A* respecto a *B*. El poder de *B* sobre *A* significa que *B* puede reducir la cantidad de recursos que debe proporcionar a *A* a cambio de los recursos controlados por *A* (Cook, 1977). El elemento en sí puede necesitar los servicios o recursos controlados por la organización, y su dependencia en este sentido se medirá del mismo modo. Un intercambio equilibrado será:

Dab = *Dba,* que es equivalente a *Pba* = *Pab.*

Esto significa que tanto la organización como el elemento influyen igualmente uno en otro. Por ejemplo, aunque es verdad que la organización de los *boy scouts* depende del United Fund para hacerse de fondos, esta última depende igualmente de los *boy scouts* en general para hacerse de contribuciones. Por consiguiente, hay más o menos un cierto equilibrio de poder entre ellas. Sin embargo, cuando el elemento en el medio ambiente de trabajo depende menos de la organización, se produce un intercambio desequilibrado, en cuyo caso podemos decir que el elemento *B* tiene una *ventaja de poder.* Esto se expresa como:

Dab > *Dba,* que es equivalente a *Pba* > *Pab.*

Por ejemplo, al mismo tiempo que un centro de rehabilitación vocacional depende de patrones potenciales que contraten a sus graduados, los patrones no dependen del centro en cuanto a solicitantes de trabajo. En este caso, los patrones tienen una ventaja de poder y pueden establecer los términos del intercambio.

Algunas condiciones distintivas pueden aumentar la dependencia de la organización al servicio del hombre de unidades externas (Hasenfeld, 1972):

1) Disposiciones legales, políticas gubernamentales, organizaciones de padres y otros grupos reguladores han impuesto una dependencia forzada a unidades externas. Por ejemplo, debido a disposiciones legales un departamento de asistencia social puede depender de la oficina estatal de seguridad del empleo en cuanto a asesoramiento de empleo y a colocación de sus usuarios.
2) Una unidad externa tiene discreción sobre la utilización de los servicios de una organización. Por ejemplo, debido a que las escuelas privadas dependen mucho más que las escuelas públicas de los padres de sus estudiantes, estos padres tienen una discreción considerable en cuanto al uso de los servicios escolares.
3) La organización tiene una gran necesidad de los servicios de los usuarios controlados por la unidad externa, como lo ejemplifica la dependencia de las oficinas de seguridad en el empleo en relación con los empleadores potenciales.
4) La unidad externa es un gran legitimador y revalidador de las metas de la organización. Por ejemplo, una clínica de guía de niños puede

depender de psiquiatras clave y de otros profesionales auxiliares para legitimar su pretensión de competencia.

5) La organización carece de modos efectivos para descubrir unidades alternas que le puedan proporcionar los recursos necesarios.

Pero por otra parte, algunas condiciones distintivas pueden aumentar las facultades de las organizaciones al servicio del hombre en relación con la unidad externa:

1) Las regulaciones de política de la organización le dan libertad y laxitud para interactuar con elementos del medio ambiente. Por ejemplo, la organización es libre en cuanto a decidir en qué unidades externas puede comprar servicios para sus usuarios.
2) La organización posee recursos esenciales que son muy necesitados por la unidad externa. Por ejemplo, la organización puede ser la clave o solamente el promotor de usuarios a la unidad cuyos servicios necesita.
3) La organización puede obtener los servicios que necesita en una variedad de fuentes alternas. Por ejemplo, el centro de atención de la salud mental de la comunidad puede no depender de una agencia específica de la comunidad en cuanto a hacerse de receptores, si éstos se le envían de otras muchas agencias.
4) La organización establece ideologías organizacionales que se autovalidan para justificar sus metas. Por ejemplo, un grupo de autoayuda como Alcohólicos Anónimos no necesita aceptar la validez de la evaluación externa de sus esfuerzos; más bien se atiene a sus propios miembros para dar validez a sus metas.
5) La organización crea medios eficaces para identificar unidades externas alternas como prestadores de los recursos que necesita.

Todas estas condiciones se resumen en el cuadro III.1.

La dinámica central que rige las relaciones organización-medio se puede enunciar en la proposición siguiente: mientras mayor sea la dependencia de la organización en relación con un elemento cualquiera del medio ambiente de trabajo y mientras menor sea su poder de contrapeso, mayor será la influencia de ese elemento sobre la organización y mayor su capacidad para dictar los términos del intercambio. Por ejemplo, Pfeffer y Long (1977), en su estudio de asignaciones de recursos por parte del United Fund, halló que algunas agencias que tenían una facultad mayor (medida conforme a su capacidad para obtener recursos externos), recibían una proporción mayor de la cuota del Fondo Unido. Esto significa que una organización empleará su ventaja de poder para dictar a su favor los términos del intercambio.

En general, las políticas organizacionales y las pautas de prestación del servicio reflejarán las contingencias y las limitaciones establecidas por aquellas unidades externas respecto a las cuales la organización depende en mayor medida en cuanto a recursos. Por ejemplo, es imposible entender la miríada de políticas y regulaciones externas establecidas por los departamentos de asistencia social sin reconocer que tienen por finalidad satisfacer normas y restricciones impuestas por los principales otorgantes de recursos fiscales. Del mismo modo, el dominio de la psiquiatría en el campo de los centros de salud mental de la comunidad, suele reflejar dependencia hacia la profesión psiquiátrica por lo que hace a legitimación y autoridad. En ambos casos, organizaciones poderosas imponen ciertas políticas y direcciones a la organización con el fin de proteger y aumentar sus propios dominios e intereses.

CUADRO III.1. *Condiciones que acrecientan la dependencia y factores compensadores*

Condiciones de dependencia	*Factores compensadores*
Imposición externa de políticas	Libertad permitida por facultades externas
Discreción externa sobre el uso de los servicios de la organización	Posesión de recursos esenciales
Alta necesidad de servicios de la unidad externa	Disponibilidad de servicios alternos
Necesidad de validación externa de metas	Desarrollo de ideologías organizacionales autovalidantes
Información ineficaz sobre alternativas	Información eficaz sobre alternativas

FUENTE: Adaptado de Hasenfeld (1972: 259).

Este dominio por parte de unidades externas poderosas se torna más visible cuando una organización trata de poner en práctica políticas que van contra estos intereses y que chocan con las facultades compensadoras. Esto se demuestra de un modo espectacular en el caso práctico del Oakland Economic Development Council, Inc., del cual dan cuenta Warren, Rose y Bergunder (1974: 131-147). Este OEDC fue un organismo bastante típico ideado para establecer diversos programas de servicios para los pobres. Dependía en gran medida de recursos fiscales y de legitimación por parte de OEO y del ayuntamiento de la ciudad, y necesitaba la cooperación de organismos tales como el consejo de educación y el departamento de asistencia social para poner en práctica muchos de sus programas. Mientras el OEDC se centró en crear y desarrollar programas que destacaran la necesidad de introducir cambios que beneficiaran a los pobres en vez de la necesidad de cambiar la estructura del sistema de prestación de servicios sociales, disfrutó de un buen flujo de recursos provenientes de estas unidades externas. Pero cuando el OEDC, debido a un cambio en su dirección, se tornó más agresivo políticamente, y trató de movilizar a los pobres en busca de una acción política que alterara la estructura de control política y económica básica de la distribución de los servicios sociales en la ciudad, estos recursos se le retiraron a tal punto que la agencia perdió su autonomía. A la vez que el OEDC trataba de controlar los servicios para los pobres y los problemas sociales, organizaciones como el consejo de educación del departamento de asistencia social, retiraban su cooperación hacia diversos programas conjuntos. El ayuntamiento de la ciudad libró una batalla política de grandes alcances para controlar el consejo directivo del OEDC y logró movilizar a OEC con el fin de retener fondos destinados a la agencia. Estas medidas, unidas al veto del gobernador a un fondo federal para la agencia, condujeron rápidamente a la declinación del OEDC y a que el ayuntamiento de la ciudad se hiciera cargo del programa contra la pobreza.

Estrategias para cambiar relaciones de poder y dependencia

Aunque es verdad que las organizaciones al servicio del hombre varían muchísimo en cuanto al grado en que dependen de sus medios ambientes de trabajo, es un hecho que todas tienen como motivación realzar y preservar su autonomía y adquirir cierta medida de control sobre sus medios. Una dependencia acentuada respecto a unidades externas sin poderes de contrapeso genera mucha incertidumbre en una organización, la vuelve vulnerable a presiones externas y pone en peligro su sobrevivencia y su integridad interna.

Para reducir esta vulnerabilidad, las organizaciones emplean con frecuencia diversas estrategias cuyo fin es mejorar sus relaciones de poder-dependencia. La elección de estrategias será determinada por: *a*) la concentración o dispersión de los recursos necesitados por la organización, y *b*) por la cantidad de recursos estratégicos que controle. En términos generales, a mayor concentración de recursos en el medio ambiente y a menor cantidad de recursos estratégicos propios, corresponderá una capacidad menor para negociar relaciones favorables con el medio ambiente. En este campo podemos identificar cuatro tipos principales de estrategias: autoritaria, competitiva, cooperativa y turbulenta (Thompson, 1967; Benson, 1975).

Estrategias autoritarias

Cuando la organización ocupa un lugar dominante en la red del servicio social debido a que controla el dinero y la autoridad, puede valerse de tal posición para dictar los términos de sus propias relaciones de intercambio y las de otros elementos en la red. Esta estrategia, según Benson, es

> autoritaria en el sentido de que el agente director usa su poder para ordenar actividades precisas y no simplemente para alentar o recompensar estas actividades. Esto significa también que el agente director es lo suficientemente poderoso en relación con una red como para permitir una especificación precisa [1975:244]

A esto debemos agregar que el éxito en cuanto a aplicar una estrategia así dependerá de su habilidad para monitorear las actividades de las demás organizaciones y para aplicar sanciones eficaces para asegurar el sometimiento.

Las agencias gubernamentales, que controlan tanto el dinero como la autoridad respecto a diversos programas de servicio social, frecuentemente emplean tal estrategia en relación con unidades locales. Por ejemplo, la Secretaría del Trabajo se vale de su autoridad para definir las especificaciones de los programas CETA locales que legitima y costea. Del mismo modo, entre 1936 y 1967 el Departamento de Servicios a la Familia se valió muy eficazmente de su autoridad para regular todas las actividades de servicio de los departamentos de ayuda social del Estado, para lo cual especificó qué servicios de trabajo social podía proporcionar cada departamento a sus respectivos usuarios (Derthick, 1975). Las tortuosas relaciones entre programas contra la pobreza y unidades del gobierno local son otro ejemplo del empleo de la autoridad respecto a programas de control. Los ayuntamientos han podido ejercer un control muy eficaz sobre algunos programas y mellan o repelen sus esfuerzos encaminados a la acción política.

El empleo de la autoridad como estrategia tiene un resultado considerable en las organizaciones porque forza a sus unidades externas a cumplir con los términos del intercambio sin por ello afectar significativamente la autonomía de la organización. Esta estrategia puede tener efectos benéficos o adversos en el servicio a los usuarios. Si la organización se vale de su autoridad para obligar a las unidades externas a proporcionar servicios a usuarios que de otra suerte podrían ser rechazados o simplemente no tomados en cuenta, o para obligarlas a establecer programas conjuntos con vistas a una prestación más eficaz del servicio, la autoridad podría convertirse en un caso así en un arma poderosa para proporcionar mejores servicios. Una estrategia de este tipo empleada, por ejemplo, por la Secretaría del Trabajo, forzó a las oficinas de seguridad en el empleo del Estado a orientar su énfasis de servicio hacia las personas difíciles de emplear y hacia los situados en desventaja. El empleo de la autoridad con el fin de buscar la desegregación en las escuelas cobró importancia únicamente después de la aprobación de la Ley de Derechos Civiles de 1964, que facultó a HEW a retirar fondos federales a los sistemas escolares que practicaran la segregación racial. Del mismo modo, se usó la autoridad por medio de la legislación federal para forzar el establecimiento de relaciones de cooperación entre departamentos de asistencia social y oficinas de seguridad en el empleo, para establecer el Programa de Incentivos en el Trabajo —WIN— que buscaba alentar a los receptores de ayuda social a hallar trabajo.

Sucede, empero, que la autoridad puede tener efectos adversos sobre los servicios a los usuarios. Como sugerimos anteriormente, la autoridad se puede usar para frustrar innovaciones en la prestación de servicios sociales. Muchos programas nuevos de prevención de la delincuencia se han hecho a un lado porque sus innovaciones fueron percibidas como amenazas por agencias encargadas del cumplimiento de las leyes, por agencias correccionales juveniles del Estado y por otras agencias de control (Empey y Erickson, 1972). Friedson (1970) señala la forma en que la autoridad de la profesión médica ha sido determinante para lograr la asignación de grandes sumas a la investigación médica sobre deficiencia mental, de la cual una porción muy pequeña es causada genética o biológicamente, en tanto que las instalaciones educativas para capacitar a los débiles mentales sufren una grave escasez de fondos.

Obviamente, el empleo de la autoridad está limitado a un número reducido de organizaciones que tienen una posición claramente dominante en la red del servicio social. Más todavía, costos importantes aumentan el precio de esta estrategia. Primero, requiere que la organización destine recursos cuantiosos para observar el cumplimiento de sus directrices. Es decir, la efectividad de la autoridad está relacionada directamente con la eficiencia del sistema de monitoreo. Obsérvese, por ejemplo, la incapacidad de las agencias reguladoras del Estado para monitorear con eficacia el cumplimiento de las regulaciones sobre salud, seguridad y asistencia social en la atención médica a domicilio. En segundo lugar, el acatamiento debe ser más formal que sustantivo. Esto se ejemplifica en el proceso prolongado de la desegregación escolar en el sur del país. Después de un periodo de "resistencia en masa" a las órdenes de los tribunales federales, los comités escolares locales idearon medios tortuosos de limitar la desegregación haciéndola simbólica, para lograr lo cual recurrieron a tácticas tales como "leyes sobre colocación de los alumnos". Llegado este caso, se tuvieron que adoptar medidas legales contra cada comité escolar para echar por tierra la legalidad de sus políticas y lograr así el cumplimiento real de la ley (Crain, 1968).

Estrategias competitivas

Todas las organizaciones pueden aumentar su poder valiéndose de la competencia para hacer que sus servicios sean más deseables y atractivos en el entorno del servicio social. La competencia es posible cuando los recursos que busca la organización están dispersos en el medio, y cuando tiene suficientes recursos internos para mantener un equilibrio de poder con sus competidores. Por consiguiente, la organización sabe qué fuentes alternas de apoyo tiene a su alcance, y también que los costos de competir con otras organizaciones no minarán su propia base de recursos. En esas condiciones, es muy deseable la competencia como estrategia para acrecentar el poder organizacional, ya que el resultado potencial es una independencia y una libertad organizacionales mayores para negociar relaciones de intercambio (Thompson, 1967: 32-33). Así pues, la organización exitosamente competitiva puede no tener necesidad de avenirse a presiones provenientes de unidades situadas en el medio ambiente de trabajo que probablemente sean incongruentes con sus metas. Más bien, tiene libertad para entrar en relaciones de intercambio con aquellas unidades que sí apoyan sus metas organizacionales.

"La práctica solitaria" en la medicina es un ejemplo apropiado. Típicamente abarca a los médicos que trabajan independientemente en sus consultorios, establecidos valiéndose de sus recursos personales, y que tratan a pacientes que libremente los escogieron. Estos médicos compiten con otros prestadores de salud en cuanto a pacientes, y se atienen a su propia reputación, prestigio, relación con buenos hospitales, a su ubicación conveniente y a otros factores personales para atraerse clientes. Las ventajas que reciben son una mayor libertad y autonomía de la que disfrutan los médicos que estructuran su trabajo en el medio ambiente (Friedson, 1970). Los médicos pueden valerse de la competencia como estrategia para atraer pacientes, porque los pacientes están dispersos y porque en términos generales el número de médicos es pequeño y basta para asegurar una demanda apropiada de sus servicios, con lo cual se compensa el desequilibrio de poder entre ellos.

La competencia entre las organizaciones industriales se centra alrededor de características, calidad y precio del producto; por lo general esto no ocurre en el caso de las organizaciones al servicio del hombre, pues en ellas las características, calidad y precio de los productos no son mensurables inmediatamente. Por tanto, la competencia gira más bien alrededor de la imagen pública que puede crear una organización. Citemos a Elesh, que dice que "es mediante estas imágenes que los públicos apropiados pueden equilibrar sus 'necesidades' (usando el término de los economistas) con características organizacionales para hacer elecciones deseables" (1973: 373). Es probable que estas imágenes se conformen acumulando reputación y prestigio. Por ejemplo, los hospitales pueden hacerlo uniéndose con escuelas de medicina, comprando equipo caro, contratando los servicios de médicos eminentes y emprendiendo una costosa investigación médica a la que se da buena publicidad. Las clínicas de salud mental pueden aumentar su reputación y prestigio empleando una gran variedad de psiquiatras y psicólogos clínicos, estableciendo proyectos de demostración muy visibles, y obteniendo testimonios de pacientes selectos y de otras agencias. Aunque es verdad que ninguna de estas actividades menciona directamente los productos de estas organizaciones, ayudan a crear una imagen de servicio de alta calidad, merced a la cual la organización espera competir exitosamente en cuanto a recursos y demandantes del servicio.

El valerse de la competencia como estrategia puede tener consecuencias de gran fuste en las pautas de prestación del servicio, particularmente si tienen por finalidad apoyar la posición competitiva de la organización. Como vimos antes, Scott, en su estudio de las agencias para atención de los ciegos, halló que se centraban en servir a los ciegos jóvenes y empleables porque esto les permitía competir con más éxito en la obtención de fondos públicos. Dice Scott:

> el éxito de las campañas para reunir fondos depende de llamados emocionales vigorosos en nombre de los necesitados. En sus campañas para obtener fondos, las agencias de atención a los ciegos explotan un cierto número de estrategias culturales de nuestra sociedad. Estas estrategias versan sobre ceguera, juventud, trabajo y esperanza [1967*a*:254].

Debido a que el prestigio y la reputación son los mayores ingredientes para realzar una posición de competencia, también es probable que lleguen a ser consideraciones importantes en el desarrollo de un sistema de prestación de servicios de la organización. Por ejemplo, ésta tal vez desee seleccionar únicamente usuarios a los que se puedan proporcionar servicios, o bien evitar servir a beneficiarios provenientes de grupos socioeconómicos bajos. Teele y Levine (1968), en su estudio sobre pautas de entrada en las clínicas para orientación de niños, hallaron que los niños aceptados para recibir tratamiento provenían con mayor frecuencia de familias de las clases media y alta y que sus síntomas psiquiátricos no eran graves. Niños de mayor edad provenientes de grupos socioeconómicos bajos definidos como delincuentes o que respondían a síntomas psiquiátricos graves, tenían menos probabilidades de ser aceptados. Cabría especular que estos procesos de selección significaron un índice elevado de éxitos y acrecentaron la fama profesional y el prestigio de las clínicas.

La búsqueda de prestigio y de reputación puede desviar también recursos organizacionales críticos de servicios a usuarios, y dirigirlos a actividades tendientes a realzar la imagen, que tal vez no tengan ningún valor intrínseco en la calidad de los servicios proporcionados. Una casa hogar que alardea de instalaciones físicas atractivas para realzar su imagen, puede muy bien haber descuidado actividades personal-pacientes.

Se ha afirmado que la competencia entre organizaciones al servicio del hombre propicia la duplicación de servicios y desperdicia recursos, por lo que no es deseable. Sin embargo, la duplicación de servicios, en sí misma, no es por fuerza dañina puesto que ofrece opciones a los usuarios y alienta la innovación organizacional. De hecho, se podría argumentar con fuerza que la falta de competencia entre organizaciones al servicio del hombre, situación que es bastante común, da por resultado insensibilidad organizacional y falta de ajuste a las necesidades y deseos cambiantes de los usuarios. Warren (1970), por ejemplo, está a favor de la introducción de la competencia en los servicios humanos y propone que una buena parte de los ingresos de cada agencia dependa del número de consumidores que pueda atraer. Esto, afirma, motivará a las agencias a cerrar brechas en los servicios y a ser más adaptables a las necesidades de los receptores. El proponer un sistema de comprobantes educacionales tiende a cumplir el objetivo de la educación pública. Sin embargo, para que este enfoque sea práctico, deben ocurrir grandes cambios en la redistribución de los ingresos y en otras pautas sociales, pues de otra suerte este sistema de mercado servirá únicamente para reforzar desigualdades sociales y económicas (Mayer, Moroney y Morris, 1974: 135-57).

Estrategias cooperativas

La cooperación es la estrategia que se usa más por las organizaciones al servicio del hombre, ya que las condiciones necesarias de la competencia, a saber, dispersión de recursos necesarios y posesión de recursos estratégicos, son cosa rara. Por *cooperación* entendemos que la organización está dispuesta a aceptar un compromiso para proporcionar a un elemento en el medio ambiente de trabajo un servicio que necesita, merced a lo cual reduce la incertidumbre del elemento en cuanto a conseguir ese servicio (Thompson, 1967: 34). La organización aumenta su poder sobre el elemento porque a cambio de ese compromiso, este último está ahora obligado a proporcionar los servicios que busque la organización. Por ejemplo, una relación cooperativa entre un departamento de asistencia social y una instalación de atención diurna asegura al departamento el servicio requerido por sus miembros y garantiza a la instalación de atención diurna una fuente de ingresos segura.

Es preciso distinguir tres formas de estrategia cooperativa: de contratación, de coalición y de elección. Exploraré las ocasiones en que cabe usar cada una de estas estrategias, los costos y problemas relacionados con cada una y las consecuencias que tiene sobre los sistemas de prestación de servicio.

Contratación. Un *contrato* es un acuerdo negociado, formal o informal, entre dos organismos con el fin de intercambiar recursos o servicios. Probablemente se use cuando el recurso buscado por una organización está concentrado en el medio ambiente de trabajo y si la organización controla un servicio que tiene mucha demanda, lo cual le da una cierta medida de poder contra otras organizaciones. Por ejemplo, un departamento de asistencia social puede contratar con una instalación de hospedaje para proporcionar atención a adultos incapacitados. La instalación de hospedaje enfrenta una concentración de recursos fiscales en su medio debido a que la mayor parte de los fondos necesarios para operar están controlados por el departamento de asistencia social. Pero como proporciona un servicio muy necesario está en posición de negociar con el departamento. Del mismo modo, la relación entre una escuela pública y una clínica local de guía para niños puede ser contractual en el sentido en que la escuela es una fuente vital de envíos a la clínica, que a la vez proporciona un servicio valioso a la escuela por el hecho de tratar a niños con problemas relacionados con la escuela. En ambos casos las dos partes contratantes reducen su dependencia en relación con el ambiente de trabajo en virtud de que por sus compromisos mutuos aseguran recibir el recurso o el servicio que necesitan.

Sarason y asociados (1977) describen un acuerdo de intercambio entre un centro educacional residencial para jóvenes minusválidos y dos escuelas superiores, que significó proporcionar trabajo y estudio e internado supervisado para aquellos maestros del centro que asistieran a la escuela superior. El centro obtuvo personal muy necesitado así como oportunidades para su propio personal de desenvolverse profesionalmente, en tanto que las escuelas superiores se hicieron de proyectos de investigación importantes. El centro buscó contratos cuyo fin sería validar sus objetivos educativos, en tanto que las escuelas superiores apoyarían los intereses de investigación de sus profefesorados.

Debido a que las organizaciones al servicio del hombre tienden a operar en una red en cuyo seno tanto los servicios como los recursos están controlados por unas cuantas organizaciones, la contratación es la forma predominante de transacción interorganizacional. Además, es probable que esta forma sea reforzada o inclusive que sea exigida por obra de leyes y reglamentos legislativos y administrativos. Por ejemplo, la Ley de Oportunidad Económica de 1964 autorizó la contratación de agencias públicas y privadas no lucrativas para que proporcionaran los servicios que según la ley debían ser costeados por el gobierno. El Título XX autoriza a las agencias estatales a atenerse a acuerdos contractuales con diversas agencias para proporcionar servicio a grupos especiales.

Aunque el resultado de los acuerdos contractuales es una reducción de incertidumbre y un flujo de recursos y servicios hacia una organización, el hecho es que hay de por medio costos elevados. En primer lugar, una organización, por el hecho de aceptar los términos del contrato, reduce sus opciones y por consiguiente renuncia a parte de su flexibilidad y autonomía. En segundo lugar, los términos del convenio pueden orillar a una organización a un conjunto de actividades que quizá no estén muy en consonancia con sus intereses principales. Por ejemplo, la instalación para proporcionar abrigo puede verse obligada a aceptar usuarios con incapacidades más severas de las que quisiera atender. Tercero, los acuerdos contractuales con agencias gubernamentales necesitan casi siempre que se satisfaga un conjunto complejo de regulaciones, de procedimientos de responsabilidad e información y de limitaciones sobre prestación de servicios, todo lo cual puede limitar mucho la autonomía organizacional (Wedel, 1976, Manser, 1974).

Contratar es un mecanismo clave para coordinar e integrar la red del servicio social. Los acuerdos celebrados entre organizaciones para el intercambio de servicios y recursos establecen vínculos necesarios entre ellas y aseguran que los usuarios reciban los servicios, lo cual facilitará la continuidad de la atención. Un acuerdo entre un centro comunitario de atención de la salud mental y una escuela pública para proporcionar consultas con maestros sobre la salud mental de sus estudiantes establece un flujo de servicios de salud mental a los niños de la escuela, que de otra suerte no poseerían. En resumen, estos acuerdos contractuales liberan al cliente de la carga que significa unir eslabones dispares de la red de prestación de servicios.

Los contratos permiten a las agencias especializarse, y también aumentar su efectividad, a la vez que debido a ello pueden atenerse a otras organizaciones para proporcionar los servicios complementarios. Sin embargo, al mismo tiempo, estos contratos pueden crear acuerdos interorganizacionales muy complejos, que estorban la tersura y la generalización del sistema de prestación de servicios. Por ejemplo, un programa comunitario de tratamiento de adolescentes de alto riesgo puede tener contratos con el departamento de salud mental, con el departamento de asistencia social y con el de educación para proporcionar amplios servicios a estos jóvenes. Sin embargo, el programa puede enfrentar problemas debido a las restricciones que acompañan el otorgamiento de fondos por parte de cada departamento. Por ejemplo, solamente los jóvenes que son pupilos del Estado y que se hallan bajo la jurisdicción del departamento de asistencia social pueden ser elegibles para recibir diversas ayudas financieras y médicas; sólo los jóvenes salidos de instalaciones de salud mental del Estado son elegibles para recibir asesoría psiquiátrica; los servicios educativos especializados sólo son permisibles para jóvenes que satisfagan los criterios establecidos por el departamento de educación; en tanto que el departamento de salud mental puede negarse a pagar servicios de salud mental proporcionados a un joven juzgado como delincuente.

Los contratos de servicios plantean también graves problemas de responsabilidad, concretamente, de determinar si los usuarios están recibiendo realmente los servicios que fueron establecidos en el contrato. Debido a que a final de cuentas es el usuario, y no la organización, quien recibe el servicio contratado, sólo observando los efectos de estos servicios en el beneficiario podrá determinar la organización si el espíritu del contrato se ha satisfecho. Una agencia de rehabilitación vocacional que contrate un programa de capacitación para sus clientes, no puede valorar con facilidad si el programa proporcionó realmente los servicios de capacitación contratados. A menos que la organización cree procedimientos complejos de monitoreo, tendrá que atenerse primordialmente a la retroalimentación de los clientes; es probable, empero, que éstos sean totalmente incapaces de proporcionar tal retroalimentación, sobre todo si son muy jóvenes, si están incapacitados, si son considerados desviados o de edad muy avanzada. Indudablemente, en manos de prestadores de servicios no escrupulosos, es posible alterar los contratos y retorcerlos para que sirvan a sus intereses y no a los de los usuarios, como se ve con claridad en el caso de los asilos para ancianos (Townsend, 1971).

Coalición. Una *coalición* es la unión de recursos de diversas organizaciones para una empresa común. Proporciona una estructura por medio de la cual las decisiones relacionadas con un conjunto común de intereses se ponen en práctica por medio de un acuerdo explícito mutuo entre las organizaciones miembros (Wilson, 1973). La coalición como estrategia surgirá probablemente en las condiciones siguientes: 1) cada organización abandonada a sus propias fuerzas es relativamente impotente frente a aquellas que controlan los recursos que desea (por ejemplo, dinero, legitimación, usuarios, legislación favorable, programas de servicio); 2) existe el monto apropiado de elementos complementarios y de compatibilidad de intereses entre las organizaciones, y 3) cada organización percibe un resultado que excede a los costos que le representa unirse a la coalición. Por el hecho de conjuntar sus recursos, los miembros de la coalición forman una "organización de organizaciones" que enseguida adquiere poder para negociar con más eficacia con elementos del medio ambiente de trabajo. Por ejemplo, diversas agencias de servicio social pueden formar una coalición cuyo objetivo sea obtener fondos federales para un programa dirigido a una cierta población. Cada agencia se da cuenta de que por sí misma no puede obtener esos fondos, pero que al unirse a otras ganará recursos adicionales, legitimación y reafirmación de sus objetivos de servicio. Las organizaciones pueden unirse a una coalición no nada más para explotar nuevas oportunidades y para maximizar resultados, sino también para sobreponerse a una amenaza ambiental. La formación del United Fund como coalición de agencias voluntarias de servicio social fue inducida por la amenaza de grandes donantes de empresas —su principal fuente de fondos— de retirar sus contribuciones a menos que se estableciera esa coalición (Seeley y otros, 1957).

Es difícil constituir coaliciones debido a las precondiciones que acabamos de mencionar y es probable que sean inestables porque requieren que cada miembro renuncie a alguna autonomía y que se someta a las decisiones de la coalición. Citaremos a Wilson, que dice que

> las asociaciones casi nunca permiten que otra asociación hable en su nombre, y cuando eso sucede, lo usual es que se tenga como base un consenso unánime en cuanto a la actuación de la coalición, o bien que la coalición tenga un campo de acción muy limitado, o también que se trate de un acuerdo *ad hoc* que probablemente tenga una vida muy breve [1973:271].

Otros muchos costos organizacionales se relacionan con la formación de coaliciones además de la pérdida general de autonomía (Adrian y Press, 1968). En primer lugar, tiene costos de comunicación: el éxito de la coalición depende de que haya interacción completa entre sus miembros y de que compartan información suficiente para estimular su acción conjunta. En segundo lugar, hay costos de responsabilidad: cada uno de los miembros de la coalición debe desviar recursos para cumplir las tareas que le asigna la coalición. Tercero, los actos de coalición pueden generar disonancias en el seno de organizaciones individuales. Por ejemplo, la coalición de organizaciones de derechos civiles de 1963 forzó a las organizaciones militantes como SNCC y CORE, a consentir medidas políticas a través de canales relativamente convencionales, lo cual causó el enojo de sus miembros (Barker y Jansiewicz, 1970). En cuarto lugar, los miembros de la coalición pueden enfrentar graves desacuerdos sobre la forma de dividir las ventajas obtenidas por razón de la coalición.

Por tanto, no es de sorprender que las coaliciones se formen para obtener objetivos específicos limitados por el tiempo y que se disuelvan en cuanto los objetivos son alcanzados. La coalición de organizaciones de derechos civiles, que incluyó organismos tales como Urban League, NAACP, SCLC, SNCC, CORE y el Consejo de Trabajadores Negros Estadunidenses, duró solamente de 1963 a 1965. Estas organizaciones pudieron posponer sus diferencias apenas lo bastante para organizar la Marcha sobre Washington de agosto de 1963, que culminó con la aprobación por el Congreso de la Legislación de derechos civiles, que significó un logro histórico. Pero la simple aprobación de la Ley de Derechos de Votación de 1963 y de la Ley de Derechos Civiles de 1964 llevó a la desintegración de la coalición. En cuanto se ganó la batalla legal, surgieron grandes diferencias entre las organizaciones sobre cómo mejorar las condiciones económicas, sociales y políticas de los negros en Estados Unidos. Rápidamente se manifestaron diferencias ideológicas que ya no pudieron ser salvadas, particularmente porque las organizaciones querían definir y proteger sus dominios y porque competían entre sí para hacerse de miembros (Barker y Jansiewicz, 1970).

Las coaliciones exitosas pueden producir grandes resultados. Por ejemplo, una coalición de agencias para la atención de los niños logró obtener jugosas asignaciones del OEO cuyo fin era proporcionar servicios a los niños y a las familias de los pobres del centro de la ciudad (Manser, Jones y Ortof, 1967). Murphy (1971), en su estudio del programa contra la pobreza de New Haven, Connecticut, atribuye su éxito poco común a su aptitud para forjar una coalición de agencias públicas y privadas cuyo fin era participar en proyectos contra la pobreza. Estas agencias fueron seleccionadas, en vez de escoger organizaciones de raigambre entre los pobres, por considerar que contaban con su "poder de antigüedad" en la ciudad, lo cual daba legitimación y estabilidad al programa. Los costos por unirse a la coalición se minimizaron debido a que se suponía que las agencias expandirían sus servicios en la ciudad, en vez de proponer cambios de programa importantes. Los resultados fueron explícitos: acceso a fondos importantes provenientes de la Fundación Ford y del gobierno federal. La coalición que abarcó más de veinticinco agencias públicas y privadas, se encontró en una posición excepcionalmente fuerte para negociar con los donantes y para competir con otras ciudades en cuanto a estos fondos.

Sin embargo, el éxito del programa de New Haven contra la pobreza no puede ser medido simplemente por la magnitud de los recursos que pudo movilizar y por el número de proyectos que puso en marcha. Las evidencias parecen sugerir que, para lograr éxito, el programa no alentó la participación ciudadana y evitó todos los esfuerzos tendientes a buscar cambios radicales en el sistema de prestación de asistencia social de la ciudad. Inclusive hubo indicios de que el programa "se deshizo" de usuarios potenciales para demostrar de ese modo su éxito. Pero el programa sufrió un daño irreparable en su reputación cuando estallaron disturbios raciales en la ciudad.

Así pues, vemos que las coaliciones eficaces pueden llegar a ser instrumentos potentes del cambio social. El conjuntar recursos —cada organización puede ser relativamente débil frente a quienes retienen el poder—, crea una organización de organizaciones que tiene un poder mucho mayor que el de sus miembros y que, por tanto, puede negociar con más eficacia con quienes retienen el poder. Pearl y Barr (1976), describen una coalición de agencias de once miembros en el campo de servicios a los niños y a la familia que ha tenido gran éxito en cuanto a ensanchar y llevar beneficios a adolescentes y a padres varones que son apoyo único de la familia. Sólo conjuntando los recursos de cada agencia se logró establecer una campaña común de acción social. Sin embargo, como mostró el estudio del caso práctico anterior, los compromisos necesarios para organizar y mantener una coalición pueden impedir o estorbar su aptitud para entrar al campo de los servicios sociales de innovación.

Elección. La *elección* o *conjunción* es un proceso por medio del cual algunos representantes de elementos clave en el medio ambiente de trabajo son absorbidos en el seno de la estructura de liderazgo o de decisión de una organización para de ese modo esquivar amenazas a su estabilidad o a su existencia (Selznick, 1949). Por el hecho de invitar a participar a estos elementos y de unirse a su estructura, la organización espera que, a cambio, estos elementos se pondrán de su lado y proporcionarán apoyo a su legitimidad, o que cuando menos dejarán de amenazarla.

La elección como estrategia puede ser usada cuando los recursos que necesita una organización están concentrados, o cuando carece de recursos estratégicos propios, o enfrenta amenazas que no puede neutralizar con facilidad mediante los recursos que ya controla. En la elección la organización está intercambiando, de hecho, una parte importante de su autonomía por apoyo de elementos externos. Nada tiene, pues, de extraño que esta estrategia la usen las organizaciones al servicio del hombre principalmente en la etapa de su fundación. Invitar a formar parte del cuerpo de directores a representantes de grupos o de organizaciones de influencia clave, ilustra el empleo estratégico de la elección para adquirir poder (Zald, 1969; Allen, 1974). Como miembros del consejo de administración, están anuentes a proporcionar a la organización los recursos que ellos mismos controlan —legitimación, dinero, conocimientos— a cambio de influencia sobre las metas y misiones de la organización. La conjunción exitosa se mide por la buena voluntad de los elementos externos para definir cuestiones interorganizacionales desde la perspectiva de la organización (Warren, Rose y Bergunder, 1974).

Ciertas evidencias sugieren que muchas organizaciones de servicios humanos han respondido por medio de la conjunción a amenazas de grupos de acción de ciudadanos. Por ejemplo, algunas universidades han permitido que los estudiantes tengan representantes formales en diversos comités académicos, pero no les han dado el menor poder para que afecten sus decisiones. Warren, Rose y Bergunder (1974) arguyen que la conjunción fue la estrategia predominante usada en programas contra la pobreza en respuesta a las demandas de participación de residentes en regiones de pobreza. Esto se logró permitiendo a los residentes alguna forma de decisión y de revisión del programa y también empleándolos en los programas (conjunción "de personal"). Sin embargo, en muy pocos de los programas que estudiaron, estas formas de participación dieron por resultado cambios en la actividad de la organización que fueran iniciados por residentes del área de pobreza.

Y aunque es verdad que las ventajas de la conjunción son la movilización del apoyo y la disolución de amenazas a la organización, los costos de la autonomía organizacional son elevados. La participación por parte de unidades externas en la toma de decisiones de la organización, entraña que la organización deberá modificar y adaptar sus objetivos y actividades en proporción directa con el poder o facultades de los representantes externos. La conjunción de legisladores clave para apoyar un programa de prevención de la delincuencia tal vez necesite que se sitúe en uno de sus distritos, o que proporcione oportunidades de empleo a sus miembros.

En la medida en que su poder de disolución puede ser neutralizado, la conjunción de grupos de clientes puede servir con eficacia a los intereses creados del liderazgo de la organización y mantener la estabilidad emocional. Por ejemplo, cuando el Congreso puso en vigor el Programa de Incentivos al Trabajo para receptores de AFDC como parte de la reforma de 1967 a la Ley de Seguridad Social, la Secretaría del Trabajo temió grandes problemas entre los receptores si las agencias de empleo estatales empezaban a echar fuera a las mujeres de la asistencia social y a ponerlas en el mercado del trabajo. Con objeto de combatir tal eventualidad, llegó a un acuerdo con la Organización Nacional de Derechos de Asistencia Social conforme al cual la organización recibiría 400 000 dólares de parte de la Secretaría del Trabajo para vigilar a las agencias estatales de empleo y para asegurarse de que no se violaran los derechos de las receptoras de asistencia social. Al menos desde la perspectiva de la Secretaría del Trabajo, no es difícil ver este acuerdo como una forma de conjunción (Piven y Cloward, 1977).

Esto no quiere decir que neguemos que la conjunción de los clientes propicie cambios en la organización, que estimule la entrada de usuarios y que la haga más sensible a sus necesidades. Sucede, empero, que muchos de estos cambios son superficiales ya que no alteran significativamente la distribución del poder y los recursos en la organización. En pocas palabras, los costos para la organización en cuanto a pérdida de autonomía son minimizados en relación con la mayor aquiescencia de sus clientes.

Estrategias perturbadoras

Según Benson, las *estrategias perturbadoras* describen "la conducción deliberada de actividades que amenazan la capacidad de generación de recursos de la economía que es el blanco u objetivo" (1975: 242). Al hacer esto, la organización perturbadora espera obtener concesiones de la agencia blanco y de esta forma alterar las relaciones de poder-dependencia hacia ellas. Las estrategias perturbadoras suelen ser usadas cuando: 1) una organización no tiene ningún poder contra su medio ambiente de trabajo, de modo que los elementos poderosos sobre los que quiere influir pueden pasar por alto sus peticiones no destructoras; 2) la organización percibe que tiene poco que perder en caso de fallar el ataque; 3) la organización no tiene interacción sostenida con el elemento externo que pueda proporcionar reglas básicas comunes para administración o manejo de conflictos; y 4) si un conflicto de carácter ideológico sustancial se presenta entre la organización y el elemento externo.

Dentro de la meta general de lograr el poder en el medio ambiente de trabajo, la organización puede tener objetivos múltiples para emplear la perturbación y la protesta como estrategia. Esto lo puede hacer para: 1) adquirir poderío suficiente con el fin de acercarse a la mesa de negociaciones; 2) aumentar la credibilidad de su dedicación en la búsqueda de sus metas; 3) generar visibilidad pública que arraigue apoyo; o 4) activar la intervención de terceras partes (Wilson, 1973: 282-283).

El éxito de la perturbación como estrategia depende de varios factores. En primer lugar, el elemento del medio ambiente de trabajo que debe ser atacado tiene que haber experimentado vulnerabilidad en algún aspecto importante de sus operaciones, de modo que cualquier trastorno le causará una tirantez mayor sobre sus recursos. Segundo, la organización perturbadora debe poder movilizar recursos suficientes para mantener el elemento perturbador lo suficiente para que tenga eficacia. Tercero, calcular que los contraataques por parte del elemento a destruir no pondrán en peligro la existencia de la organización perturbadora. Esto sólo podrá ser posible cuando la base de recursos de la organización perturbadora esté aislada de la influencia del elemento. Cuarto, la alteración del orden y la protesta habrán de movilizar a otros hacia la causa defendida por la organización perturbadora.

El empleo temporal o en pequeña escala de estrategias perturbadoras no es raro en el terreno de los servicios humanos. Estas estrategias las usan las organizaciones para demostrar desagrado por actos de otras organizaciones de la red, con el fin de obligarlas a reajustar sus relaciones interorganizacionales. Por ejemplo, un departamento de policía puede no estar contento con lo que a su criterio es un enjuiciamiento benevolente del tribunal de menores. Tal vez recurra a inundar el tribunal con peticiones formales, que seriamente lo trastornen y lo obliguen a tomar nota del modo de pensar de la policía para buscar algún tipo de avenencia. Asimismo, un departamento de salud mental puede amenazar con retirar o retener fondos a los operadores de instalaciones de abrigo para corregir deficiencias en los servicios. Sin embargo, las perturbaciones y las protestas se usan más por quienes carecen de poder (por ejemplo, usuarios) contra poderosas organizaciones al servicio del hombre, y tienen por finalidad producir grandes cambios estructurales en sus relaciones recíprocas. Lo anterior puede ser ilustrado por dos formas de protesta bien conocidas: huelgas de pagos de inquilinos y movimientos de derechos de asistencia social.

Una de las más famosas huelgas de rentas ocurrió en Harlem en 1963-1964 bajo los auspicios del Consejo de la Comunidad sobre Vivienda; estuvo dirigida por Jesse Gray. Organizando una huelga en el pago de rentas en varias manzanas de la población, Gray y su organización esperaban poner de manifiesto las condiciones lamentables de esas casas de arrendamiento y forzar la intervención de terceros —agencias de población— para inclinar la balanza hacia los inquilinos en huelga de pagos. Lo cierto es que conforme la huelga cobraba brío, varias organizaciones se unieron a sus filas para censurar a diversas agencias municipales por no hacer cumplir las normas de vivienda y por no enjuiciar a los propietarios de viviendas en muy malas condiciones por violar las disposiciones. Éstas incluían a varios representantes de organizaciones de derechos civiles, agencias locales de organización comunitaria, y dos sindicatos (Lipsky, 1970). Una decisión del tribunal que ordenaba consignar ante él todas las rentas debidas a los propietarios y que estipulaba que éstos podrían solicitar esos fondos al propio tribunal para con ellos reparar sus construcciones fue vista como una sonada victoria de los huelguistas. Por si fuera poco, varias agencias de la población, en respuesta a la huelga, se movilizaron con vistas a hacer cumplir con más rigor las disposiciones sobre vivienda.

En su análisis de la efectividad de la huelga de rentas, Lipsky (1970) sugiere que ésta proporcionó el impulso necesario para movilizar programas de reformas a la vivienda, que ya existían, pero que carecían de notoriedad y de recursos para su ejecución. Dos programas en particular fueron de importancia: el control de plagas y las reparaciones de urgencia de los edificios. Al mismo tiempo, Lipsky presenta datos que hacen pensar que el resultado no fue uniforme en cuanto a los edificios en los cuales hubo huelga de pagos; aproximadamente la mitad de los edificios siguieron en malas condiciones.

El movimiento de los receptores de asistencia social para protestar y enfrentar a los departamentos de asistencia social ganó ímpetu debido al establecimiento de varios programas de acción comunitaria conforme a la guerra contra la pobreza del gobierno federal. En 1965, en base a los esfuerzos organizadores de la Movilización de los Jóvenes en el lado este bajo de Nueva York, se constituyó el Comité de Familias de Asistencia Social, cuya primera medida fue lanzar una campaña invernal de ropa para beneficio de receptores de asistencia social. Posteriormente la siguió una campaña para aumentar el monto de lo que podrían recibir los beneficiarios de programas especiales; estas percepciones, aun cuando estaban bajo el control de la Secretaría de Asistencia Social, fueron discrecionales y por ello su administración fue más fácil (Jackson y Johnson, 1974). El acento en las percepciones especiales, más que en las percepciones regulares fijadas por la ley, acabó siendo el terreno más importante de las organizaciones de derechos de asistencia social que surgieron en los años 1960.

La explicación racional más articulada sobre el uso de la perturbación como estrategia para terminar con la pobreza la ofrecieron Piven y Cloward (1977). Afirmaron que un enorme conjunto de familias pobres elegibles, residentes en ciudades, no estaba recibiendo fondos de asistencia social. Por el hecho de inducirlas a solicitar esos fondos, se produciría una declinación significativa de la pobreza, y el sistema de asistencia social experimentaría una crisis monumental de la que resultaría, a fin de cuentas, el establecimiento de una norma nacional de ingresos mínimos. Por consiguiente, se pronunciaron en favor de una campaña en gran escala para enrolar a todos los no receptores elegibles, y para educar a los ya receptores con el objeto de obtener beneficios máximos y trastornar a los centros de ayuda social.

A pesar de que el plan de Piven y Cloward fue rechazado por la Organización Nacional de Derechos de Asistencia Social, el hecho es que sugirió que los receptores de asistencia social se movilizaran mediante campañas de beneficio. Según lo expresaron Piven y Cloward, "los derechohabientes de asistencia social que se iban organizando en todo el país confiaron primordialmente en resolver las quejas de los receptores actuales, como técnica de organización" (1977: 297). Demostraciones, huelgas de sentados y amenazas de desórdenes resultaron ser tácticas eficaces en cuanto a lograr que los funcionarios de asistencia social satisficieran las demandas.

Por ejemplo, tanto en Nueva York como en Massachusetts, se derramaron millones de dólares en asignaciones especiales debido a presiones directas de organizaciones de derechos de asistencia social; más todavía, estas tácticas de ruptura del orden dieron por resultado, en el nivel local, un sistema formalizado de negociaciones entre organizaciones y funcionarios de asistencia social. A las organizaciones de asistencia social se les concedió frecuentemente representación oficial en oficinas locales de asistencia social y se les aceptó como defensores legítimos de los receptores.

Sin la menor duda, el impacto de las organizaciones de derechos de asistencia social ha sido significativo en diversos aspectos. Primeramente, aumentaron bastante el número de familias pobres elegibles para solicitar y recibir fondos de asistencia social. En segundo lugar, se ocuparon de que los receptores recibieran los fondos a que tenían derecho. Tercero, redujeron el hostigamiento y la humillación ostensibles por parte de funcionarios de asistencia social. A pesar de todo, y como Piven y Cloward (1977) muestran en su valoración del movimiento, las consecuencias a largo plazo han sido menos favorables. Como parte del efecto de retroceso contra el alza en los costos de la asistencia social, se han abolido asignaciones especiales y el Estado ha puesto en práctica normas más rígidas de elegibilidad.

Como muestran estos ejemplos, las estrategias perturbadoras pueden ser eficaces para arrancar concesiones a las organizaciones al servicio del hombre, en nombre de los desposeídos, de los pobres y de los minusválidos. Pero también generan contraataques que a la larga pueden anular ganancias a corto plazo. Más todavía, aun cuando las concesiones hechas a organismos perturbadores apaciguan a sus miembros, con frecuencia son pequeñas y sólo sirven para desviar la atención de desigualdades más básicas en la estructura de los servicios sociales.

Conclusión

No es posible subestimar el impacto del medio sobre las pautas de prestación de servicios de parte de organizaciones al servicio del hombre. El medio general, que abarca condiciones económicas, sociodemográficas, culturales, político-legales y tecnológicas define, en cuanto a organizaciones individuales, la gama de recursos que están a su disposición, la gama y tipos de necesidades humanas que han de enfrentar, y el sistema de valores en cuyo seno habrán de funcionar, las limitaciones políticas y legales a las que habrán de adaptarse y las tecnologías al servicio del hombre de las cuales puedan echar mano.

Dentro de este medio, una organización al servicio del hombre debe lograr un consenso de dominio haciendo para ello elecciones estratégicas sobre las unidades del medio ambiente con las cuales debe interactuar. Estas elecciones determinarán las características de los recursos que podrá movilizar una organización así como la naturaleza de su resultado. Así pues, la formulación y el mantenimiento del consenso de dominio definirán en términos muy específicos el sistema de prestación de servicios que deberá crear cualquier organización.

Movilizar recursos del medio exige que una organización establezca relaciones de intercambio con el medio ambiente de trabajo. Los atributos de estas transacciones están determinados por las relaciones de poder—dependencia entre una organización y cada uno de los elementos de su medio ambiente de trabajo. Mientras mayor sea la dependencia de una organización respecto a un elemento cualquiera, mayor será la influencia de ese elemento sobre el sistema de prestación de servicios de la organización. Las organizaciones pueden usar diversas estrategias para controlar elementos del medio ambiente de trabajo: autoridad, competencia, cooperación y perturbación. Cada una de estas estrategias produce resultados determinados y significa costos para la organización; tiene consecuencias directas en cuanto a los servicios a los usuarios.

Las relaciones interorganizacionales reflejan los modos de interacción que cada organización adopta para hacerse de recursos, reducir la incertidumbre y ganar un cierto grado de dominio sobre su medio. Por consiguiente, las pautas de relaciones interorganizacionales son una consecuencia de las diversas estrategias que las organizaciones emplean para alcanzar estos objetivos. Estas relaciones pueden ser altamente racionales y flexibles desde el punto de vista de cada organización; pero cuando son examinadas en su totalidad, suelen ser vistas como sistemas conectados aisladamente con una coordinación limitada. La red de servicios que está caracterizada por redundancias junto a grandes brechas en los servicios; por su cooperación limitada o por pautas de prestación de servicios contradictorias o incongruentes; por vínculos y contactos interorganizacionales múltiples, de ningún modo podrá constituir una red de servicios general, racional y eficaz.

IV. METAS ORGANIZACIONALES

GRAN parte de las censuras dirigidas contra las organizaciones al servicio del hombre se centran en torno a las discrepancias aparentes entre sus metas declaradas y su desempeño real. Por ejemplo, a las escuelas públicas se les ataca porque no educan apropiadamente a los niños. A los departamentos de asistencia social se les acusa de perpetuar la pobreza y la dependencia y de no ayudar a la gente a alcanzar la autosuficiencia, a convertirse en miembros productivos de la sociedad (Mandell, 1971). A las instituciones correccionales se les pide que abandonen sus metas de rehabilitación pues no han demostrado tener éxito en cuanto a rehabilitar a los transgresores (Martinson, 1974). Sin embargo, algunos estudiosos de organizaciones de servicios humanos señalan que éstas no tienen en verdad por meta cumplir cabalmente sus programas, sino más bien realizar funciones que no son o no pueden ser reconocidas públicamente. En este orden de ideas Piven y Cloward (1971), afirman que el verdadero propósito de la asistencia pública es regular el flujo de mano de obra no capacitada hacia afuera y hacia adentro del mercado del trabajo, dependiendo de las fluctuaciones que haya en el ciclo de los negocios. Kassenbaum, Ward y Wilner (1971), han mostrado que el empleo de la rehabilitación en las prisiones no es otra cosa que un modo de mantener y apoyar las metas primarias de la institución: custodia y control.

Estos ejemplos señalan también la falta de acuerdo sobre lo que deben ser las metas de las organizaciones al servicio del hombre. Esto se debe a que sus actividades tocan y reflejan elecciones de valores que compiten entre sí relacionados con la asistencia social humana. Cuando las metas de un hospital psiquiátrico logran brindar atención a corto plazo y rehabilitación, de hecho están destacando ciertos valores de asistencia: que los mentalmente enfermos no representen un peligro para la comunidad; que éstos deben llegar a ser parte integrante de la comunidad, hasta donde ello sea posible; que la enfermedad mental debe ser vista como una crisis situacional más que como una forma grave de desviación. Claramente, muchos otros grupos sociales de la comunidad sostienen valores y creencias opuestos respecto a los mentalmente enfermos (Cumming y Cumming, 1957). En resumen, las metas adoptadas por organizaciones al servicio del hombre refuerzan un determinado conjunto de valores y creencias sobre los cuales no hay consenso claro en una sociedad pluralista, y por tanto es probable que sean puestos en duda u objetados por aquellos grupos sociales que sostienen sistemas de creencias opuestos o diferentes.

En este mismo orden de ideas, las organizaciones de servicios humanos experimentan presiones constantes para que adopten metas y para que satisfagan los intereses de diversos grupos sociales, por lo cual pueden verse obligadas a perseguir metas múltiples y en conflicto. La búsqueda simultánea de custodia y rehabilitación por parte de las instituciones correccionales nos ofrece un ejemplo claro de lo anterior.

Tales problemas, que serán el tema principal de este capítulo, no son exclusivos de las organizaciones al servicio del hombre y es muy probable que sean también propios de organizaciones industriales y comerciales (Perrow, 1970). Sin embargo, la definición de las metas tiene sustantivamente más dificultades en las organizaciones al servicio del hombre.

Nuestro propósito aquí será revisar algunas de las cuestiones teóricas que son propias de la definición de metas organizacionales; explorar las características de las metas en las organizaciones de servicios humanos; identificar los procesos por medio de los cuales se formulan y cambian; e indicar algunos de sus efectos sobre la prestación de servicios.

Metas oficiales y operativas

Dado que las organizaciones son unidades sociales construidas ex profeso para alcanzar ciertas metas, es frecuente que el análisis organizacional se ocupe de identificar las dinámicas que determinan estas metas y los procesos por medio de los cuales se realizan. En el nivel más general, las organizaciones deben ser vistas como poseedoras de metas que realizan algunas funciones sociales básicas. Para Parsons (1957), que sigue una perspectiva funcional-estructural (véase el capítulo II), las metas organizacionales reflejan el tipo de funciones que la organización desempeña en relación con el sistema social total. En el caso de los hospitales mentales, Parsons define así su meta: "enfrentar las consecuencias que para el paciente individual y para los pacientes como grupo social tiene una condición mental de enfermedad" (1957: 108). Establece esta meta en términos de un conjunto de responsabilidades específicas del hospital: custodia, protección, socialización y terapia. En otras palabras, la existencia de la organización se justifica únicamente por el grado en que articula sus metas con valores y normas sociales.

El caso es que este enfoque ha sido censurado porque no reconoce que las organizaciones pueden servir sólo de dientes para afuera a las necesidades sociales, y que en realidad buscan metas y objetivos que sirven a los intereses de ciertos individuos o grupos a costa de los de otros. Ciertamente, hay un amplio campo de investigación sobre hospitales mentales que demuestra a las claras que son muchos los hospitales que apenas satisfacen las cuatro responsabilidades sociales, pese a lo cual siguen funcionando. Además, cuando las metas de una organización se definen conforme a esta perspectiva, es probable que sean tan abstractas que acaben siendo verdaderas perogrulladas, que probablemente nadie ponga en duda; de este modo es muy poco lo que revelan sobre la organización. Nadie argüirá, por ejemplo, en contra de la meta de los tribunales para menores cuyo objeto declarado es "servir los intereses de los niños", por lo que gran parte de la controversia actual sobre el funcionamiento de dichos tribunales tiene en cuenta muy poco los métodos que emplean éstos para hacerse cargo de los jóvenes transgresores. Por consiguiente, debe establecerse una distinción entre las metas "oficiales" y las "operativas" de una organización. Perrow (1961: 856) las define así:

> las metas oficiales son los propósitos generales de la organización según se enuncian en su carta constitutiva, informes anuales, declaraciones públicas por funcionarios clave y según otros pronunciamientos autorizados... Las metas operativas designan las metas buscadas mediante las políticas de operación de la organización: nos dicen lo que en verdad es la organización, lo que está tratando de hacer, independientemente de lo que los funcionarios digan que son sus metas.

La diferenciación entre los dos tipos de metas y su consecuencia respecto a los servicios reales de una organización, se ejemplifica mejor en el estudio siguiente de las actividades diarias de los centros de acción comunitaria establecidos conforme a la Ley de Oportunidad Económica de 1964 (Hasenfeld, 1971). Las metas oficiales de los centros eran:

1) Vincular gentes de ingresos bajos a recursos críticos tales como educación, capacitación de mano de obra, asesoría, vivienda y salud.
2) Aumentar la accesibilidad de los servicios críticos disponibles, que con frecuencia están fuera del alcance de los pobres o bien bloqueados por definiciones erróneas de las necesidades reales de éstos.
3) Crear comunidades activas fomentando entre los pobres la capacidad de liderazgo, de solución de problemas y de participación en los organismos de toma de decisiones que afectan sus vidas.
4) Reestructurar las instituciones de servicio a la comunidad para ver que tengan flexibilidad, responsabilidad y respeto hacia los problemas que enfrentan los pobres.

Para estudiar la operatividad real de estas metas empleé diversas estrategias de organización: 1) observación de los participantes de los centros durante aproximadamente un año; 2) análisis de datos provenientes de muestras el azar de los expedientes de los usuarios; 3) observación sistemática de una muestra de la relación entre usuarios y personal; 4) entrevistas formales con todo el personal de los centros. Los resultados indicaron que, de hecho, los centros funcionaron de un modo similar al de un departamento oficial de asistencia. A usuarios de bajos ingresos se les vinculó en realidad con muy pocos recursos nuevos, usualmente con servicios médicos y con la comisión de seguridad de empleo del Estado; su acceso a servicios críticos no mejoró significativamente; las relaciones entre personal y usuarios se caracterizaron por un elevado grado de burocratización e inflexibilidad; y el liderazgo propio que surgió de la comunidad fue limitado por el sistema político existente. Ciertamente, pudo pensarse que las metas operativas de los CAC eran proporcionar empleos a quienes se ocupaban de los problemas de los pobres en vez de a sus usuarios.

Lo que este y otros estudios indican es que las metas oficiales sirven principalmente como mecanismo organizacional para justificar legitimidad y apoyo por parte de una gama amplia de grupos sociales. Por consiguiente, estas metas se enuncian en términos abstractos y vagos que evocan valores y normas ampliamente compartidos. En las organizaciones de servicios humanos cumplen también un propósito específico que es esencial a la supervivencia de la organización: proporcionar justificación *post facto* y explicación racional a actividades organizacionales que pueden ser controvertidas y puestas en duda. Como ya vimos, todos los actos de una organización al servicio del hombre en relación con sus usuarios entrañan elección de valores y decisiones morales respecto a los cuales puede no haber consenso. Una decisión para admitir a un niño en un programa correccional, para negar a un receptor de asistencia social ciertos beneficios, para premiar a algunos estudiantes en la escuela, son todos ellos ejemplos de decisiones morales que ocurren diariamente en las organizaciones al servicio del hombre. Necesitan ser plenamente justificadas cuando son puestas en tela de juicio. Las referencias y apelaciones a metas oficiales son recursos a los que se acude para obtener tal justificación, dado que la vaguedad, la generalidad y la obviedad de estas metas permite interpretar acontecimientos y actos de modo tal que se avengan a la forma en que ocurren. En pocas palabras, las metas oficiales sirven como amortiguador entre la organización y su medio aunque, como observaré más adelante, las metas oficiales pueden también ser usadas contra una organización si se puede demostrar que no ha cumplido sus promesas públicas.

Las metas operativas reflejan la entrega real de los recursos de la organización. Es decir, las decisiones sobre el destino de los recursos disponibles indican lo que en verdad buscan realizar los miembros de la organización. Así, en el caso de un hospital mental, si gran parte del dinero, del personal y del tiempo se destinan a la contratación de servidores, a la atención física de los pacientes y a la prescripción de fármacos, y cantidades muy reducidas se dirigen a la psicoterapia por parte del personal profesional, no es difícil deducir cuáles son las metas operativas del hospital, es decir, la custodia y el control de los pacientes. Un examen atento de las metas y procesos operativos por medio de los cuales se definen, nos permitirá identificar las preferencias y elecciones hechas por quienes controlan los recursos organizacionales. Más todavía, las metas operativas pueden predecir el tipo de tecnologías que la organización probablemente adoptará para alcanzar sus metas.

Sin embargo, el estudio de las metas oficiales no debe descartarse aun cuando puedan decir muy poco sobre la conducta organizacional real. La *relación* entre metas oficiales y operativas en organizaciones al servicio del hombre es de importancia capital, si no para el teórico organizacional, sí para el analista de política social e indudablemente para el profesionista del servicio humano. Esto se debe a diversas razones. Primero, las metas oficiales de las organizaciones de servicios humanos se determinan con frecuencia mediante procesos legislativos complejos, que a su vez tienen consecuencias importantes sobre las características futuras de la organización. Esto es, muchas organizaciones al servicio del hombre representan la manifestación programática de la legislación y políticas de asistencia social. Las directrices encauzadas a poner en práctica estas políticas acaban siendo sus metas oficiales. Por consiguiente, las brechas e incongruencias entre metas oficiales y operativas nos permiten hacer una valoración crítica de la efectividad de la política o legislación. La Ley de Centros de Salud Mental de la Comunidad es un buen ejemplo. Para tener derecho a fondos federales, cada centro debe proporcionar cinco servicios esenciales: servicios a pacientes internos, servicios a pacientes externos, servicios de hospitalización parcial, servicios de emergencia y servicios de consulta y educación. Además, cada centro debe proporcionar un volumen razonable de servicios a indigentes, asegurar continuidad de atención a cada paciente, lograr coordinación máxima con otras agencias públicas y privadas y establecer una participación comunitaria apropiada (Chu y Trotter, 1974). Estudios sobre centros de salud mental (por ejemplo, Connery, 1968; Chu y Trotter, 1974), indican que un buen número de estas metas no se pusieron en operación por diversas razones, entre ellas, el dominio de la profesión psiquiátrica, la vinculación de los centros a las instalaciones psiquiátricas existentes y la discriminación de los pobres. Importa observar que estas fallas fueron resultado de fuerzas ambientales y organizacionales no previstas por quienes establecieron la política, o por la vaguedad deliberada de las metas oficiales. El estudio de estas discrepancias proporciona una herramienta importante para evaluar programas sociales.

Segundo, es común que las metas oficiales indiquen los valores dominantes y los compromisos normativos de la organización, los cuales a su vez conforman su enfoque a las necesidades o problemas humanos. Es probable que estas metas se basen en una teoría normativa de conducta humana y social y en sus definiciones de moralidad y desvío. Por ejemplo, es imposible entender las metas de AFDC y las controversias relacionadas con ella si no reconocemos que están basadas en lo que Handler llama una "teoría patológica de la pobreza". Dice este autor (1972: 138):

> La teoría patológica de la pobreza se expresa de modos diferentes en la política de la asistencia social. Los tests de trabajo han sido, obviamente, ubicuos en la historia de la asistencia social. Difícilmente podemos exagerar la habilidad para interpretar a nuestro modo lo que es o no es una conducta desviada. Otras manifestaciones de este punto de vista incluyen: las diversas reglas y prácticas que rigen las obligaciones de apoyo; sanciones penales y civiles a la deserción y abandono; normas que rigen la presencia del hombre en las casas; leyes sobre la responsabilidad de los parientes; controles presupuestarios; requisitos convenientes y apropiados en el hogar; y servicios sociales requeridos.

De un modo similar, la mayoría de los programas de capacitación de la mano de obra encauzados a los pobres se han basado en el supuesto de que la pobreza y el desempleo son una consecuencia de la "productividad marginal" o de "incapacidades sociales y personales". La incapacidad de los pobres para ganar salarios decentes se atribuye a la falta de instrucción y capacitación, a mala motivación en el trabajo o a incapacidades físicas o psicológicas. Contra esta ideología está la opinión que sostiene que el desempleo y la pobreza son causados por factores estructurales inherentes al mercado de trabajo, tales como la existencia de un "mercado doble de trabajo", discriminación en la contratación y el aprisionamiento de los pobres en industrias marginales (Hasenfeld, 1975). Sin embargo, las metas de los programas de capacitación de la mano de obra son guiadas en términos generales por la ideología de las incapacidades-sociales-y-personales.

Así pues, no es fácil apreciar cabalmente las fuerzas que determinan las pautas reales de prestación de servicios sociales sin considerar cómo son conformados éstos por las metas oficiales, las cuales reflejan adhesión a una teoría moral sobre el individuo y sobre la sociedad, una teoría basada en valores y normas que no por fuerza son compartidos por todo el mundo.

Finalmente, por lo que hace a los reformadores sociales, las metas oficiales pueden servir como medio para determinar que la organización no ha estado a su altura. Es precisamente por el hecho de que estas metas disfrutan de un amplio apoyo, que los reformadores sociales pueden poner en duda la legitimidad de una organización mostrando que no las puede satisfacer. Esto permite la movilización de ciudadanos a quienes molesta que una organización no pueda satisfacer sus compromisos. La presencia cada vez mayor de varios grupos de ciudadanos que abogan por el cumplimiento de tales metas se puede explicar desde esta perspectiva.

Definición de metas organizacionales

Distinguir entre metas oficiales y operativas nos ayuda a reducir una fuente de ambigüedad, pero no resuelve otras muchas dificultades en cuanto a definir o a identificar metas organizacionales. Estos problemas conceptuales y empíricos, que son propios de todas las organizaciones, tienen mayor influencia en las organizaciones al servicio del hombre, y emanan de sus características especiales.

Dificultades en la definición de metas

De las metas individuales a las metas organizacionales

Probablemente la dificultad más grave que se presenta con el concepto de metas organizacionales se debe a que debemos adscribir a las organizaciones atributos que típicamente se reservan a los individuos; debido a esto damos por sentado que las organizaciones tienen un "carácter" o una "personalidad". Sucede, empero, que una organización es esencialmente una colectividad de individuos, y aunque podamos identificar las metas personales de cada uno de ellos, ¿cómo podremos sumarlas inteligiblemente en el seno de las metas organizacionales, particularmente si las metas personales son muy diversas o hasta conflictivas? En pocas palabras, necesitamos identificar los procesos por medio de los cuales estos intereses múltiples y diferentes se convierten en un conjunto de metas colectivas. Los convenios sobre metas se pueden lograr con más facilidad entre miembros de una firma que produzca objetos inanimados que entre miembros de la mayoría de las organizaciones de servicios humanos.

En primer lugar, dado que su mandato les pide una respuesta a necesidades o problemas humanos, la avenencia sobre metas entre los miembros de estas organizaciones entraña elecciones entre teorías morales y sistemas de creencias en competencia. Cada miembro de la organización tiene un sistema de creencias y un conjunto predilecto de compromisos normativos, los cuales se defienden como guías deseables de la actividad organizacional. Estos sistemas de creencias o ideologías personales emanan de las afiliaciones sociales, de los antecedentes culturales y de la socialización personal y profesional de cada miembro. Por ejemplo en un hospital psiquiátrico, cada médico puede tener un conjunto de metas respecto al hospital, basadas en la capacitación y socialización de los profesionales. Aquellos que ven la enfermedad mental desde una perspectiva somática esperan que el hospital devuelva a los pacientes al mundo exterior tan rápidamente como sea posible sin que traten de cambiar sus personalidades. Contrariamente, quienes adoptan una perspectiva psicoanalítica de la enfermedad mental esperan que el hospital proporcione la exploración intensiva y el cambio de las personalidades de los pacientes. Enfermeras y residentes aportan su propia valoración moral de la enfermedad mental. Algunos esperan que el hospital proteja a la sociedad en general de la conducta perturbadora de los pacientes. Otros, atribuirán a los mentalmente enfermos una posición de inseguridad moral que exige interacción mínima y aislamiento máximo (Strauss y otros, 1964). Diferencias similares en valores y expectativas se pueden hallar entre maestros de las escuelas públicas, entre trabajadores sociales en agencias al servicio de la familia y entre trabajadores en los departamentos de bienestar. Así pues, las organizaciones al servicio del hombre tropiezan con problemas graves cuando deben sintetizar sistemas de creencias y metas personales competidoras.

Segundo, las organizaciones al servicio del hombre han de responder también y hacer frente a las metas personales de los usuarios que sirven. La diversidad de las metas personales de estos beneficiarios reflejará también diferencias en experiencias personales, en posición socioeconómica relativa, en antecedentes culturales y étnicos y en afiliación. Y sin embargo, al interactuar los usuarios con la organización, éstos tratan de influir sobre su personal para que acepte sus metas personales y responda a ellas. Es muy difícil, si es que no imposible, que una organización encuentre un denominador común para las metas personales de sus usuarios, por cuya razón debe idear mecanismos que reduzcan esas desemejanzas. Por ejemplo, una organización puede escoger receptores que tengan metas personales similares, atribuir las mismas metas a todos ellos, o bien, desentenderse completamente de sus metas personales.

Multiplicidad de metas

Las organizaciones al servicio del hombre deben responder también a las múltiples metas asignadas o adscritas a ellas por diversos públicos y grupos de ciudadanos. Ya hicimos ver la forma en que los procesos legislativos definen una serie de metas que compiten por los recursos. Una organización puede enfrentar públicos diferentes compuestos de otras organizaciones de servicios humanos, grupos de interés, organismos legislativos y asociaciones profesionales, todos los cuales tendrán alguna voz en la organización y en sus servicios. A su vez, la organización puede depender de estas entidades en cuanto a obtener recursos, legitimación y respaldo social, y, por consiguiente, debe tomar en cuenta sus intereses, que pueden ser incompatibles o estar en conflicto recíproco. Por ejemplo, en el tribunal de menores, los grupos para la defensa de los jóvenes pueden presionar al tribunal para que adopte metas de rehabilitación social, las agencias que tienen a su cargo el cumplimiento de la ley buscarán metas de "ley y orden", en tanto que la profesión legal demandará apego a las metas de proceso apropiado y de justicia en general.

Además, como Scott señala (1977), las metas adoptadas por los miembros de una organización para motivar y guiar sus actividades pueden ser muy diferentes de las metas empleadas por unidades externas para evaluar el desempeño de la organización. Mientras que en una agencia de rehabilitación vocacional el personal puede estar motivado por la meta de rehabilitación personal y social de los usuarios, la agencia puede ser evaluada por su éxito en cuanto a colocar usuarios en trabajos.

Salta a la vista que, en respuesta a estas demandas en conflicto provenientes de adentro y de afuera, la organización podrá adoptar metas muy diversas, y con frecuencia en conflicto, lo cual plantea graves problemas administrativos en cuanto al establecimiento de prioridades, al logro de la integración interna o de avenir pretensiones competidoras con los recursos.

Especificidad y estabilidad de las metas

Un problema inherente en el campo de la definición de metas es distinguir entre fines y medios; como dice Simon (1964), lo que en un nivel puede ser visto como fin de la organización en otro puede ser visto como medio. Y sin embargo, si no se mantiene una distinción se pueden producir serias equivocaciones de juicio y de énfasis en cuanto a la situación interna. Cuando una subunidad de la organización funciona como si sus actividades fueran un fin en sí mismas, en vez de un medio para lograr una meta organizacional más amplia, tal cosa puede subvertir a esta última.

Este problema se relaciona estrechamente con la *especificación de metas*. Un número casi infinito de especificaciones se puede derivar de una meta general y amplia. Este problema se intensifica en las organizaciones al servicio del hombre porque sus mandatos son definidos en términos amplios y porque sus productos son intangibles. Gran parte de la controversia que suele rodearlas es resultado de disputas sobre lo que deben ser sus metas específicas. Como observaré más adelante, la falta de una tecnología de servicio determinada contribuye todavía más a esta ambigüedad. Por consiguiente, gran parte de la diversidad que se encuentra entre las organizaciones al servicio del hombre que buscan las mismas metas generales puede atribuirse en parte a las formas diferentes con que cada una de ellas trata de definir metas más específicas.

Además, se presenta también el problema de la *estabilidad de las metas* en cuanto a tiempo y distancia. Con frecuencia se establecen distinciones entre metas a corto y mediano plazo. En realidad, una organización que logra sus metas a corto plazo no por eso se acerca más al logro de sus metas a largo plazo que aquella que se desempeña bastante mal en el corto plazo. En este mismo orden de ideas, los valores a los cuales entrega la organización sus recursos pueden volverse anticuados o indeseables debido a que cambian los valores de los grupos sociales que actúan en el medio. Las organizaciones al servicio del hombre son particularmente sensibles a estos cambios en los valores y, por consiguiente, no pueden suponer que las entregas a metas de un determinado conjunto de valores se mantendrán estables. Consideremos, por ejemplo, los efectos que sobre las agencias de adopción tienen las actitudes cambiantes hacia familias de un solo padre. Del mismo modo, las actitudes cambiantes hacia niños incapacitados en su desarrollo han orillado a los sistemas escolares a dar más atención a sus necesidades educativas y a integrarlos en las escuelas. En realidad, buena parte de la poca determinación de las metas organizacionales se puede atribuir a los procesos continuos de cambios en valores y normas sobre problemas y necesidades humanos; esto a su vez, crea problemas y tensiones en las organizaciones, que encuentran difícil cambiar recursos ya asignados para avenirlos a tales cambios.

Así pues, podríamos resumir el análisis anterior diciendo que las metas organizacionales son multidimensionales, que es difícil especificarlas, que son inestables y a menudo indeterminadas (Hannan y Freeman, 1977*b*).

Soluciones alternas

Varios teóricos organizacionales (Yuchtman y Seashore, 1967; White, 1974; Georgiou, 1973) han afirmado que el concepto de metas organizacionales debe abandonarse por completo; White (1974), en la enunciación más elocuente de esta postura, ofrece la siguiente imagen de una organización: los individuos que tienen controles diferenciados sobre los recursos se unen en una colectividad con el fin de compartir estos recursos para alentar o cumplir sus propias metas personales. Según esto, una organización no es otra cosa que una "colectividad constituida formalmente que utiliza recursos". Lo que se da en las organizaciones no son metas, sino más bien acuerdos sobre la asignación y utilización de recursos que cada individuo entrega a la colectividad. Como dice White: "Una declaración de metas organizacionales no es, pues, otra cosa que un acuerdo sobre la gama de asignaciones que serán toleradas por los miembros que participen en su formulación" (1974: 369).

Aunque reconocemos que la enunciación que hace White significa una contribución importante a nuestra comprensión de los procesos por medio de los cuales se toman decisiones sobre asignación de recursos en una organización, sus conclusiones sobre metas organizacionales son debatibles en varios terrenos, particularmente en su aplicación a las organizaciones de servicios humanos. En primer lugar, como observamos anteriormente, a estas organizaciones se les puede ordenar la búsqueda de ciertas metas por parte de otras organizaciones (es decir, por sus representantes) y no por individuos. Los organismos legislativos o las agencias ejecutivas federales y estatales pueden, ciertamente, definir las metas críticas de una organización. Esto significa que debemos reconocer que tanto las organizaciones como los individuos tienen intereses que pueden desear adscribir a alguna organización sobre la cual tengan influencia. Segundo, en las organizaciones de servicios los acuerdos sobre decisiones de adscripción de recursos entrañan compromisos de entrega a valores y normas referentes a la respuesta de la organización a necesidades y problemas humanos. Éstos, a su vez, sirven como guías de actos organizacionales que trascienden los acuerdos propiamente dichos porque proporcionan significado y justificación moral a actividades organizacionales. Por ejemplo, un acuerdo para adscribir recursos al desarrollo de un programa de terapia de medio en un hospital psiquiátrico entraña también ciertos compromisos normativos hacia los pacientes y el personal y además hacia una determinada ideología sobre enfermedad mental y enfermos mentales. Todo esto proporciona guía y dirección importantes a la conducta de los miembros de una organización, que van más allá de un simple acuerdo de adscripción de recursos. Además, estos acuerdos generan un impulso propio pues compiten con otros valores y compromisos dentro de la organización y porque reclutan partidarios de su causa. Tercero, los acuerdos sobre adscripción de recursos en una organización son expresados en pautas determinadas de prestación de servicios, que son vistas como metas organizacionales por diversos grupos externos tales como clientes, otras organizaciones y otros grupos de interés. Esto es, juzgados por sus actividades, estos grupos externos de ciudadanos dan por sentada la existencia de ciertas metas que en seguida esperan que la organización satisfaga. La organización debe responder a estas expectativas pues será evaluada con base en su adhesión a sus metas. Por tanto, cuando debido a un acuerdo de adscripción de recursos, el hospital crea un programa de atención a familias de bajos ingresos, los grupos clave de la comunidad, digamos las propias familias, los grupos de acción comuntaria o las agencias estatales y federales que proporcionen fondos para el programa, lo ven como una de las metas del hospital y es muy probable que evalúen al hospital, al menos en parte, en cuanto a la manera en que mantiene su entrega a este programa. En este contexto, el modelo de White falla también pues no considera la efectividad de la organización ni su medición en relación con un conjunto de normas, sean internas o externas, que también pueden ser vistas como metas.

Estoy de acuerdo con la posición adoptada por Mohr (1973) y con su conceptualización de metas organizacionales, debido a que es particularmente adaptable a las organizaciones al servicio del hombre. Mohr distingue entre dos tipos de metas: transitivas y reflexivas. La *meta transitiva* se refiere al impacto primario proyectado de los resultados de la organización sobre el medio. El impacto proyectado se puede deducir de los programas establecidos por la organización. Cada programa está ideado para producir un producto o servicio y para transferirlo al medio ambiente, con lo cual genera en él un cierto impacto. Por ejemplo, una escuela puede crear un programa educativo vocacional, un programa de atletismo, un programa para los minusválidos, los cuales se supone que deben producir un cierto impacto sobre el medio, digamos satisfacer las necesidades de la industria de trabajadores especializados, promover el recreo y los deportes en la comunidad y dar respuesta a las necesidades de educación de un grupo específico de niños. Por consiguiente, no será difícil determinar las metas transitivas asociadas con un programa, a condición de que reconozcamos lo siguiente: 1) la meta transitiva se refiere a cambiar o a conservar alguna condición en el medio ambiente, y no simplemente a un conjunto de actividades (es decir, referencia a su consecuencia buscada); 2) el impacto buscado incluye únicamente resultados conectados con el servicio o con actividades de la organización en una relación razonable de causa y efecto. Así pues, tener un programa de educación vocacional no define una meta para inculcar en los niños una ética de trabajo ni para evitar una conducta inmoral. El impacto que se busca debe ser concreto y relacionado directamente con los resultados del programa. (Esto resuelve en parte el problema de los fines-medios.)

Esta definición de metas transitivas acepta que la organización pueda tener metas múltiples como lo indican sus diversos programas; y el énfasis relativo dado a cada meta tal vez se pueda medir por el monto de los recursos adscrito a cada programa. Esta definición no da por sentado ningún tipo de consenso sobre el impacto que se supone debe tener cada programa.

Luego Mohr propone que cada organización tenga una *meta general reflexiva,* es decir, "que algunos alicientes bastarán para evocar contribuciones adecuadas de todos los miembros de la coalición organizacional" (1973: 476). Es decir, cada organización debe establecer metas y procedimientos para la adscripción interna de recursos con el fin de inducir a los miembros a hacer las contribuciones necesarias para llevar a cabo las actividades organizacionales. Así pues, la meta reflexiva está emparentada con la definición de White de metas organizacionales en cuanto que se centra en un medio de trabajo acorde entre miembros de la organización, de modo que cada uno sea motivado a contribuir con la colectividad a cambio de lograr la satisfacción de metas personales. Los alicientes se pueden relacionar con sueldos y salarios, con condiciones de trabajo, posición relativa, poder y privilegios. Por ejemplo, la decisión de los trabajadores sociales profesionales de trabajar para una agencia determinada puede fundarse en la inclinación de la agencia a darles libertad para trabajar independientemente, oportunidad para supervisar a otros y para avanzar en su capacitación profesional.

Mohr concluye que desde una perspectiva de política social, las metas transitivas son de mayor importancia en la valoración de la organización. Sin embargo, para la organización propiamente dicha, ambos tipos pueden ser iguales puesto que se condicionan recíprocamente. Sin embargo, para las organizaciones al servicio del hombre, cuando las metas reflexivas exigen mayores cantidades de recursos que las metas transitivas, se presenta el fenómeno de *desplazamiento de metas*. Más adelante volveremos sobre esta cuestión.

La principal aportación de la enunciación de Mohr radica en que resuelve algunos de los problemas conceptuales que hemos analizado ya. La meta reflexiva se ocupa de la traslación de las metas personales de los miembros de la organización al seno de un sistema de alicientes y contribuciones que asegura la sobrevivencia de la organización. El concepto de meta transitiva indica que las organizaciones están ideadas para buscar algo más que metas personales: se supone que sus actividades y programas tendrán algún impacto en el medio ambiente. Sin embargo, la enunciación acepta plenamente las metas múltiples e inclusive conflictivas de la organización. Finalmente el modelo sugiere que las metas transitivas pueden ser lo bastante específicas como para identificar las relaciones causa-efecto entre programas y el impacto buscado, y sin embargo, lo bastante generales como para trascender de las actividades y programas propiamente dichos.

Determinación de metas organizacionales

El proceso por medio del cual se conforman y determinan las metas de una organización se puede describir mejor desde una perspectiva de economía política, que se centra en el juego recíproco del poder, en las metas de quienes otorgan el poder y en las interacciones entre demanda y oferta de servicios organizacionales (véase el capítulo II). Cabe recordar que "la medida se refiere a toda la urdimbre de grupos e individuos internos o externos de la organización, que tienen a mano los recursos necesarios para hacer cumplir sus determinaciones" (Zald, 1970*a*: 229). La expresión economía se centra en "la adscripción interna de hombres, dinero e instalaciones y en el abasto externo de recursos y clientes" (p. 224). Estos dos grupos de variables son los determinantes clave de metas organizacionales ya que los últimos reflejan decisiones sobre la adscripción de recursos críticos con relación tanto a quienes controlan esos recursos como a la demanda de servicios de la organización. Por consiguiente, esta perspectiva sugiere que los procesos de establecer metas organizacionales son complejos; que en ellos participa un cierto número de grupos e individuos diferentes; que encarnan negociaciones entre estos actores; que se esfuerzan por satisfacer intereses múltiples; y que cambian conforme se alteran las configuraciones políticas y económicas en el seno de la organización y fuera de ella.

Como sugerimos anteriormente, las metas organizacionales, tanto transitivas como reflexivas, significan un conjunto de entregas a la asignación y utilización de recursos para diversas funciones y actividades. Las metas transitivas reflejan entregas de recursos a ciertos programas, en tanto que las metas reflexivas reflejan entregas de recursos a las necesidades personales y a los intereses de miembros de la organización. Estos recursos, que incluyen autoridad, dinero, fuerza de trabajo, pericia, clientes e instalaciones son controlados por diversas organizaciones, asociaciones e individuos que representan uno o más grupos de ciudadanos. Por *grupos de ciudadanos,* quiero significar un grupo social cuyos miembros comparten un conjunto común de intereses, normas o valores por razón de su ubicación, posición o situación similar en el sistema social. El grupo de ciudadanos puede estar organizado de un modo muy libre y expresar sus intereses únicamente mediante votaciones periódicas sobre problemas sociales; o puede estar altamente organizado en asociaciones sociales, políticas o profesionales. Cada grupo de ciudadanos tiene derecho a que sus representantes usen los recursos que él controla para mantener o mejorar los intereses de los ciudadanos, su posición y su relación social. A un grupo de ciudadanos así y a sus representantes los llamaré "grupo de interés". Así pues, cada grupo de interés formula un conjunto de metas transitivas y reflexivas *para* la organización que reflejan sus intereses, normas y valores. Lo que unifica a los grupos de interés es la percepción común de que la organización puede ofrecer una oportunidad para mejorar sus intereses o puede convertirse en amenaza. Cada grupo reconoce además que por sí mismo no puede alcanzar sus metas mediante la organización. Sin embargo, todos consiguen más fuerza tomándola de la organización, para lo cual conjuntan sus recursos y optimizan así sus propias metas. Es decir, cada grupo de interés, debido a su análisis de la oferta y la demanda de los servicios de la organización, considera que puede ser aconsejable invertir sus recursos en la organización, con lo cual espera obtener un rendimiento conveniente sobre su inversión, esto es, el refuerzo de los intereses de sus ciudadanos.

Siguiendo el paradigma propuesto por Cyert y March (1963), la determinación de las metas organizacionales resulta de los procesos de negociación entre estos grupos de interés. Típicamente, estas negociaciones se distinguen por el surgimiento de diversas coaliciones cuyos miembros pueden convenir en un conjunto común de metas para la organización, y de este modo conjuntar sus recursos para influir en la toma de decisiones de la organización a fin de que los fevorezca. El poder relativo de cada coalición está determinado por el monto total de recursos requeridos por la organización que pueda controlar y movilizar. La más poderosa entre ellas será la *coalición dominante.* Las negociaciones y compromisos entre los miembros de la coalición dominante determinarán la naturaleza de las metas organizacionales como acuerdos que surjan sobre la adscripción y distribución de los recursos controlados por sus miembros. Esto significa que las metas transitivas y reflexivas de la organización reflejan los propósitos colectivos de la coalición dominante.

Estos procesos económicos y políticos producen inevitablemente metas múltiples y a menudo conflictivas, generan definiciones ambiguas de estas metas y son tan estables como lo es la coalición dominante. Perrow (1961), por ejemplo, en su estudio de las metas de un hospital general voluntario describe el modo en que los cambios en la coalición dominante alteraron sus metas de operación. En la etapa de fundación, el hospital dependió mucho de las aportaciones financieras de la junta de fideicomisarios, los cuales, a su vez, controlaron todas las citas del hospital así como la distribución de recursos. Los servicios médicos creados por el hospital reflejaron los intereses y valores postulados por los fideicomisarios. Sin embargo, a medida que las necesidades del hospital se alejaban de los recursos puramente fiscales y se acercaban a la tecnología médica, los médicos surgieron como un poderoso grupo de interés y gradualmente acabaron siendo la coalición dominante en el hospital. La consecuencia fue que las metas de operación se definieron en términos estrictamente médicos, y que la mayor parte de las actividades críticas del hospital se encauzaron a vigorizar los intereses del grupo médico. A medida que aumentaba la complejidad del hospital y la dependencia en relación con el seguro médico, sucedió que la competencia proveniente de otros hospitales y las presiones provenientes de otras agencias comunitarias volvieron a cambiar, y acabaron incluyendo actitudes administrativas y de dirección que no estaban al alcance del grupo médico. El resultado fue que la coalición dominante absorbió a los administradores del hospital, y se agregaran nuevas metas que reflejaban los intereses de los administradores.

Ohlin, Miller y Coates (1977), nos ofrecen un ejemplo excelente del proceso de determinación de metas como lo hemos formulado aquí. Remontan los cambios habidos en las metas transitivas del Departamento de Servicios a la Juventud de Massachusetts (DYS: Massachusetts Department of Youth Services) que de institucionales, punitivas y de atención de custodia pasaron a ser desinstitucionalizadas y de rehabilitación de los delincuentes juveniles de la comunidad. La reforma del DYS se inició después de una serie de estudios y de artículos en los periódicos sobre el maltrato a los niños en instituciones, sobre la declinación en la legitimidad del Departamento, sobre la elección de un gobernador interesado en la reforma del Departamento y sobre el nombramiento de un comisionado inclinado a la reforma. Los grupos de interés que apoyaban estas nuevas metas incluyeron en su seno a grupos de defensa de los niños, a varios legisladores liberales, al comisionado y a una parte de su personal. Constituyeron una coalición coordinada de un modo suelto cuyo fin era promover reformas aprovechando los recursos que controlaban, los cuales eran primordialmente legitimación, autoridad e influencia política. Los grupos de interés que se oponían a las reformas incluyeron buena parte del personal del DYS que aprovechó el antiguo sistema correccional, el apoyo de algunos legisladores cuyos electores se inclinaron fuertemente por una posición de ley-y-orden, así como algunos jueces de tribunales de menores que creyeron con firmeza en la necesidad de proteger a la sociedad de transgresores juveniles. Constituyeron una coalición contra la reforma que controló algunos recursos críticos, principalmente los programas correccionales ya existentes de las instituciones, mas alguna influencia política. A más de esto, otros grupos de interés controlaron la mayor parte del presupuesto del DYS y una porción considerable de su autoridad formal. Entre ellos figuraron el comité legislativo de asignaciones, la oficina del gobernador y el comité para el cumplimiento de la ley y administración de justicia del gobernador. Sus intereses fueron primordialmente reflejos, es decir, el apoyo de aquellos grupos que reforzarían su propio poder político. Probablemente apoyarían a la coalición que prometiera una opinión pública favorable y una mayor fuerza política.

La coalición en pro de la reforma pudo iniciar la reforma cerrando instituciones del Estado valiéndose de la autoridad concedida al comisionado y del apoyo tácito de la oficina del gobernador, la cual percibía obtener una ganancia en la opinión pública debido a su apoyo a la reforma (pero no arriesgando costos políticos). El movimiento hacia la desinstitucionalización fue apoyado también por recursos fiscales críticos movilizados por la coalición en favor de la reforma, provenientes de la administración de ayuda al cumplimiento de la ley, de alcance federal y del comité de cumplimiento de la ley y administración de justicia de la oficina del gobernador. El cierre de las instituciones arrebató a la coalición contra la reforma uno de sus recursos primarios, las instituciones correccionales, lo cual, al menos temporalmente, debilitó su posición. La coalición en pro de la reforma emergió claramente como el grupo dominante. La reforma en sí, que entrañó el desarrollo de programas de tratamiento basados en la comunidad, la descentralización del Departamento y el establecimiento de regiones, exigió mucho más recursos y aptitudes administrativas de los que pudo movilizar la coalición. El resultado fue que se presentaron muchos problemas que mancharon la imagen de la coalición en favor de la reforma, en particular del comisionado y su personal, y se debilitó el apoyo que recibía de la oficina del gobernador y de legisladores clave. La coalición contra la reforma capitalizó lo anterior, inició una serie de investigaciones y ordenó la auditoría del Departamento, todo lo cual desembocó en la renuncia del comisionado. Y aun cuando las metas en pro de la reforma no se abandonaron, se sometieron a limitaciones diversas por parte de la oficina del gobernador y de la legislatura; estas dos entidades empezaron a asumir una posición más y más importante en el seno de la coalición dominante. De esto resultó, por ejemplo, el establecimiento de instalaciones estatales pequeñas y más seguras para atención de los delincuentes juveniles considerados como peligrosos, así como un control fiscal mayor sobre el Departamento por parte de la legislatura y la oficina del gobernador. Aun cuando la coalición contra la reforma sigue siendo débil, todavía significa una amenaza potencial a las reformas, debido principalmente a que la coalición en favor de la reforma perdió parte de su poder en la coalición dominante. Es interesante observar que aun cuando el Departamento sigue destacando la desinstitucionalización y la rehabilitación basada en la comunidad, también se ha interesado en los jóvenes "peligrosos" y ha destinado parte de sus recursos a metas de control y de custodia.

Este ejemplo destaca también el papel poco importante que los usuarios tienen en la determinación de las metas de las organizaciones. En términos generales, los usuarios no están organizados y no tienen a su alcance recursos apropiados que les permitan intervenir en el proceso de las negociaciones. Esto es particularmente cierto cuando se les define como dependientes, débiles o desviados y carentes de representación política. En estos casos, la coalición dominante en las organizaciones de servicios humanos es poco probable que represente los intereses de los usuarios. En el mejor de los casos esos intereses serán definidos y representados por un grupo idóneo, por ejemplo, el grupo de defensa de los niños, una asociación profesional u otras personas morales. Así, por ejemplo, las necesidades e intereses de los mentalmente enfermos son definidos por organizaciones tales como la Asociación Psiquiátrica Norteamericana y la Asociación Nacional en Pro de la Salud Mental, mientras que las necesidades de los niños han sido definidas históricamente por varios movimientos en pro de los niños (Platt, 1969). Sin embargo, estas organizaciones suelen ser dominadas por profesionales e ideologías entregadas al realce de intereses profesionales y a la preservación de la moralidad y de los valores sociales dominantes. Por consiguiente, sus definiciones de las necesidades de los usuarios pueden ser muy diferentes de las que ellos expresarían si estuvieran organizados. Es en este contexto en que podemos apreciar el auge de las organizaciones de minusválidos, de los ex delincuentes, de los receptores de asistencia social y de los ancianos, cuyo fin es conseguir influencia directa en el proceso de determinación de metas de las organizaciones al servicio del hombre.

La aptitud de los usuarios para influir en las metas organizacionales aumenta significativamente cuando controlan recursos importantes requeridos por la organización. El estudio de Zald sobre la YMCA (1970*b*) demuestra a las claras cómo la dependencia de la organización respecto a las cuotas y aportaciones de sus miembros ha conformado la naturaleza de los programas ofrecidos por esta institución, lo cual ha reflejado los deseos de los miembros. Un ejemplo similar ofrece Clark (1956), en su estudio del programa de educación de los adultos. Los defensores de un sistema de recibos en la educación están sugiriendo que la mayor dependencia de las escuelas públicas en relación con los recursos controlados directamente por los padres, hará que respondan más a las necesidades y deseos educativos de los tenedores de estos resguardos. Estas y otras propuestas similares no son otra cosa que intentos para acrecentar el poder de los usuarios contra las organizaciones y reforzar de este modo su capacidad para dar forma a metas organizacionales.

Efectos de las metas en la prestación de servicios

El análisis anterior ha dado idea de algunas de las consecuencias que el proceso de determinación de metas y su resultado tienen sobre la pauta de prestación de servicios en las organizaciones al servicio del hombre. Es importante definirlas con más claridad si queremos entender las fuerzas que dan forma a la prestación de servicios.

Servicios y programas como expresiones de metas

Debemos reiterar que los compromisos de metas de una organización sirven como guías para la formulación de programas y servicios. Las decisiones sobre asignación y utilización de recursos para metas transitivas y reflexivas establecen grandes frenos a la definición y a la estructura de actividades de cada una de las unidades de la organización. Concretamente, las metas definen la gama de problemas y necesidades humanas dentro del dominio de una organización, así como las estrategias que han de emplearse para responder a ellas. De esta suerte, cada unidad de una organización está circunscrita por estas definiciones en cuanto al uso de sus recursos. Por ejemplo, una agencia para el servicio de la familia no establecerá un programa para atención a usuarios si sus problemas son definidos como intrapsíquicos, y si las estrategias para responder a ellos son primordialmente psicoanalíticas (Cloward y Epstein, 1965). En el mismo orden de ideas, esta agencia no contratará trabajadores autóctonos para ocupar puestos de asesoría cuando sus metas reflexivas sean proteger el dominio de los trabajadores sociales profesionales. Una casa hogar para ancianos destinará poquísimos recursos a servicios de rehabilitación social si sus metas transitivas primarias son de custodia, y destinará todavía menos recursos si sus metas reflexivas son obtener utilidades. En contraste, una organización para la atención de la salud cuyo fin sea servir a personas de ingresos bajos, que normalmente no son alcanzados por el sistema de atención a la salud, probablemente establecerá varios programas diferentes para captar a sus usuarios (Berkanovic y Reeder, 1974).

Las metas como medidas de la responsabilidad organizacional

Como ya indicamos, una vez que una organización se compromete respecto a un conjunto de metas, responde por ellas ante las organizaciones y grupos de interés que la observan y que le proporcionan legitimación. Las metas acaban siendo criterios conforme a los cuales se evalúa a la organización, y de este modo plantean limitaciones adicionales a la capacidad de las diferentes unidades de la organización para dar forma a pautas de prestación de servicios. En general, cada unidad deberá estructurar sus pautas de prestación de servicios para puntuar bien los criterios de evaluación usados por los grupos de observación y de legitimación. Blau (1955), en un estudio que es clásico sobre una agencia pública de colocación de empleados, observó el modo en que la meta de colocar apropiadamente a los solicitantes en trabajos acabó siendo el principal criterio de evaluación de la eficacia de la agencia, y consecuentemente, se produjeron pautas altamente discriminatorias de prestación de servicios en el seno de la misma. El personal que quería puntuar bien conforme a este criterio tendió a rechazar solicitantes provenientes de grupos minoritarios y en desventaja porque podrían no tener buen éxito en sus trabajos.

Del mismo modo, Polk y Schafer (1972) afirman que promover la excelencia académica se ha convertido en uno de los principales criterios para medir la efectividad de las escuelas preparatorias. Las escuelas que producen una elevada proporción de graduados que van a integrar escuelas superiores, son consideradas como más efectivas que aquellas que no tienen una proporción siquiera similar aunque tengan prestigio y reputación más elevados. Este acento en el éxito académico genera dentro de la escuela un sistema de rastreo por medio del cual quienes no son juzgados capaces de satisfacer esta meta organizacional son enviados a una senda de "no escuela superior". Los efectos de este encauzamiento, sobre quienes lo sufren, significan un deterioro mayor en sus logros educativos, tienen menores oportunidades de instrucción, acceso limitado a recursos educativos e índices más elevados de abandono de estudios profesionales, aun suponiendo control sobre diferencias en IQ.

Metas organizacionales como ideología de la coalición dominante

Un aspecto central de las metas en las organizaciones al servicio del hombre es que abarcan una teoría moral sobre necesidades y problemas humanos. Yo destaco ese aspecto de la "ideología" de las metas organizacionales: un sistema de creencias sobre las causas de las necesidades y problemas humanos, los valores morales deseados, sostenidos y alcanzados al responder a estas necesidades y problemas, y los modos aceptables de respuesta. Es obvio que las metas de las organizaciones reflejarán las ideologías de la coalición dominante, y que las pautas de prestación de servicios se conformarán a estas ideologías. Esto se ejemplifica elocuentemente en un caso práctico sobre salas de hospital que presenta Coser (1963). El hospital, para pacientes crónicos de largo internamiento, tenía salas regulares y también un centro de rehabilitación. Según Coser, las capacidades físicas de los pacientes se sobreponían considerablemente; sin embargo, las ideologías dominantes en el centro y en las salas eran radicalmente diferentes y de eso resultaban tratamientos contrastantes a los pacientes. En las salas, la ideología era esencialmente de custodia: médicos y enfermeras creían que los pacientes no tenían capacidad para mejorar y que socialmente valían poco. En el centro de rehabilitación, el sistema de creencias que prevaleció fue el de que los pacientes eran capaces de mejoría y que tenían un elevado valor social. Las enfermeras de las salas dieron importancia a una administración interna ordenada y pusieron en práctica registros de rutina. La interacción con los pacientes fue mínima y versó principalmente con la administración física. Las enfermeras cumplían sus funciones de un modo altamente burocrático. En contraste, en el centro de rehabilitación hubo muchísima interacción social entre el personal y los pacientes y se dio particular importancia a mantenerlos activos y participando. Nada tiene de extraño que la relación entre el personal y los pacientes fuera reducida en las salas y elevada en el centro de rehabilitación.

En un estudio comparativo de seis instituciones correccionales juveniles, Street, Vinter y Perrow (1966) señalan también los efectos contrastantes de diferentes ideologías sobre los programas y las relaciones entre el personal y los internos en cada institución. Identifican tres ideologías predominantes: obediencia/conformidad, reeducación/desarrollo y tratamiento. En las instituciones de obediencia/conformidad, el supuesto predominante fue que "las orientaciones de los internos no podían ser alteradas básicamente, pero que los internos podían ser condicionados para conducirse apropiadamente" (p. 63). En esas instituciones los programas fueron de custodia y punitivos, realzaron el control, la reglamentación y el empleo coercitivo de la autoridad. En las instituciones de reeducación/desarrollo, se dio por sentado que los internos tenían la capacidad para desarrollarse y adquirir aptitudes básicas, y que una capacitación y una educación adecuadas eran el remedio para la conducta errada. Por consiguiente, en estas instituciones el acento programático recayó en la instrucción y en la capacitación vocacional. A los internos se les exigió que pasaran mucho tiempo en aulas y en talleres vocacionales. En las instituciones de tratamiento, se supuso que "la desviación podría corregirse únicamente por medio de una reorientación profunda o por una reconstitución de los internos; de otra suerte sus identificaciones inconscientes y otras fuerzas intrapersonales probablemente llevarían a una continuación de la conducta errada" (p. 64). Así pues, gran parte del programa se centró en el desarrollo de relaciones terapéuticas entre el personal y los internos por medio de consultas "uno-por-uno" o sesiones en grupo.

Metas organizacionales e incongruencias en la prestación de servicios

Las negociaciones y compromisos logrados en el seno de la coalición dominante generan metas múltiples en las organizaciones que deben satisfacer sus diferentes componentes. Estas metas tal vez no sean complementarias y también es probable que cada una esté relacionada con un conjunto de actividades incompatibles con otras en la organización. Merced a la división del trabajo, la organización puede tratar de reducir el conflicto entre estas metas repartiéndolas en unidades y papeles diferentes. Sin embargo, la organización no puede repartir su impacto sobre los usuarios. De esta suerte, los usuarios en las organizaciones de servicios humanos experimentan incongruencias y desavenencias en las pautas de servicio que reflejan las metas múltiples de la organización. Al interactuar con diferentes miembros del personal, es probable que los usuarios experimenten expectativas en conflicto sobre la conducta y los actos apropiados y que también haya discontinuidad en los servicios que se les prestan: los actos de un miembro del personal no por fuerza se parecerán a los actos de otros miembros. Duff y Hollingshead (1968), ponen de manifiesto las consecuencias de las metas múltiples sobre atención a los pacientes en un hospital que tenía tres metas: tratamiento, enseñanza e investigación. La atención a los pacientes, en particular a aquellos que no podían costear la intervención de un médico particular, se caracterizó por confusiones e incongruencias. Los pacientes descubrieron que la atención que recibían variaba conforme a los intereses de investigación y enseñanza del personal de la institución, de los residentes y de los internos. Definiciones de enfermedad y nivel de atención estuvieron sujetos a cambios, conforme cambiaban estos intereses. La continuidad de la atención se vio afectada por la rotación de residentes e internos, y en ocasiones algunos pacientes se vieron sujetos a procedimientos de diagnóstico y tratamiento no justificados ni necesitados plenamente. Fue cosa común que a los pacientes se les viera como "material clínico", como objetos de investigación y aprendizaje en vez de personas que necesitaban atención.

Según otro ejemplo, la multiplicidad de metas en un departamento de asistencia social puede someter a los usuarios a respuestas incongruentes y en conflicto de parte del personal. Por una parte, la meta de conservación del ingreso obliga a las personas a procedimientos altamente burocráticos cuando su elegibilidad para recibir ayuda pública está determinada y monitoreada. Por otra parte, la meta de rehabilitación por medio de los servicios sociales somete a los usuarios a una ideología casuista, a asesoramiento y a la exploración de problemas y necesidades personales. Por consiguiente, éstos deben aprender a dar respuestas conductuales diferentes dependiendo de la meta particular que se esté considerando durante su encuentro con funcionarios de asistencia social.

Es común que las metas organizacionales sean vagas, ambivalentes e indeterminadas debido a los intereses múltiples que la organización trata de satisfacer. La falta de especificación de metas permite, pues, a la organización justificar cursos de acción en conflicto y avenir o acomodar las múltiples demandas que se ejercen sobre sus recursos. Aunque es verdad que una estrategia así ayuda a la sobrevivencia organizacional, también lo es que somete a los usuarios a formas de prestación de servicios incongruentes y no integradas. Conforme diferentes unidades de la organización crean sus propias definiciones de metas, los usuarios pueden experimentar respuestas radicalmente diferentes a sus necesidades conforme pasan de una unidad a otra. Por ejemplo, los pacientes en un hospital psiquiátrico pueden ser alentados por los empleados de la sala a mantenerse dóciles y pasivos; en sesiones de grupo conducidas por trabajadores sociales podría pensarse que expresaran sentimientos y que ventilaran hostilidad y agresión. Su tratamiento psiquiátrico predominante, determinado por médicos, podría basarse en medicamentos. Sin embargo, todas estas actividades se justifican en nombre de la meta vaga del tratamiento y de la rehabilitación. En su capacitación profesional, los trabajadores sociales pueden experimentar las mismas expectativas en conflicto debido a la vaguedad y a la indeterminación de las metas de las escuelas de trabajo social. Un segmento de un programa de capacitación puede destacar aptitudes analíticas y de investigación, en tanto que otro destacará el desarrollo de aptitudes interpersonales. Algunos segmentos del plan de estudios se pronunciarán por una perspectiva de macronivel en la práctica de trabajo social; otros la desecharán y adoptarán una de micronivel. De esta suerte, los estudiantes experimentan tirones y empujones de metas e ideologías en conflicto, junto con metas educacionales vagas. Cabría aventurar la hipótesis de que a mayor vaguedad e indeterminación de las metas organizacionales corresponde un número mayor de expectativas organizacionales múltiples provenientes de los usuarios, y también un mayor sentido de frustración de éstos.

Transformación de las metas organizacionales

Los cambios en las metas de organización pueden provenir de fuentes diferentes. En primer lugar, los cambios en la membresía de la coalición dominante o en el poder relativo de sus miembros pueden traer consigo renegociaciones de metas. Del mismo modo, nuevos grupos de interés pueden presentarse para controlar los recursos y hacer presión para alterar las metas de la organización. Segundo, las necesidades de ésta pueden cambiar a lo largo del tiempo, y requerir la entrada de recursos diferentes. Esto exige interacción con nuevos grupos que tienen acceso a estos recursos y que se acomodan a sus intereses y demandas. Tercero, los cambios en la disponibilidad de los recursos por parte de la organización pueden requerir una revisión de las decisiones en marcha sobre adscripción y utilización de los recursos, y a su vez esto puede llevar a cambios en las metas. El proceso puede ser resultado de un encogimiento de recursos en el medio ambiente o de la expansión de las oportunidades de recursos potenciales. Finalmente, los cambios en el medio ambiente pueden alterar la importancia de las metas transitivas de una organización.

A lo largo de la historia de los servicios al hombre encontramos muchas organizaciones cuyas metas se vuelven anticuadas y que ya no guardan relación con las condiciones ambientales cambiantes, las cuales pueden ser demográficas, socioculturales, económicas, políticas o tecnológicas. Un buen número de las organizaciones de caridad que florecieron a fines del siglo XIX y principios del XX desaparecieron con el New Deal, conforme al cual los servicios sociales costeados por el gobierno federal tomaron el lugar de las instituciones privadas de caridad destinadas a ayudar a los pobres. Del mismo modo, es posible notar la declinación de organizaciones tales como los orfanatos y los intercambios de servicios sociales. Estas organizaciones no sobrevivieron sencillamente porque no pudieron adaptarse al medio ambiente y adoptar metas nuevas y viables. Esta falla se puede atribuir a varios factores:

1) El liderazgo organizacional no pudo predecir los cambios y no tuvo la aptitud para identificar posibles campos de acción para la organización. 2) Las metas de la organización estaban definidas tan estrechamente que excluyeron la consideración de otras metas posibles; la entrega a metas estrechas y especializadas dio por resultado rigidez y dogmatismo organizacionales. 3) Los recursos de la organización se invirtieron de modo tal que no pudieron ser retirados y movilizados hacia otros propósitos. 4) Se disolvió la coalición dominante que proporcionaba los recursos críticos a la organización, además de que la organización escogió metas que no atrajeron a grupos de interés poderosos (véase también el capítulo IX).

En contraste, las organizaciones que enfrentan exitosamente el cambio de sus metas y que mantienen su viabilidad experimentan, según se dice, una *sucesión de metas* (Sills, 1957). El ejemplo que se cita con más frecuencia es el de la Fundación Nacional para la Parálisis Infantil. Con el descubrimiento de la vacuna contra la polio, se cumplieron positivamente las metas originales de la fundación. En vez de debilitarse, la organización adoptó nuevas metas: la prevención, descubrimiento y combate de defectos genéticos y de nacimiento entre infantes. Sills atribuye el cambio positivo en las metas organizacionales a la altísima legitimidad de que disfrutaba la fundación en la comunidad y al control de secciones locales por parte de las oficinas centrales nacionales. Estas últimas introdujeron el cambio sin hallar gran resistencia dentro de la organización. Además, el alto grado de legitimidad de la organización se reflejó en el apoyo de grupos de interés clave de la comunidad. La Cruz Roja pasó también por un proceso similar de sucesión de metas. Poco después de la primera Guerra Mundial, la organización experimentó una declinación en el interés por pertenecer a ella y una apatía cada vez mayores. Necesitaba desesperadamente hallar nuevas metas para justificar su existencia, y por ello adoptó un programa nuevo tendiente a preservar y a mejorar la salud pública. Después de la segunda Guerra Mundial la organización sufrió una crisis similar, y agregó nuevas metas pues estableció un programa nacional de donadores de sangre. Aquí también podría decirse que la Cruz Roja tuvo éxito porque pudo capitalizar la amplísima base de su legitimación y porque su liderazgo nacional tuvo la previsión de predecir e identificar programas que pudieran ser vistos como muy deseables por la comunidad. Aunque la YMCA careció de un fuerte liderazgo centralizado, sufrió una sucesión de metas y cambió de un proselitismo religioso a la socialización y desarrollo del carácter. Zald y Denton (1963) atribuyen el éxito de la transformación de la organización a factores muy variados: 1) sus metas ampliamente enunciadas le proporcionaron flexibilidad y le permitieron adoptar programas diversos; 2) su dependencia de las cuotas de sus miembros la obligó a adaptarse a las necesidades de éstos; 3) su estructura federada aumentó la autonomía local y reforzó su adaptación a las necesidades de los miembros; y 4) su meta de desarrollo del carácter le permitió también establecer una gama amplia de programas atractivos a grupos muy diversos.

Estos y otros ejemplos indican que la habilidad de las organizaciones al servicio del hombre para pasar airosamente por una sucesión de metas se basa en tres factores. Primero, la organización debe disfrutar de un amplio apoyo en la comunidad. Esto se puede lograr ya sea por medio de la ayuda de diversos grupos de influencia o apelando a una gama amplia de clientes. Segundo, la organización debe tener metas ampliamente definidas, lo cual le permitirá cambiar de un programa a otro sin que sufra una gran transformación ideológica. Ideologías estrechamente atrincheradas suelen generar conflictos dentro y fuera de las organizaciones cuando éstas se esfuerzan por avanzar hacia nuevos campos. Tercero, la organización debe mantener una estructura interna que establezca pocas limitaciones a su capacidad para lanzar nuevos programas. Una organización encadenada por un sistema complejo e inflexible de toma de decisiones, o por personal estrechamente capacitado, o por una cuantiosa inversión de recursos que no es posible reinvertir, experimentará graves problemas cuando quiera cambiar sus metas. Igualmente, las organizaciones deben poseer una tecnología de servicio que pueda ser transformada a fin de que satisfaga nuevos objetivos, o debe poder incorporar nuevas tecnologías que no sean radicalmente incongruentes con las ya existentes.

En suma, la sucesión de metas significa que la organización ha cumplido positivamente sus metas originales transitivas y que ha podido seleccionar nuevas metas transitivas, basándose principalmente en necesidades identificables de la comunidad, y sólo secundariamente con base en sus necesidades de autosustentación.

De una manera general, puede decirse que las organizaciones al servicio del hombre sufren *procesos de adaptación a metas,* debido a los cuales las metas transitivas son modificadas no porque hayan sido alcanzadas satisfactoriamente, sino más bien porque los cambios ocurridos en las exigencias del medio ambiente hacen que sea poco probable el logro de las metas originales. De esta suerte, el ímpetu en favor de metas organizacionales cambiantes se basa tanto en la necesidad de que la organización responda a demandas cambiantes del medio como a sus necesidades de autopreservación.

Bernard, Kurtagh y Johnson (1968), en su estudio sobre la transformación de una agencia de servicio social, nos ofrecen un ejemplo de este proceso. Una agencia, la Organización al Servicio del Vecindario, se formó en 1955 mediante una fusión de tres entidades tradicionales cuya meta era prevenir más eficazmente la delincuencia en vecindarios de ingresos bajos. Los servicios comprendían "servicios terapéuticos de grupo" a niños desajustados en una escuela pública, un programa para trabajadores desavenidos y delincuentes jóvenes y un servicio de organización comunitaria en un proyecto de albergues públicos. La agencia creció con rapidez, al grado de que hacia 1965 había triplicado su presupuesto y su personal; se le reconoció un buen lugar en razón de la calidad de sus servicios. Sin embargo, la agencia no pudo menos que reconocer que el impacto de sus servicios directos sobre la población blanca era muy limitado; más aún, con el nacimiento de la atención nacional a los problemas de la pobreza y con la creciente disponibilidad de fondos para diversos proyectos de demostración, la agencia decidió cambiar otra vez sus metas, tanto para ser más eficaz como para sostener su viabilidad. Su liderazgo ejecutivo decidió alejarse de los servicios directos e iniciar diversos programas de demostración en los que participó la policía, escuelas y autoridades de vivienda y también el departamento de bienestar público y su clientela anterior. Para la agencia, su papel consistiría en abogar a favor de los usuarios de bajos ingresos y ser consultora de agencias ya existentes, por medio de proyectos de demostración cuyo fin sería crear programas más eficaces para sus beneficiarios. Entre estos proyectos figuró el establecimiento de servicios de trabajo social para estudiantes mal ajustados, que se darían en las escuelas; hacer que la autoridad de vivienda estableciera el puesto de coordinador de servicios sociales; y ayudar a la policía a crear un proyecto especial cuyo fin sería acrecentar la cooperación entre ésta y la juventud.

Es común que el proceso de adaptación de metas se inicie como resultado del cambio en las necesidades y servicios de la comunidad. Las agencias de adopción son un buen ejemplo. Con la declinación espectacular en el número de bebés deseables sujetos de adopción —resultado del cambio de actitudes hacia el control de los nacimientos y hacia familias de un solo padre— las agencias enfrentaron toda una crisis, y aun cuando no contribuyeron a la presencia de estos cambios admitieron que las necesidades de adopción habían cambiado y que también ellas debían cambiar si querían sobrevivir. Muchas de ellas cambiaron sus programas y los centraron en niños "difíciles de adoptar" y en la prestación de servicios a madres solteras adolescentes.

Finalmente, las organizaciones al servicio del hombre pueden sufrir un proceso de *desplazamiento de metas,* en el cual la organización abandona su entrega a metas transitivas en favor de sus metas reflexivas. Esta situación se presenta con más probabilidad cuando la organización experimenta amenazas contra sus recursos y puede mantener su flujo constante reduciendo su entrega a los objetivos originales de servicios. Helfgot (1974), ha estudiado el proceso de desplazamiento de metas en la agencia Movilización para la Juventud (MFY, Mobilization for Youth) el cual se puso de manifiesto en los cambios de programa puestos en marcha por la agencia desde poco después de 1970 y durante todo el decenio siguiente. La agencia se inició con una ideología de servicio que destacaba las causas estructurales de la pobreza, al mismo tiempo que rechazaba la tesis de que la pobreza era una consecuencia de la patología del individuo. Consiguientemente, sus metas fueron modificar la estructura institucional de los servicios humanos con el fin de erradicar la pobreza. Sus programas originales apuntaron también a reducir la discriminación en la contratación de personal, a cambiar las tecnologías educativas tradicionales de las escuelas y obligar a las agencias públicas a sintonizarse mejor con las necesidades de los pobres. Sin embargo, a partir de más o menos 1965, las metas originales fueron desplazadas gradualmente de modo que unos cinco años después la agencia adoptó la ideología de la cultura-dela-pobreza, que inicialmente había rechazado. El resultado de esto fue que sus programas dieron importancia casi exclusivamente a la capacitación vocacional y se desentendieron de toda acción comunitaria (véase el cuadro IV. 1).

Buena parte del desplazamiento de metas se puede explicar por los cambios ocurridos en el medio ambiente político y social, que se expresaron mediante cambios en las pautas de financiamiento. Las fuentes originales de financiamiento de la agencia, entre las cuales figuraron la Fundación Ford y el Instituto Nacional de Salud Mental, aceptaron el énfasis en el cambio institucional. Sin embargo, en las fases posteriores de la transformación de la agencia, las fuentes de financiamiento fueron la Secretaría del Trabajo y la agencia de recursos humanos de la ciudad, debido a que estas últimas ofrecían una mayor estabilidad de recursos. Sin embargo, para alcanzar tal estabilidad, la agencia debió abandonar sus metas de cambio institucional debido a que no las apoyaban estas fuentes de financiamiento. En pocas palabras, el desplazamiento de metas ocurrió porque la necesidad de la agencia de sobrevivir y mantener la estabilidad de sus recursos tomó precedencia respecto a su misión original.

Scott (1967*b*), en su estudio sobre talleres de trabajo protegidos para los ciegos, ofrece otro ejemplo de desplazamiento de metas. Las metas originales de los talleres de trabajo fueron, primeramente, capacitar a los ciegos en trabajos que les permitieran tener empleos de tiempo completo en industrias y, en segundo lugar, proporcionar un lugar de trabajo apropiado para aquellos ciegos que no pudieran competir en el mercado de trabajo. El caso es que desde su nacimiento, los talleres de trabajo pasaron por tremendas dificultades de dinero, debidas en particular a que las mercancías que manufacturaban eran de poca demanda y a que los costos de producción eran altos. La depresión amenazó la existencia misma de estos talleres de trabajo puesto que la demanda de sus productos declinó todavía más y sus déficit no podían ser cubiertos por instituciones de caridad. Sólo después de amplias gestiones en el Congreso se promulgó una ley que ordenaba que las agencias federales compraran mercancías producidas en estos talleres, siempre y cuando cumplieran las especificaciones de las agencias. Merced a esta ley se prorrogó la sobrevivencia de los talleres, pero tuvo como resultado el desplazamiento de sus metas. Los talleres de trabajo se transformaron y parecieron enormes empresas comerciales por la sencilla razón de que sus administradores debían asegurarse de entregar la calidad y la cantidad de mercancías especificadas por las diversas agencias federales. Así, en vez de capacitar a todos los ciegos para empleos de tiempo completo en la industria o en el comercio, se mantuvo a los ciegos hábiles y competentes en talleres de trabajo protegidos con el fin de que las metas de producción se satisficieran. Lo cierto es que cuando la necesidad de mano de obra creció enormemente durante la segunda Guerra Mundial y cuando se presentaron muchísimas oportunidades para colocar a los ciegos en industrias, los talleres de trabajo hicieron todo lo posible por retener a sus mejores trabajadores.

Es muy interesante que, aun después de que los talleres de trabajo prote-

CUADRO IV.1. *Transformación de metas de Movilización para la Juventud*

	Fase I: *planeación 1958-1962*	*Fase* II: *militante 1962-1965*	*Fase* III: *de transición 1966-1968*	*Fase* IV: *capacitación de mano de obra 1969-1972*
I. *Ideología de la organización*				
a) Ideología primaria	Interpretación estructural de la pobreza	Interpretación estructural de la pobreza	Estructural a cultura de la pobreza	Cultura de la pobreza (defecto individual)
b) Ideología de participación nativa	Intérpretes, consumidores y sujetos	Consumidores y sujetos	De consumidores a participación de grupo minoritario	Participación de grupo minoritario
II. *Énfasis del programa* *a*) Actividades dominantes	Inaplicable	Capacitación vocacional; servicio; acción en la comunidad	Capacitación; servicio; acción decreciente en la comunidad	Capacitación vocacional; servicio decreciente
b) Grado de la acción militante en la comunidad	Inaplicable	Mucho	Reducido	Ninguno

FUENTE: Adaptado de Helfgot (1974: 478).

gidos se las arreglaron para llegar a tener seguridad financiera, no hubo un regreso a las metas originales. Scott señala el papel particular que tienen las ideologías en cuanto a sostener el desplazamiento de metas. Hace ver que el desplazamiento de metas se justificó por medio de un cambio en la ideología hacia la rehabilitación de los ciegos. El énfasis ya no recayó en su integración social, sino más bien en protegerlos y evitar que confrontaran la competencia de trabajadores sanos, y protegerlos de los estereotipos públicos sobre la ceguera. En términos más generales, este estudio demuestra que en las ideologías de las organizaciones al servicio del hombre sobre la misión de servicio de una organización pueden presentarse consideraciones que tengan poco que ver con la asistencia social y el bienestar de sus usuarios. Sin embargo, el público podrá aceptarlas como expresión honesta de la entrega de la organización a sus beneficiarios.

Resumamos nuestro estudio de la transformación de las metas organizacionales. El cuadro IV.2 indica las diferencias entre los tres tipos de transformación de metas: sucesión de metas, adaptación de metas y desplazamiento de metas. Se distinguen entre sí conforme a tres dimensiones: el énfasis relativo sobre metas reflexivas, el logro anterior de las metas transitivas originales y las bases organizacionales para la selección de nuevas metas.

CUADRO IV.2. *Pautas de transformación de metas*

Transformación de metas	*Énfasis de metas reflexivas*	*Logro de metas transitivas*	*Bases para la selección de nuevas metas*
Sucesión de metas	Equilibrado	Alto	Necesidades de la comunidad
Adaptación de metas	Equilibrado	Moderado	Necesidades de la comunidad y organizacionales
Desplazamiento de metas	Alto	Bajo	Necesidades organizacionales

CONCLUSIÓN

Las organizaciones al servicio del hombre se caracterizan por tener metas amplias, indeterminadas, múltiples y a menudo en conflicto. Sin embargo, estas metas tienen graves consecuencias sobre las pautas de prestación de servicios. En el nivel más general, estas metas reflejan entregas ideológicas y sistemas de creencias sobre bienestar, moralidad y desviaciones sociales humanas. O sea, que en un cierto sentido las organizaciones al servicio del hombre pueden ser vistas como vehículos dirigidos a vigorizar y reforzar un cierto sistema de moralidad en la sociedad.

Las discrepancias entre las metas oficiales y operativas en las organizaciones al servicio del hombre señalan el hecho de que al igual que otras burocracias, estas organizaciones son asediadas por problemas de sobrevivencia, por presiones para acomodar intereses múltiples, por limitación de recursos y por carecer de tecnologías viables de servicio, todo lo cual hace que las metas oficiales se conviertan en enunciados de ideales dirigidos principalmente a buscar apoyo social y legitimación. Sin embargo, estas discrepancias no deben ser pasadas por alto, ya que permiten a los analistas de política social y a los reformadores identificar algunas de las barreras que se oponen a la efectividad organizacional.

Las metas operativas de la organización, que se expresan mediante la asignación real de recursos, incluyen: 1) metas transitivas, que se refieren al impacto buscado del producto de la organización sobre su medio; y 2) metas reflexivas, que se centran en el automantenimiento y en la supervivencia de la organización. Estas metas se determinan mediante un proceso de negociación entre los grupos de interés que controlan los recursos clave de las organizaciones. A final de cuentas, estas metas reflejan las negociaciones y las avenencias de la coalición dominante.

Como resultado, las pautas de prestación de servicios reflejarán los esfuerzos de la organización para alcanzar estos intereses múltiples, a menudo a costa de desentenderse de los intereses de los usuarios, de incongruencias en el servicio, y de limitar las opciones del servicio. Todo esto se manifiesta más espectacularmente cuando la organización desplaza sus metas con el fin de apuntalar su sobrevivencia. Por el contrario, la sucesión de metas permite a la organización ser perceptiva de las necesidades de servicio y es probable que esto se logre cuando la organización tiene flexibilidad, una amplia base de legitimación y liderazgo ejecutivo eficaz.

V. TECNOLOGÍA ORGANIZACIONAL

La tecnología que una organización al servicio del hombre emplea para lograr un cierto cambio predeterminado en los usuarios, es una determinante clave de sus pautas de prestación de servicios en general, y de sus relaciones entre su personal y los usuarios en particular. Dicho en pocas palabras, la tecnología de una organización define sus actividades esenciales frente a sus beneficiarios.

Ninguna otra variable, como es la naturaleza de su tecnología, distingue tan claramente a una organización al servicio del hombre (cuya "materia prima" son personas, no objetos inanimados) de otras burocracias. Operar sobre *personas* para transformarlas desde una posición dada hacia una situación nueva exige un amplio conocimiento del funcionamiento y de la conducta del hombre, que inherentemente es complejo, incompleto, siempre cambiante y a menudo contradictorio e incongruente. Por si fuera poco, estas organizaciones deben enfrentar no nada más una multitud de factores que van de lo biológico a lo cultural y que afectan la conducta humana, sino también las consecuencias morales de intervenir en las vidas de las gentes. Esta pesada carga tiene consecuencias de gran fuste tanto para las organizaciones como para sus usuarios.

Por estas razones, las organizaciones al servicio del hombre tienen más probabilidades que otras burocracias de ser asediadas por dilemas e incertidumbres referentes a la selección y a la puesta en práctica de sus tecnologías de servicio. En primer lugar está el desacuerdo frecuente sobre el producto final deseado. Por ejemplo, ¿los programas de rehabilitación de los ciegos se han de concentrar más bien en restablecer su funcionamiento independiente o en crear un medio que los acoja en una situación de dependencia? (Scott, 1969). Del mismo modo, hay diversidad de opiniones en cuanto a determinar qué programas correccionales deben implantarse: ¿fluctuarán entre la disuasión y el fomento de aptitudes vocacionales, o en el cambio en la personalidad y en la aptitud? (Lipton, Martinson y Wilks, 1975).

Segundo, se presenta el dilema de escoger una tecnología que sea deseable y eficaz. Veamos, por ejemplo, el debate interminable sobre cuál es la tecnología de enseñanza más eficaz: ¿el modelo de control de la conducta, el modelo de aprendizaje-descubrimiento, o el modelo racional? (Nuthall y Snook, 1973). Una controversia similar ha surgido sobre el asunto de determinar la propiedad y efectividad de varias tecnologías psicoterapéuticas (Orlinsky y Howard, 1978).

Tercero, existe el problema de equiparar o igualar a los usuarios con una tecnología apropiada en el seno de criterios de valoración ambiguos e inciertos. Rosenbaum (1976) descubrió que se usaban criterios subjetivos e incongruentes para encauzar a los estudiantes en el seno de diversos agrupamientos por sus aptitudes mostradas en las escuelas. Roth y Eddy (1967) observaron mucha subjetividad en la selección de pacientes en programas de rehabilitación. Estos y otros ejemplos plantean el problema de la equidad en cuanto al acceso de los usuarios a los servicios humanos.

Finalmente, en contraste con otras organizaciones, el logro del "control de calidad" es particularmente difícil cuando se trata de organizaciones de servicios humanos. Debido a que la tecnología descansa principalmente en las relaciones entre el personal y los usuarios, su éxito se basa en la aptitud de la organización para inducir respuestas conductuales apropiadas y pautas de interacción en ambos. Por consiguiente, no puede atenerse únicamente a medios no personales, digamos un equipo y herramientas tangibles para controlar las relaciones entre el personal y los usuarios. Ha de recurrir a medios personales tales como la persuasión, la apelación a valores comunes o echar mano de sanciones conductuales, para lograr el sometimiento tanto del personal como de los usuarios. Por consiguiente, la selección de mecanismos eficaces de sometimiento aplicables al personal y a los usuarios, es de interés capital en las organizaciones al servicio del hombre.

En este capítulo exploraré las características de las tecnologías de prestación de servicios que generan estos y otros dilemas. Analizaré cómo las organizaciones al servicio del hombre operan sus tecnologías, y discutiré el impacto de estas tecnologías sobre la estructura de trabajo y sobre las relaciones personal-usuario.

Una definición de tecnología al servicio del hombre

Una *tecnología al servicio del hombre* puede ser definida como un conjunto de procesos institucionalizados cuyo fin es cambiar los atributos físicos, psicológicos, sociales o culturales de personas, a fin de transformarlas, haciéndolas pasar de una posición dada a una posición nueva y buscada. La expresión "institucionalizada" denota que los procedimientos están legitimados y sancionados por la organización. Por consiguiente, los casos de estudios sociales como ejemplo de tecnología al servicio del hombre, han sido caracterizados como "un proceso por medio del cual un individuo (el que se ocupa del caso) ayuda a otro (el beneficiario) a tomar las medidas necesarias para lograr ciertas metas sociales o personales utilizando los recursos que están al alcance del usuario" (Taber y Taber, 1978: 137).

Del mismo modo, Bidwell define la tecnología educacional como "una serie de interacciones entre alguien que desempeña el papel de maestro y alguien que desempeña el papel de discípulo, teniendo la meta explícita de cambiar uno o más de los estados cognoscitivos del discípulo (lo que sabe o cree, o su aptitud para realizar tareas cognoscitivas) o estados afectivos (sus actitudes, valores o motivos)" (1973: 414).

Los teóricos organizacionales han tendido a limitar la definición de tecnología a aquellos procedimientos que están científicamente basados o anclados en un saber demostrado de relaciones de causa-efecto. Para Greenwood la tecnología es una disciplina que busca "lograr cambios controlados en relaciones naturales mediante procedimientos basados científicamente" (1960: 2). Perrow delinea cinco atributos mínimos de la tecnología:

1) Un primer requisito es tener algún conocimiento de la relación de causa-y-efecto, no al azar; es decir, las técnicas llevan a la ejecución de actos que, por razones conocidas o desconocidas, causan un cambio bajo condiciones especificadas.
2) Existe algún sistema de retroalimentación conforme al cual las consecuencias de los actos se pueden valorar de un modo objetivo.
3) Es posible lograr demostraciones repetidas de la eficacia de los actos.
4) Hay una gama de tolerancia aceptable, razonable y determinada; esto es, la proporción del éxito se puede estimar y aun cuando ésta puede ser pequeña, se juzga que es suficiente para proseguir la actividad.
5) Finalmente, las técnicas deben ser comunicables, de modo que casi todas aquellas personas que tengan capacitación preliminar adecuada podrán dominar las técnicas y realizarlas dentro de límites aceptables de tolerancia (1965: 915-916).

Esta delineación es demasiado limitada debido a que buena parte del trabajo que se hace en estas organizaciones no se basa en un conocimiento de las relaciones causa-efecto; sin embargo, resultaría equívoco sugerir que estas organizaciones carecen de tecnología. Su personal *sí* emplea diversos procedimientos, prescritos y legitimados por las organizaciones. Las tecnologías de los servicios humanos no se basan únicamente en el saber científico sino también en experiencias y en sistemas de creencias. En contraste con organizaciones que procesan materia prima inanimada, las organizaciones al servicio del hombre se topan con problemas y necesidades para los cuales no es posible demorar respuestas ni alegar falta de conocimientos científicamente basados. El trabajador social que enfrenta a un paciente con tendencia al suicidio, por ejemplo, debe responder inmediatamente a la tribulación del paciente y recurrirá, por consiguiente, a cualquier conjunto de técnicas de intervención, aprobadas por la agencia, para ayudarlo, aun en el caso de que tales técnicas tengan pocos fundamentos científicos. Este punto lo enuncia perfectamente Freidson (1970), en su estudio de la tecnología médica. Sugiere que dado que el enfoque de la práctica médica recae en soluciones prácticas de problemas concretos, los médicos están obligados a seguir el curso de las cosas aun cuando sus actividades carezcan de bases científicas. La medicina "se orienta hacia la intervención independientemente de que haya o no conocimientos confiables" (Freidson, 1970: 163).

La mayoría de las técnicas de servicios humanos abarcan varios componentes que corresponden a las fases mediante las cuales los usuarios son procesados por la organización.

1. Reclutamiento y selección. Esta fase se compone de un conjunto de procedimientos para reclutar y seleccionar usuarios a los cuales se considera apropiados para recibir los servicios de la organización. Estos procedimientos confieren a aquellos que se ponen en contacto con una organización una situación de "elegibilidad" o de "inelegibilidad". Este componente se encarna típicamente en la oficina de admisión de un hospital o en la unidad de entrada de cualquier agencia de servicio social. Estos procedimientos definen la población sobre la cual la organización quiere tener jurisdicción suficiente para poder intervenir. Esto significa que determinan los atributos del "material en bruto" que debe ser procesado por la organización. Es posible que entren en conflicto las definiciones de elegibilidad de una organización y de un lego, ya que las primeras emanan de la elección de tecnología por parte de la organización en tanto que las últimas son resultado de percepciones individuales de necesidades y problemas.

2. Valoración y clasificación. Esta fase se compone de un conjunto de procedimientos que sirven para evaluar atributos de los usuarios; lleva hacia la clasificación y la aplicación de marbetes. Esta aplicación prescribe, a su vez, la naturaleza de la transformación del cliente que busca la organización. En la jerga de las profesiones de ayuda, a este proceso se le llama "diagnosis". Este proceso encauza a los prestadores de servicios a centrarse de un modo selectivo en aspectos particulares de la biografía del cliente, reevaluándolo y ordenándolo de modo tal que embone en las categorías de diagnóstico determinadas organizacionalmente (Scheff, 1965). Como resultado de esta colocación de marbetes, la organización atribuye un significado diferente a los atributos de sus usuarios que con toda probabilidad diferirá radicalmente del significado que el usuario y los legos le dan. Esta clasificación hace encajar a los clientes en categorías artificiales y crea diferenciaciones y demarcaciones que son mucho más acentuadas que las que existen en la vida diaria (Freidson, 1965).

3. Transformación de la posición relativa. Esta fase se compone de una batería de técnicas cuyo fin es producir un cambio predeterminado en la posición relativa, física, psicológica, social o cultural del cliente. Estas técnicas son la tecnología "central" de la organización, en el sentido de que son casi únicamente las responsables de los resultados del servicio. Como tales, entrañan la manipulación deliberada de los atributos o medios ambientes del usuario. Debido a que la aplicación exitosa de estas técnicas requiere la anuencia del cliente, los mecanismos de control y de monitoreo del receptor del servicio están incrustados en la tecnología central. Estos mecanismos pueden incluir pruebas y evaluaciones periódicas de sus progresos, así como el empleo selectivo de incentivos y sanciones cuyo fin es reforzar la anuencia.

4. Terminación y certificación. Esta fase se compone de un conjunto de procedimientos que definen y controlan la salida del usuario de la organización, y que confirman públicamente la posición relativa alterada del usuario.

Mediante estos procedimientos la organización establece diferencias entre diversas categorías de clientes *procesados*, para lo cual les asigna etiquetas de salida que atestiguan la nueva posición relativa y pública que han adquirido como resultado de la intervención de la organización en sus vidas. Esta nueva posición relativa, sea que "se haya conseguido con honores", "que indique una enfermedad mental crónica", "que asegure que se ha adaptado", o que especifique que es un "extransgresor", influirá en la respuesta de otras organizaciones y de unidades sociales en cuanto a su salida (Hasenfeld, 1972). El marbete de salida no siempre es aceptable a los ojos del usuario. Así, Braginsky y asociados (1969), han mostrado que pacientes que entran a un hospital mental para escapar del estrés de la vida diaria tienden a esquivar la ayuda terapéutica, que podría determinar que ya están listos para ser dados de alta. Más todavía, el marbete de salida, aun cuando está vinculado a los esfuerzos de transformación de la posición relativa, no siempre reflejará con fidelidad los resultados de tales esfuerzos debido a su índole estereotípica. A un joven a quien se le haya dado el certificado de graduación de la preparatoria es probable que le falte adquirir aptitudes básicas de lectura y escritura.

Cada fase de la tecnología de los servicios humanos necesita juicios y evaluaciones morales así como decisiones sobre el destino de un usuario. Por consiguiente, éstos adquieren una "carrera moral" cuando pasan por la organización (Goffman, 1961). Este es uno de los atributos singulares de las tecnologías al servicio del hombre, tema al cual nos referiremos inmediatamente.

Atributos de las tecnologías al servicio del hombre

El hecho fundamental de que las gentes que sirven como "materia prima" son autoactivantes y cargadas de valores, proporciona a las tecnologías al servicio del hombre características que las diferencian de las tecnologías de otras organizaciones. A su vez, estas características exigen que las organizaciones de servicios humanos se avengan y se adapten a la gente en términos diferentes a los utilizados por otras organizaciones. Trabajar con humanos crea dos problemas fundamentales e interrelacionados. En primer lugar, el que la materia prima sea gente supone una instancia moral ineludible sobre la tecnología y que la organización debe enfrentar. Segundo, las tecnologías al servicio del hombre deben enfrentar las diversas incertidumbres que emanan directamente de la variabilidad y complejidad de las personas y de nuestros conocimientos limitados sobre ellas. Estas incertidumbres son reforzadas por la necesidad de emplear formas de trabajo que requieren contacto estrecho entre el personal y los usuarios. Estas dos cuestiones dan forma al carácter único de las tecnologías al servicio del hombre.

Tecnologías al servicio del hombre y sistemas morales

Las gentes que son procesadas por las organizaciones de servicios humanos no son entidades neutras. Tienen valores morales y culturales que determinan no nada más su identidad, sino que también definen su posición moral en el contexto social más alto. Se presentan en la organización con una identidad y una posición relativa que adscribe un significado social y, por consiguiente, moral, a sus características personales. Edad, sexo, raza, características físicas, expresiones de actitudes y sentimientos y conducta, son interpretados y se les asigna un significado social en consonancia con la ubicación e identidad sociales del receptor del servicio. Por consiguiente, los atributos de este receptor no son vistos y procesados simplemente como información "objetiva" sino también como enunciados sobre su posición social y moral. Por lo tanto, las pautas de intervención de la organización, por medio de su tecnología, son conformadas por la evaluación moral del usuario hecha por el personal. Además, conforme los usuarios son procesados por medio de la tecnología, se generan atributos sociales y morales adicionales que se incorporan a sus identidades.

Por ejemplo, cuando un trabajador social decide que una persona necesita adquirir mejores aptitudes en el campo de la educación de los niños, la decisión genera invariablemente un significado *social* que afecta no nada más la evaluación y la respuesta al cliente por parte del trabajador y de otros individuos de significación, sino también a la propia identidad del cliente. Igualmente, cuando un maestro de escuela gradúa a un estudiante, está realizando un enunciado moral. Citando a Freidson, "cuando un médico diagnostica que un trastorno humano es enfermedad, su diagnóstico altera la conducta del hombre: se agrega un estado social a un estado biofísico atribuyéndole el significado de enfermedad al trastorno" (1970: 223). Igualmente, conforme los usuarios de servicios son procesados por medio de la tecnología organizacional, diversos aspectos de sus biografías adquieren nuevos significados sociales que confirman o alteran su posición moral relativa. En este contexto las tecnologías al servicio del hombre pueden ser vistas como estructuras morales.

Sería un error considerar accidental o no intencional el entrelazamiento del sistema moral en la tecnología. Toda tecnología al servicio del hombre abarca un modelo explícito o implícito de naturaleza humana que está anclado en un conjunto de valores sociales y culturales que proporcionan justificación moral a su uso. Por consiguiente, la elección de tecnología entraña también la selección de un sistema moral que debe ser reforzado y mantenido. Este sistema moral se manifiesta por medio de los criterios que usan los practicantes de la tecnología para determinar elegibilidad; para valorar y clasificar a los usuarios; para escoger el procedimiento de transformación; y para valorar los resultados de la intervención. Como ejemplo, Sudnow (1967) halló en su estudio sobre salas de urgencia de los hospitales, que la atribución por parte del personal de las salas de urgencia de dar un valor social más elevado a los jóvenes en relación con los viejos produjo diferencias espectaculares en los esfuerzos que hacían para resucitar pacientes jóvenes y viejos. Con base en sus observaciones en una escuela urbana de un *ghetto*, Rist (1970) concluyó que un maestro daba más atención, mayor reconocimiento, y que en general dedicaba más esfuerzos a enseñar a niños que embonaban en sus propios valores culturales y morales de clase media, de los que dedicaba a niños que no embonaban en tales valores; a los niños que no encajaban en sus estándares los definía moralmente como inferiores. Estos y otros resultados similares no son de sorprender en cuanto reconozcamos que las decisiones organizacionales sobre el procesamiento de usuarios entrañan elecciones sobre la entrega y asignación de recursos a ellos —es decir, atención y tiempo del personal, interés y empatía, pericia y cantidad y calidad de los servicios—, elecciones que a final de cuentas son guiadas por consideraciones morales que no solamente ni necesariamente son la expresión de valores personales sostenidos por el personal, aun cuando también pueden desempeñar un papel importante en el procesamiento de los usuarios. Muy en particular me estoy refiriendo aquí a los valores que fundamentan políticas prescritas *organizacionalmente,* así como prácticas que guían la conducta del personal. El uso generalizado de seguimientos en las escuelas preparatorias y con los cuales a los estudiantes se les clasifica, se les ponen "etiquetas" y se les encauza hacia sendas académicamente "deseables" o "indeseables", con consecuencias innegables sobre sus carreras, se ha institucionalizado por medio de un conjunto completo de políticas y prácticas sancionadas organizacionalmente (Rosenbaum, 1976). Igualmente, los procedimientos de selección de pacientes respecto a diversos programas de rehabilitación, se fundamentan y se legitiman mediante un sistema moral organizacional, que los diversos miembros del personal pueden o no compartir, pero que muy probablemente aceptarán (Roth y Eddy, 1967).

Las tecnologías al servicio del hombre vistas como sistemas indeterminados

La transformación exitosa de atributos humanos requiere una tecnología fundamentada en conocimientos científicos. Sin embargo, este conocimiento es incompleto en el mejor de los casos, muy complejo y con frecuencia equivocado. La inmensa complejidad y variabilidad de los atributos humanos y la dificultad que significa su observación y medición, aunado esto a conexiones múltiples y a menudo invisibles y también a contradicciones entre ellos, contribuyen a la presencia de un conocimiento indeterminado sobre el funcionamiento humano biofísico, psicológico y social. Y aun cuando un conocimiento generalizable sobre atributos humanos se pueda conseguir, tal vez no baste para informar a los profesionales de servicios humanos sobre los modos de cambiarlos. Sin duda, estamos presenciando una explosión tremenda y acelerada en el saber científico sobre el funcionamiento humano, en particular en el nivel biofísico; y también respecto a numerosos problemas y necesidades humanos en cuanto a saber cómo responder a ellos de un modo completo. Sin embargo, aun en los campos ya bien conocidos, el trabajar con personas entraña un alto grado de incertidumbre. Esto se debe a que no es posible departamentalizar y aislar recíprocamente los atributos humanos y a que muchos son afectados por otros atributos que interactúan entre ellos. Por consiguiente, las respuestas y reacciones individuales a cualquier modo particular de intervención no son consistentes, y esto crea algún grado de impredecibilidad. Más aún: ya que los humanos son autoactivadores, pueden influir significativamente en el resultado de la tecnología de la intervención, lo cual agregará incertidumbre e impredecibilidad a los resultados. Estas razones contribuyen también a acrecentar el problema que significa intentar un conocimiento generalizado, y también a aumentar las contradicciones y ambigüedades innegables que se presentan en la práctica basadas en principios derivados de este saber.

La incapacidad de controlar los factores extraños e invisibles o bien los procesos desconocidos que afectan la conducta humana, dificulta mucho atribuir las consecuencias observadas a los efectos de una tecnología dada. Es decir, la falta de comparabilidad de casos, la ausencia de criterios equivalentes de resultados, las variaciones en la administración de la tecnología y en los problemas de la naturaleza humana y en sus necesidades, todo ello hace que la evaluación de los resultados tecnológicos sea muy incierta (Bergin y Lambert, 1978). A esto debe agregarse el bien conocido fenómeno de la "remisión espontánea", conforme a la cual la gente mejora y se hace mejor sin la intervención de la tecnología. Por ejemplo, en el caso de la psicoterapia, se ha visto que el índice promedio de remisiones espontáneas es de 43 por ciento (Bergin y Lambert, 1978). La imposibilidad de establecer relaciones causales entre un conjunto determinado de procedimientos de intervención y sus resultados, se agudiza todavía más cuando el foco de la intervención y los resultados deseados son invisibles y de medición difícil —concretamente, cuando las tecnologías al servicio del hombre se dirigen al cambio de conducta.

La falta de una relación causal comprobada también plantea problemas sobre la tecnología aplicada. La falta de una relación clara y no ambigua entre un determinado conjunto de procedimientos de intervención y los resultados produce la proliferación de variaciones y prácticas numerosas producidas al amparo de la misma tecnología. Esto se tipifica muy en particular en el caso de la psicoterapia. Orlinsky y Howard, que estudiaron este campo, llegaron a la conclusión de que hay una

> variedad pasmosa de conceptualizaciones y procedimientos que definen la práctica clínica de la psicoterapia. Entre ellas, figuran las siguientes: terapias psicoanalíticas y neoanalíticas; terapias conductistas y neoconductistas; terapias cognoscitivas, emotivas y del cuerpo humano; terapias verbales, de actividad y de juego; terapias individuales, de grupo y familiares; así como combinaciones, permutaciones, integraciones eclécticas y síntesis idiosincráticas. Entre todas ellas no hay una definición estándar de lo que ocurre en, o de lo que es distintivo del, *proceso* terapéutico; no hay consenso sobre los efectos buscados de la terapia, ni hay criterios sobre resultados terapéuticos [1978:284].

Esta misma conclusión se puede aplicar fácilmente a muchas de las tecnologías empleadas por trabajadores y educadores sociales u otros practicantes de servicios al hombre.

No es posible ocuparnos aquí de un examen detallado de las dificultades que entraña medir la efectividad de los programas sociales (véase el capítulo VIII); sin embargo, es importante admitir que debido a que la tecnología es practicada en el seno de un *contexto* organizacional y social, ello tendrá gran influencia en el resultado de la tecnología. Debido a que la tecnología organizacional no puede neutralizar la influencia del contexto social, sus efectos sobre el resultado podrán ser significativamente más poderosos que los efectos de la tecnología propiamente dicha. Por ejemplo, la efectividad de un programa de capacitación para el empleo en cuanto a colocar a los desempleados en trabajos, puede ser insignificante en comparación con los efectos de las condiciones económicas generales que prevalecen en la comunidad. De esta suerte, los factores socioeconómicos pueden reducir la efectividad de las tecnologías al servicio del hombre (por ejemplo, Fischer, 1976). Lipton, Martinson y Wilks (1975), en un examen de estudios de evaluación de tratamiento correccional, llegaron a la conclusión de que las diversas tecnologías de tratamiento mostraban una eficacia mínima, o tal vez ninguna. Sin embargo, en ninguna parte ha habido un esfuerzo por valorar el impacto de sistemas burocráticos mayores en cuyo seno se anclaron programas de tratamiento. Sin embargo, estudios de estos sistemas mayores demuestran sin duda que no solamente afectan la puesta en práctica real de las tecnologías de tratamiento, sino que también afectan el ajuste institucional de los internos, el ajuste a la comunidad y los índices de recidiva (véase Lerman, 1975; Kassenbaum, Ward y Wilner, 1971).

Sean cuales fueren las razones, lo cierto es que la capacidad de las organizaciones de servicios humanos de comprobar la eficacia de sus tecnologías es, en el mejor de los casos, precaria, y que por consiguiente deben atenerse a otros argumentos persuasivos para justificar su empleo; entre éstos pueden figurar el juicio y el prestigio profesional, invocar ideales morales y normas institucionales.

Tecnologías al servicio del hombre como ideologías prácticas

La índole indeterminada de la mayor parte de las tecnologías al servicio del hombre *y* de sus valores morales subyacentes produce profundos dilemas en su implantación y en su práctica. En primer lugar, la organización carece de guías claras en cuanto a seleccionar una tecnología apropiada, no únicamente debido a que no existe una tecnología explícita, sino más probablemente, porque varias tecnologías competidoras son apoyadas en diversos grados por el conocimiento científico. En segundo lugar, como se indicó antes, cada una de estas tecnologías sostiene o da por sentados valores morales que la organización debe considerar, e inclusive puede pasar por encima de consideraciones relacionadas con la validez empírica de la tecnología. La organización debe valorar la compatibilidad entre el sistema moral que fundamenta una tecnología dada y los otros valores que se le ordena sostener y promover. El empleo de técnicas de modificación de la conducta en el aula puede ser válida científicamente, pero tal vez choque con los valores que la escuela quiere promover (Stolz y otros, 1978). Igualmente, aun cuando se cuente con tecnología para sostener la vida, su empleo puede chocar con el derecho del individuo a morir o a morir con dignidad (Fox, 1976). Finalmente, como sugerimos antes, los practicantes de servicios para el hombre están encerrados en el papel de solucionadores de problemas pragmáticos; deben responder a las necesidades y problemas de quienes requieren sus servicios. Deben ofrecer soluciones aun cuando no haya conocimiento científico a mano o aun cuando no puedan ofrecer normas claras de conducta.

Es en este sentido en que la psicoterapia ha sido descrita, por ejemplo, como empresa práctica que es resultado de la decisión de los clínicos de ayudar a los humanos que sufren; y las técnicas psicoterapéuticas deberán, por consiguiente, ser vistas como "invenciones libres del espíritu humano" y no como esquemas creados en un sillón o en un laboratorio (Strup, 1978; 7). Es decir, los practicantes de los servicios al hombre deben atenerse a su propio ingenio, a su experiencia y creencias, así como al saber científico en su busca de soluciones a problemas humanos.

Las organizaciones de servicios humanos y quienes los practican han respondido a estos dilemas adoptando *ideologías de práctica.* Rapoport define a estas ideologías como

> sistemas formales de ideas que se sostienen con gran tenacidad y con gran inversión emocional, que tienen rasgos autoconfirmantes y resisten al cambio proveniente de una reevaluación racional objetiva. . . La ideología proporciona aspectos observables del medio y los conjunta en una especie de unidad para lo cual llena brechas en el conocimiento con varias proyecciones que a final de cuentas proporcionan un sistema coherente de creencias sobre el cual se puede basar y justificar la acción [1960:269].

Las ideologías de práctica desempeñan, pues, una función doble en favor de la organización: reducen la incertidumbre, brindan cursos consistentes de acción, y proporcionan explicación racional y justificación a los actos del personal en relación con los usuarios.

Sin la menor duda, estas ideologías se derivan en parte de la postura moral adoptada por la organización, pero también emanan de un modelo de la naturaleza humana adoptado por sus practicantes. Por ejemplo, el trabajo a base de casos prácticos orientados psicoanalíticamente a lo social se basa en diversos supuestos, entre los cuales figura

> un énfasis en el pasado, una opinión pesimista del cambio, una disminución en el énfasis dado a la importancia de las fuerzas sociales, situacionales o interpersonales, en un determinismo psicológico, en un interés en procesos intrapsíquicos, y en el supuesto de que el conocimiento interno es el agente terapéutico más poderoso [Briar y Miller, 1971:68].

En contraste, la escuela funcional basada en la teoría de personalidad de Rank, realza el presente, adopta un punto de vista optimista sobre la posibilidad del cambio, supone que la personalidad es un proceso continuo de evolución, rechaza el determinismo psicológico y percibe la función de la terapia como algo que no debe inducir el cambio, sino más bien liberar el yo a fin de que pueda desarrollarse de un modo natural. Los casos prácticos orientados hacia la conducta humana ven a ésta como una serie de respuestas aprendidas que se pueden modificar mediante la manipulación de estímulos y de refuerzos positivos y negativos. Rechaza el supuesto psicoanalítico de conflictos inconscientes como causa de problemas psicológicos, ve a la terapia como especificación de diferentes conductas que deben ser cambiadas y la aplicación de principios de modificación de la conducta como medios para alterarlas (Briar y Miller, 1971). Antitético a estos modelos de práctica, el trabajo social radical supone que hay un conflicto inherente entre la asistencia social de las agencias y la asistencia social de los clientes; rechaza la doctrina de que los problemas de los clientes emanan de efectos en el desarrollo de la personalidad y en las relaciones familiares; y da por sentado que las principales causas de la miseria humana tienen sus raíces en fuerzas socioeconómicas que surgen de las consecuencias deshumanizadoras de la producción económica capitalista (Leonard, 1975). Vemos, pues, que la práctica del trabajo social radical alienta el acrecentamiento de la conciencia de los usuarios en cuanto a las condiciones de su opresión, y vincula a éstos con sistemas que sirven a sus intereses y con contrasistemas edificadores (Leonard, 1975). Se ve con toda claridad que surgen prácticas de intervención abiertamente diferentes de cada una de estas orientaciones ideológicas.

Scott (1969) identifica dos ideologías prácticas predominantes, pero en conflicto, en las agencias para atención de los ciegos. La ideología restaurativa supone que la pérdida de la vista es análoga a la experiencia de la muerte; por ello, la rehabilitación exige ayudar a los ciegos a vencer su carencia y a restablecer gradualmente las pérdidas que han sufrido. La ideología acomodativa supone que los ciegos no pueden funcionar en la sociedad de los que ven; por ello es preciso crearles un nuevo medio que se avenga a su carencia y que proteja su estado de dependencia.

El empleo de ideologías como base de la cual se derivan y justifican técnicas de intervención tiene consecuencias importantes en las organizaciones al servicio del hombre. En primer lugar, debido a que las ideologías tienden a ser sistemas abstractos de creencias que con frecuencia sufren incongruencias y ambigüedades internas, es preciso justificar junto con la misma ideología un gran número de principios de práctica. La falta de una correspondencia de uno-a-uno entre ideología y acción puede permitir a los profesionales ejercer una discreción considerable en su interacción con los pacientes. Plantea a la organización el problema de controlar la conducta del personal sin contar con normas claras de acción. En segundo lugar, las ideologías, debido a sus características autoconfirmantes, permiten a los profesionales dar materialidad a sus modelos de naturaleza humana lo cual nos lleva al campo de las profecías autorrealizadas. Al hacer supuestos sobre sus pacientes que son justificados por la ideología, adoptan cursos de acción que inducen efectos que indudablemente les permiten confirmar la validez de sus supuestos. Cuando una maestra supone que los niños que no se conforman a sus valores de clase media son intelectualmente inferiores, responde reduciendo sus expectativas y consiguientemente prestándoles menos atención. El resultante mal desempeño de estos niños viene a confirmar sus supuestos (Rist, 1970). Cuando los psicoterapeutas suponen que los pacientes de clases bajas no se pueden beneficiar por la psicoterapia individual, tendrán más propensión a conducirse desagradablemente en su tratamiento, de lo cual resultará la terminación prematura de estos pacientes en cuanto a psicoterapia, y confirmará los supuestos originales del psicoterapeuta (Lerner y Fisk, 1973).

Finalmente, pero relacionado con lo anterior, cabe decir que las ideologías tienden a establecer barreras a la innovación, porque actúan como filtros a través de los cuales sólo el saber compatible con ellas es admisible y aceptable por la organización, en tanto que el saber que las pone en tela de juicio probablemente es rechazado.

Tecnologías al servicio del hombre como interacciones frente-a-frente

De nuestra definición de tecnología al servicio del hombre y de nuestra descripción de sus componentes, se sigue que la tecnología básica (sus elementos centrales) está enclavada en, y se manifiesta mediante la interacción frente-a-frente entre el personal y los usuarios. La forma y contenido de la interacción afectan significativamente el resultado de la tecnología porque son el vehículo mediante el cual los procedimientos de intervención se hacen llegar a los usuarios.

En el caso de la tecnología educacional, Bidwell (1973) ha propuesto que la eficacia de la enseñanza es influida por el maestro y es determinada por la cercanía y la claridad de los vínculos emocionales entre el maestro y el discípulo. Una proposición similar ofrecen Orlinsky y Howard (1978). Después de un amplio examen de estudios científicos llegan a la conclusión de que la eficacia de la psicoterapia está determinada por la cualidad positiva del vínculo establecido entre terapeuta y paciente, independientemente de la forma particular de psicoterapia empleada. Las tecnologías al servicio del hombre plantean, ciertamente, una forma óptima de interacción como prerrequisito de su ejecución exitosa, que probablemente puede necesitar una cierta mezcla de atributos de usuario y personal, y condiciones situacionales que faciliten la adopción de las funciones o papeles apropiados. Sin embargo, las organizaciones al servicio del hombre son particularmente vulnerables en cuanto a su capacidad para lograr este tipo de interacción. Por ejemplo, cuando los solicitantes de asistencia social asumen una postura agresiva y exigente, están minando el modo deseado de interacción, que incluye pasividad, cooperación, paciencia e impersonalidad. Del mismo modo, cuando las enfermeras se sienten apremiadas y bajo presión, tal vez no puedan o no quieran ofrecer empatía de atención personal a sus pacientes. Inclusive cuando la organización puede controlar y estructurar el contexto de la interacción, deberá enfrentar la variabilidad y la impredecibilidad de los atributos del personal y de los usuarios, que probablemente influirán en su contenido. Esto es particularmente cierto cuando la eficacia de la tecnología depende en gran medida de la *calidad* de la interacción, como en el caso de la psicoterapia, del asesoramiento y de la enseñanza. En estas situaciones, la organización enfrenta el problema de equiparar usuarios con el personal apropiado con el fin de realzar su mutua compatibilidad (Parloff, Waskow y Wolfe, 1978).

El atenerse a la interacción frente-a-frente potencialmente otorga una gran discreción al personal de línea. Gran parte de la información sobre los usuarios y sus necesidades es trasmitida a la organización por el personal de línea, y gran parte de la información sobre política y servicios organizacionales al alcance de los usuarios está también controlada por dicho personal (Prottas, 1979). Al poner la atención sobre este fenómeno, Lipsky (1976) llama a este personal de línea "burócratas del nivel de la calle" cuyo trabajo se caracteriza por las condiciones siguientes: 1) está en interacción constante con los usuarios; 2) tiene independencia y discreción comparativas, de modo que sus actitudes y conductas personales pueden afectar significativamente el tratamiento de la gente; y 3) puede tener un acentuado impacto sobre los usuarios con quienes tiene relaciones. La capacidad de la organización para monitorear directamente estos contactos está limitada por diferentes razones. Primero, este monitoreo puede ser interpretado como falta de confianza en la aptitud del personal en cuanto al cumplimiento de sus obligaciones. Segundo, puede estorbar el establecimiento de relaciones positivas y empáticas entre los usuarios y el personal. Tercero, puede provocar, en muchos casos, problemas éticos sobre la confidencialidad y la protección de los derechos de los usuarios a la privacía. Cuarto, su implantación exige un gasto considerable de recursos y de mano de obra, motivo por el cual casi nunca se llevan a la práctica.

El resultado de lo anterior es que las organizaciones al servicio del hombre encuentran un problema especial a la hora de operar sus tecnologías de servicio: cómo controlar la conducta del personal de línea y cómo reducir el mal uso o abuso potenciales de la discreción que tienen. En el capítulo VI me ocupo de algunos de los controles empleados por las organizaciones al servicio del hombre, entre los cuales figuran socialización, profesionalización, grabación y supervisión.

El atenerse al contacto personal es contradictorio en varios sentidos a los principios burocráticos que rigen la estructura y los procesos de estas organizaciones, que promueven el universalismo, la neutralidad afectiva, la especificidad y el autocontrol. La interacción frente-a-frente alienta el particularismo, la participación afectiva, la difusión de las relaciones y la discreción. Los practicantes de los servicios al hombre experimentan, por consiguiente, expectaciones conflictivas en cuanto a su papel provenientes no sólo de la organización sino también de los usuarios. Como veremos en el capítulo VI, la profesionalización, que proporciona legitimación del particularismo, es un mecanismo empleado por las organizaciones de servicios humanos cuya finalidad es reducir ese conflicto. Sin embargo, esta solución sólo está al alcance de unos cuantos servicios humanos, y el conflicto es particularmente evidente en las agencias públicas de gran tamaño como son los departamentos de asistencia social (Street, Martin y Gordon, 1979).

El conflicto entre estos dos conjuntos de normas es exacerbado por otros dos factores. En primer lugar, el personal tiene un poder considerable sobre los usuarios porque controla los servicios que éstos necesitan. Esta asimetría en el poder alienta al personal a valerse de los recursos a su alcance para controlar la interacción frente-a-frente, y alienta a los usuarios a recurrir a valores particularistas. En segundo lugar, la tecnología de servicio en la promoción de los principios de "trato individualizado" y de "adecuación de los servicios a las necesidades del cliente", refuerza todavía más la justificación del empleo de la discreción y del particularismo a costa de la equidad y de la justicia (Handler, 1973).

Tecnologías al servicio del hombre como sistemas de control de usuarios

La necesidad de minimizar la actitud de los usuarios para oponerse a los esfuerzos organizacionales para transformar sus atributos, es un problema inherente de las tecnologías al servicio del hombre. Como entidades autoactivantes, los usuarios son potencialmente capaces, excepto en circunstancias extremas, de neutralizar estos esfuerzos y de impedir la eficacia de la tecnología organizacional. Los pacientes pueden negarse a obedecer las órdenes de un médico, los estudiantes pueden no hacer caso de sus maestros y los usuarios pueden resistirse a discutir sus problemas interpersonales. La necesidad de que los usuarios se sometan y cooperen se percibe con gran claridad cuando la tecnología busca grandes cambios en la conducta de los pacientes, y cuando requiere participación activa e intervención de los mismos. El atenerse a la interacción frente-a-frente realza todavía más la dependencia de la organización en relación con el sometimiento o anuencia de estos usuarios. Consiguientemente, el control del usuario y la necesidad de inducir conformidad en él son cuestiones críticas en las organizaciones al servicio del hombre y consumen gran parte de los esfuerzos de su personal.

Así pues, las tecnologías al servicio del hombre generalmente incorporan diversos mecanismos de control sobre los usuarios. Sin duda la distinción entre los procedimientos empleados para transformarlos y los usados para controlarlos, se desdibuja bastante debido a que el contenido y forma de la relación entre personal y usuarios sirve simultáneamente al doble propósito de cambio y control. Los esfuerzos de los trabajadores sociales para establecer relaciones cálidas y empáticas con el usuario buscan, por una parte, inducir confianza y vigor en la motivación para seguir el consejo del trabajador, y por otra, permiten al usuario explorar los problemas interpersonales que estorban su funcionamiento. La manipulación directa de reforzamientos positivos y negativos en las técnicas de modificación de la conducta muestra, a las claras, la imposibilidad de separar el control del usuario de los procesos del cambio. Aun en la terminología médica, el empleo de varios elementos de monitoreo, y particularmente de medicación, induce el sometimiento del paciente al mismo tiempo que mejora los esfuerzos terapéuticos. En el tratamiento psiquiátrico, los fármacos se usan explícitamente para controlar a los pacientes. En pocas palabras, cada tecnología al servicio del hombre sirve también como sistema para controlar a los usuarios.

Por si fuera poco, la tecnología propiamente dicha acaba siendo la base conforme a la cual se justifica y racionaliza el empleo de diversos mecanismos de control. Por ejemplo, Milton y Edgerly (1976), observaron cómo las prácticas de graduación aparentemente caprichosas que se usaron para inducir respeto al instructor y para obligar a los estudiantes a trabajar más, fueron justificadas con base en diversos principios pedagógicos. Coe (1970) observó cómo la tecnología médica, particularmente su base ideológica, ha justificado el uso generalizado de tres mecanismos de control de pacientes: primero, a los pacientes se les *despoja de su identidad personal*, para lo cual se les quitan todas sus pertenencias; luego se les pide que usen batas de hospital y posteriormente se les somete a restricción en cuanto a recibir visitas y se les fijan rígidos programas diarios. Segundo, deliberadamente el personal *controla los recursos* que se proporcionan al paciente, en particular información sobre diagnosis, modo del tratamiento y prognosis. Tercero, la *restricción de movimientos* evita que los pacientes se muevan de un lado a otro con libertad o que se vayan según su propia discreción.

Según Gamson (1968), se pueden distinguir cuatro modos contrastantes de control de los usuarios. Primero, la tecnología puede regular el acceso de éstos a diversos recursos. La forma más sutil de control se ejerce por medio de la selectividad en la entrada, o "enfriamiento". De este modo, una organización rechaza personas que se juzgan potencialmente no cooperantes. Los criterios de selección se basan en la tecnología y de ella se derivan, lo cual especifica con toda claridad categorías de clientes "apropiados" e "inapropiados". La terminación de los servicios debido a que el cliente "resiste" el tratamiento es otro ejemplo de este mecanismo de control.

Segundo, los usuarios pueden ser aislados de fuentes de influencia; esta forma de control se usa con más probabilidad por parte de instituciones "totales" (por ejemplo, cárceles, hospitales). El aislamiento se logra limitando el acceso a sus redes sociales, controlando la información que le pueda ayudar, y despojándolo de sus identidades sociales. Se usa en medios a cuyo interior llegan los usuarios involuntariamente y en los cuales la tecnología es inherentemente hostil. Las organizaciones suelen usar el aislamiento cuando la base ideológica de su tecnología supone que los usuarios son moralmente inferiores (por ejemplo, indignos, corrompidos o malos), indignos de confianza y que no se prestan al cambio.

Tercero, las organizaciones al servicio del hombre pueden usar *sanciones* —la manipulación de premios y castigos— para controlar a los usuarios.

Las sanciones se usan generalmente por medio de la autoridad conferida a los funcionarios, lo cual permite la adscripción selectiva de premios y castigos conforme a prescripciones organizacionales. Por ejemplo, los trabajadores de asistencia social pueden negar peticiones de ayuda si los solicitantes no cumplen ciertos procedimientos, pueden dar por terminada la ayuda si los usuarios violan regulaciones organizacionales, o pueden aprobar concesiones adicionales si ven que éstos cooperan y son honestos. Las sanciones se usan con más generalidad cuando la tecnología considera a los usuarios como personas cuya conducta es controlada por estímulos externos, que carecen de motivación interna, y cuya conducta es regida por cálculos de costos y de beneficios personales. Es probable que el personal crea que el grado del cambio del usuario es limitado y que sólo se puede ampliar si es inducido y mantenido externamente.

Finalmente, las organizaciones pueden atenerse a la *persuasión* como mecanismo de control de los usuarios. Mediante la persuasión, el personal procura aumentar la identificación de los usuarios con dicho personal y con sus normas. Algunos ejemplos de persuasión son: la participación de los pacientes en el proceso del tratamiento, apelar a normas comunes, procurar reducir la distancia social entre personal y usuarios, aumentar los compromisos o contratos personalizados, y en general, los esfuerzos por "humanizar" la interacción entre el personal y los clientes. Las tecnologías que requieren participación y cooperación activas de los sujetos en el proceso de transformación se atienen más comúnmente a la persuasión. Estas tecnologías suponen también que los usuarios se prestan al cambio, que pueden ser automotivados y dignos de confianza, y que inherentemente son morales.

Después de haber especificado algunos atributos únicos de las tecnologías al servicio del hombre, ahora me aplicaré a examinar las elecciones que toman las organizaciones en la operacionalidad y puesta en práctica de sus tecnologías y los efectos que resultan de las relaciones personal-usuario.

OPERATIVIDAD DE LAS TECNOLOGÍAS AL SERVICIO DEL HOMBRE

El análisis precedente destacó el número inmenso de variaciones y matices en las tecnologías empleadas por las organizaciones al servicio del hombre. El concepto de "tecnología al servicio del hombre" es complejo y multidimensional en sí mismo, además de que contiene diferentes componentes. Nuestra aptitud para comparar tipos diferentes de tecnologías al servicio del hombre, y en particular de identificar su impacto diferencial sobre pautas de relaciones entre personal y usuarios, gira, por consiguiente, alrededor de la formulación de una conceptualización analítica apropiada de estos diversos componentes. Los componentes específicos de estas tecnologías, puestos en práctica por una organización, determinarán cómo se deben realizar las tareas encomendadas a la administración, de qué manera esas tareas son organizadas y ejecutadas, y cómo afectan los desempeños que corresponden tanto al personal como a los usuarios.

Al sintetizar diversos conceptos contemporáneos de tecnología organizacional, Hickson, Pugh y Pheysey (1969) identificaron tres componentes: 1) tecnología de las operaciones —equipamiento y secuencia de actividades en el flujo del trabajo (es decir, en el proceso de producción); 2) tecnología de materiales —las características de los materiales usados en el flujo del trabajo; y 3) tecnología de conocimientos —las características del saber o conocimientos empleados en el flujo del trabajo. Aunque estos conceptos puedan ser adecuados para analizar las tecnologías de organizaciones industriales y comerciales, lo cierto es que no captan todas las características de las tecnologías al servicio del hombre. Concretamente, no toman en cuenta dos características capitales: la interacción frente-a-frente entre personal y usuarios y el empleo de mecanismos de control de los usuarios.

Por consiguiente, las organizaciones al servicio del hombre tendrán que operar los siguientes componentes tecnológicos:

1) Tecnología de los atributos de los usuarios: las características de los usuarios obraron sobre el proceso de prestación de servicios.
2) Tecnología de saber: las características de las técnicas de intervención y de saber empleadas en el proceso de prestación de servicios.
3) Tecnología de interacción: las características de las pautas de interacción empleadas en el proceso de prestación de servicios.
4) Tecnología de control del usuario: las características de los procedimientos de control del usuario empleados en el proceso de prestación de servicios.
5) Tecnología de operaciones: la organización y la secuencia de las actividades del personal en el proceso de prestación de servicios.

Tecnología de los atributos de los usuarios

Como ya vimos, la materia prima de las tecnologías de servicios humanos son personas, cada una de las cuales es inherentemente única y diferente, y todas las cuales presentan un enorme conjunto de características y de atributos. Sin embargo, con base en su rendimiento deseado de servicio, las organizaciones deben definir y determinar: 1) la gama de atributos que se consideran pertinentes y apropiados para esa tecnología; 2) el grado de variabilidad aceptable en estos atributos; y 3) la estabilidad relativa de estos atributos. Exploraré las elecciones que una organización debe hacer en relación con cada una de estas dimensiones.

El grado en que intervienen los intereses organizacionales en las biografías de los usuarios

Aquí se incluyen el tipo y número de elementos biográficos (espacio biográfico) y el lapso de tiempo (tiempo biográfico) de interés para la organización

(Lefton y Rosengren, 1966). Por ejemplo, en una sala de urgencias, el interés de la organización en el espacio y tiempo biográficos de un paciente se reduce a sus atributos biográficos específicos sobre un lapso de tiempo muy breve; por el contrario, en la psicoterapia a largo plazo, las organizaciones se interesan en muchos aspectos del espacio biográfico de un paciente a lo largo de un lapso considerable. En un programa de capacitación profesional, el interés de una organización en la biografía de un cliente se circunscribe a unos cuantos conjuntos de atributos considerados pertinentes para el programa, pero que abarcan un lapso que está en relación con la duración del programa de capacitación.

El interés de una organización en la biografía de un usuario influirá en las expectativas del personal sobre los mismos. Mientras mayor sea el interés de una organización en una amplia gama de atributos de los usuarios, mayor será la posibilidad de que éstos acepten al personal y cooperen con él en cuanto a las indagaciones y preguntas sobre los propios usuarios. Del mismo modo, mientras más grande sea el interés de una organización en el tiempo biográfico de una persona, mayor será la posibilidad de que ésta se apegue a los objetivos de servicio de la organización (Lefton y Rosengren, 1966). Vemos, pues, que se supone que en un programa de psicoterapia a largo plazo los pacientes deberán ser alentados a que revelen lo más posible sobre sí mismos y a que se entreguen e identifiquen con los objetivos del tratamiento. En contraste, al procesar a los solicitantes de trabajo, el personal probablemente los desalentará en cuanto a que ofrezcan información que no se considera pertinente para tomar la decisión sobre el puesto; tampoco cabrá esperar que éstos muestren un amplio grado de entrega a los objetivos de servicio de la agencia de empleos (Hasenfeld, 1975).

El grado de variabilidad en los atributos del usuario

Esto se refiere al grado de variación que puede haber entre los problemas, necesidades y otros atributos de los usuarios, considerados pertinentes para la tecnología de servicio (Perrow, 1967). Por ejemplo, en un estudio sobre unidades de enfermería, Overton, Schneck y Hazlett (1977) hallaron en una puntuación o valoración hecha por enfermeras sobre la variabilidad de los pacientes (por ejemplo, tipos de problemas de salud, necesidad de atención individualizada) que las unidades psiquiátricas puntuaron lo más alto, en tanto que las unidades obstétricas y auxiliares puntuaron lo más bajo.

Una organización puede controlar la variabilidad de los receptores mediante sus criterios de selección y "rastreo" y por medio de procedimientos para valorar y medir sus atributos. Mediante el rastreo —asignar a personas con atributos similares a unidades específicas de servicio— la organización puede reducir muchísimo la variabilidad entre usuarios, como sucede en el caso del rastreo académico. Igualmente, mediante sus procesos de valoración, la organización puede determinar pasar por alto, minimizar o destacar variabilidades entre usuarios. Por ejemplo, en un programa de vigilancia, el personal puede suponer que todos los pacientes o internos se parecen en cuanto a sus problemas y necesidades. La determinación que hace una organización de la variabilidad de un paciente es, en parte, una función del organismo de conocimiento y del sistema ideológico que guían la conducta de su personal.

La variabilidad de los usuarios determinará hasta qué grado el personal puede tratar de manera uniforme a tales personas. A mayor variabilidad debe corresponder una necesidad mayor de que el personal individualice los procedimientos de servicio y que participe en decisiones y actividades no repetitivas. Esto significa que la variabilidad dará como resultado diversidad y heterogeneidad en el contenido y forma entre personal y usuarios.

El grado de estabilidad en los atributos de los usuarios

Esto mide la probable amplitud de la fluctuación en los atributos de los usuarios durante el curso de la prestación de servicios. Por ejemplo, es probable que los pacientes situados en unidades de cuidado intensivo sean más inestables que los pacientes situados en una unidad de rehabilitación (Overton, Schneck y Hazlett, 1977). En este terreno la organización puede aceptar la valoración del personal sobre la estabilidad por medio de su elección de elementos de monitoreo que midan estos atributos a lo largo del tiempo. A los maestros se les pide que sean más perceptivos de las fluctuaciones que haya en el desempeño de los estudiantes en escuelas que con frecuencia someten a prueba el progreso académico, que en escuelas que lo hacen con menos frecuencia.

El grado de la estabilidad de los usuarios afecta también las relaciones entre el personal y éstos. Mientras mayor sea el grado de inestabilidad en los usuarios, mayor será la necesidad de que el personal modifique o altere la forma y contenido de sus interacciones con ellos y de que cambie sus técnicas de intervención. Necesita comunicación más frecuente con los receptores del servicio, así como con todos los demás miembros del personal que participan en la actividad particular.

Tecnología del conocimiento

La tecnología del conocimiento tiene dos dimensiones. La primera se refiere a las técnicas usadas para producir cambios en los usuarios. La segunda se refiere al conocimiento básico de estas técnicas.

Técnicas de intervención

Las tecnologías varían considerablemente en cuanto a la batería de técnicas que usan para alcanzar los objetivos del servicio. En esencia, estas técnicas definen y determinan tanto las tareas que el personal debe realizar como la forma en que han de realizarse. Por consiguiente, tienen un impacto directo sobre el contenido y estructura del trabajo en las organizaciones al servicio del hombre. Al comparar una unidad médica con una agencia de servicio familiar o con una escuela, es obvio que algunas de las grandes diferencias en el contenido y estructura del trabajo son atribuibles a las diversas técnicas de intervención empleadas por cada organización. Además, diferencias en el contenido del trabajo entre unidades pertenecientes a la misma organización, tales como una unidad de enfermería o una aula serán también, en parte, función de las diferencias en las técnicas empleadas.

No será fácil generar un inventario de técnicas de intervención que cubran todos los tipos de organizaciones al servicio del hombre; más bien, lo que tiene una importancia particular es que se comprendan los efectos de estas técnicas, para lo cual hay que ver cómo definen las aptitudes de su personal, cómo centran la atención del personal sobre ciertos atributos de los usuarios y cómo definen modos de interacción.

Por consiguiente, clasifico las técnicas de intervención tomando como base aquellos atributos del usuario que manipulan. Es posible identificar cuatro categorías de intervención.

1) *Ambientales*: Son las técnicas que manipulan el medio ecológico, económico o social de los usuarios, por ejemplo, reubicación residencial, conservación del ingreso o afiliación social.
2) *Biofísicas*: Técnicas que manipulan los atributos biofísicos de los usuarios, tales como medicación, cirugía o terapia física.
3) *Cognoscitivas*: Técnicas que manipulan la percepción y la cognición de los usuarios, tales como enseñanza, capacitación y distribución de información.
4) *Afectivas*: Técnicas que manipulan los afectos, sensaciones y actitudes de los usuarios, por ejemplo, asesoramiento y psicoterapia.

Salta a la vista que la batería de técnicas empleada en un determinado servicio incluirá probablemente algunas combinaciones de estas categorías, aunque es probable que una forma predomine.

La elección de técnicas determinará no nada más aptitudes del personal, sino también la atención diferencial que el personal dará a los diversos aspectos de las biografías de un usuario. La queja común de que los médicos no prestan atención a las necesidades cognoscitivas y afectivas de sus pacientes se debe, en parte, a su elección de técnicas de intervención biofísicas. Además, según veremos más adelante, la elección de técnicas influirá también sobre las pautas de relación que se crean entre personal y usuarios. Las técnicas ambientales son las que menos requieren de una relación estrecha entre el personal y los usuarios, en tanto que las técnicas cognoscitivas y afectivas, en particular estas últimas, requieren una relación más estrecha. En ninguna parte se evidencian mejor estas diferencias que cuando comparamos los efectos de la aplicación de técnicas diferentes al mismo problema o necesidad humanos. Por ejemplo, contrastemos las relaciones entre el personal y los pacientes en un programa de tratamiento de drogas empleando mantenimiento a base de metadona con un programa que emplee terapia intensiva individual y de grupo. En el primer caso, la atención del personal se centra primordialmente en las manifestaciones biofísicas del abuso de las drogas, y las relaciones se centran alrededor de la administración del medicamento. En el segundo, la atención del personal se centra en la conducta, sensaciones y actitudes de los pacientes, por lo que las relaciones son altamente interpersonales.

Conocimiento de relaciones causales

Como indicamos anteriormente, las organizaciones deben suponer que el conocimiento de las relaciones causales que están en la base de su tecnología de servicio es completo o incompleto (Thompson, 1967; Perrow, 1967). En la medida en que el personal opera sobre el supuesto de un conocimiento completo de relaciones de causa-efecto, podrá estandarizar sus técnicas de intervención estableciendo guías explícitas sobre cómo y cuándo usarlas. Por el contrario, cuando parten del supuesto de un conocimiento incompleto generan incertidumbre, y por consiguiente, deben poner en práctica una buena dosis de conducta de investigación, de experimentación y hasta de intuición. A su vez, todo esto afectará probablemente sus relaciones con los usuarios. A mayor incertidumbre sobre las consecuencias de la tecnología de intervención, mayor la necesidad de tener relaciones de confianza y de cooperación entre el personal y los usuarios, de flexibilidad y tolerancia en caso de ausencia de ambas, y de entrega mutua a las metas del servicio.

Tecnología de interacción

Un atributo clave de las tecnologías al servicio del hombre es que se atienen a la interacción frente-a-frente entre el personal y los usuarios como vehículo por medio del cual se ponen en práctica las técnicas de intervención. Consiguientemente, una organización debe instituir procedimientos y técnicas que definan y estructuren pautas apropiadas de interacción. A esto yo lo defino como *tecnología de interacción.* Consiste en el medio de interacción, en las pautas de la interacción y en la estructura de la comunicación.

El medio de interacción

Se refiere al grado en que la interacción se encauza por medios impersonales o personales. Se presentan tres modos de interacción: 1) Empleo de equipo, por ejemplo el usado en exámenes médicos, administración de medicamentos, instrucción computarizada, etcétera. En estos casos, la interacción entre el personal y los usuarios se lleva a cabo y es controlada por el equipo. 2) Procesamiento de información, por ejemplo, determinación de elegibilidad, citaciones o tests de prueba. En estos casos, la interacción se controla por el intercambio y procesamiento de información entre el personal y los clientes. 3) Relaciones interpersonales que tienen un propósito, como por ejemplo, trabajos de tipo social, algunas formas de enseñanza y socialización, o psicoterapia. En estos casos, la interacción se basa en el desarrollo de contactos personales positivos y de vínculos entre el personal y los pacientes. Indudablemente, en todas las formas de interacción podrán presentarse elementos de los tres modos; pero el personal se atendrá por lo general a uno o dos.

La elección de un modo predominante de interacción será determinada en gran medida por las técnicas de intervención. Técnicas biofísicas y en algunos casos, ambientales, requieren el empleo de equipo, en tanto que técnicas afectivas dependen considerablemente de relaciones interpersonales que tengan un propósito. Por ejemplo, una diferencia clara entre modificación de la conducta y psicoterapia es atenerse en mayor medida a las relaciones interpersonales que tengan un fin por parte de esta última (Gambrill, 1977). Sin embargo, no existe por fuerza una correspondencia de uno-a-uno entre las técnicas de intervención y los modos de interacción. Por ejemplo, las técnicas de relajamiento físico se atienen por lo general al intercambio y procesamiento de información como medio de interacción, en tanto que algunas técnicas cognoscitivas, como la instrucción computarizada, tienen como medio al equipo.

Así pues, el modo de interacción determinará el grado en que las relaciones entre personal y usuarios serán personales o impersonales; el equipo inducirá las relaciones impersonales y las relaciones personales inducirán relaciones interpersonales con un fin claro.

Pautas de interacción

Szasz y Hollender (1956), fueron de los primeros en proponer que las diferentes situaciones de intervención prescriben pautas de interacción distintas entre el personal y los usuarios. Tomando como ejemplo la relación médica, identificaron tres pautas distintas:

1) *Actividad-pasividad.* En esta pauta el médico es activo y el paciente es pasivo (por ejemplo, una grave emergencia médica). En términos más generales, la situación de intervención es tal que el paciente depende totalmente en tanto que el agente inicia y realiza todas las actividades de intervención.
2) *Guía-cooperación.* En este modelo el agente de ayuda asume mayor responsabilidad en el proceso de intervención, pero se supone que el paciente responde activamente y que coopera con las instrucciones y direcciones del personal (por ejemplo, tratamiento de una enfermedad infecciosa).
3) *Participación mutua.* En estos casos tanto el agente de ayuda como el paciente asumen una responsabilidad conjunta en el proceso de intervención. No solamente el paciente participa activamente en el proceso, sino que se supone que debe participar plenamente en la toma de decisiones sobre su curso futuro, en tanto que el personal sirve de conformidad con sus aptitudes de consulta (por ejemplo, tratamiento de la diabetes mellitus).

Así pues, la pauta de interacción afectará las expectativas de intervención tanto del personal como de los usuarios conforme lo requieran las diversas situaciones de intervención y las técnicas empleadas. En particular, define el tipo de participación que se espera del usuario.

Pauta de comunicación

Esto se refiere a las características de la red de comunicación que encauza el flujo de información entre el personal y los usuarios conforme lo prescribe la tecnología de servicios. Según indica la gráfica v.1, hay cuatro tipos de redes de comunicación. El trabajo ordinario, diario, ejemplifica una red individual-individual; la instrucción en el aula constituye una red individual-colectiva; el tratamiento en equipo conforma una red colectiva-individual; y una terapia de medio implica una red colectiva-colectiva.

Además, cada red se puede diferenciar posteriormente por la dirección del flujo de información, que puede ir primordialmente de los usuarios al personal, del personal a los usuarios, o en ambas direcciones. Se pueden diferenciar diversos modelos de instrucción en el aula, según sea la dirección en

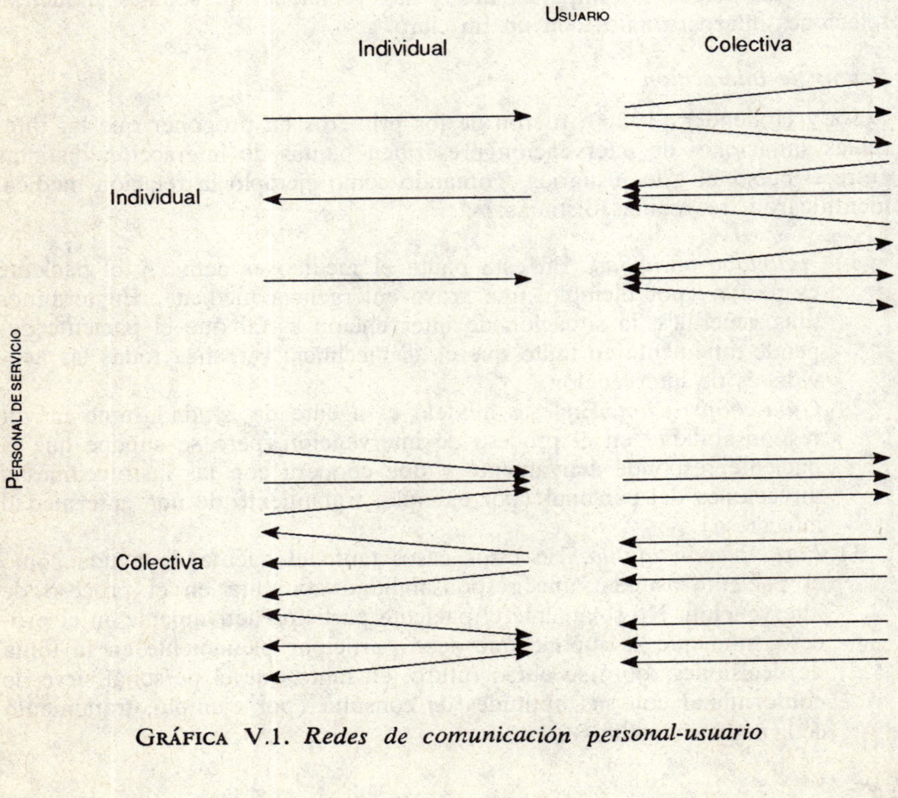

Gráfica V.1. *Redes de comunicación personal-usuario*

que fluye la información. Tratándose de dar la lección, el flujo corre entre el maestro y un alumno en particular. En el caso de una tarea en clase, el flujo va mayormente de los estudiantes al maestro. Y en el caso de una clase con tareas múltiples, el flujo de la información va en ambas direcciones (Bossert, 1979).

Tecnología de control del usuario

En todas las tecnologías de servicio hay mecanismos inherentes para controlar a los usuarios y también para no neutralizar o minar los efectos que se supone tendrán las técnicas de intervención. Por consiguiente, la interacción frente-a-frente entre el personal y los usuarios sirve como función importante para influir en estos últimos y para inducir su aceptación de los requerimientos de la tecnología. Partiendo del paradigma anterior sugerido por Gamson (1968), podemos diferenciar modos del control de usuarios mediante 1) el grado en que el personal opera directamente los refuerzos (premios y castigos); 2) el grado en que el esfuerzo por controlar es abierto y se hace del conocimiento de los usuarios (Tedeschi, Schlenker y Lindskold, 1972). El cuadro V.1 indica los diferentes tipos de mecanismos de control que puede emplear el personal. De inmediato se puede observar que el mecanismo de control escogido por el personal tendrá consecuencias enormes sobre la naturaleza y calidad de las relaciones personal-usuarios. Indudablemente, cuando el personal se atiene sobre todo a amenazas en vez de a promesas o persuasión, la relación será, probablemente, tensa y carecerá de confianza. El empleo de métodos indirectos de control, como en el caso de modificación de la conducta, resta fuerza a la importancia de las relaciones creadas entre el personal y los usuarios. En este contexto, Rosenberg y Pearlin (1962) hallaron que las enfermeras de un hospital psiquiátrico preferían en gran medida valerse de la persuasión y no de las amenazas porque consideraban que la persuasión no solamente era más eficaz, sino que tenía menos probabilidades de crear dificultades con los pacientes. A los medios indirectos de control se les consideró aun más eficaces que la persuasión, pero su puesta en práctica resultó más difícil.

CUADRO V.1. *Mecanismos de control de usuarios*

		Control abierto	*Control indirecto (manipulación)*
El personal influye en los refuerzos	Sí	Amenazas y promesas	Control de reforzamiento
	No	Persuasión	Control de información

FUENTE: Adaptado de Tedeschi, Schlenker y Lindskold (1972: 292).

Tecnología de operaciones

La tecnología de operaciones se refiere a la organización y secuencia de las actividades requeridas por una tecnología de servicio. Específicamente, define el grado de interdependencia de tareas en el flujo del trabajo (Thompson, 1967; Van de Ven, Delbecq y Koenig, 1976). Cuatro tipos de flujo de trabajo se pueden identificar, ordenados de la interdependencia menor a la interdependencia mayor: 1) *Plenamente independiente*: ninguna tarea dirigida-al-usuario es directamente contingente respecto a otras tareas dirigidas-al-usuario. La experiencia de servicio al usuario es, según esto, la suma de las diversas tareas realizadas por los personales diferentes. Esta pauta se ejemplifica en la instrucción a nivel de escuela superior, en la cual el modo de la instrucción en un curso no es forzosamente contingente respecto a la forma de instrucción de algún otro curso tomado por el estudiante. 2) *Secuencial*: cada tarea dirigida-al-usuario es contingente respecto a la terminación de otra tarea dirigida-al-usuario. Por ejemplo, el proceso de entrada en una agencia de salud mental puede ser tal que el paciente deba primeramente ver a un empleado que determina elegibilidad, luego a un trabajador de admisión que determina sus problemas y luego a un trabajador apropiado de servicio. 3) *Recíproco*: cada tarea dirigida-al-usuario es contingente respecto a otras tareas dirigidas-al-usuario y viceversa. Por ejemplo, trabajando con un niño emocionalmente afectado, el maestro depende de los esfuerzos del trabajador social para ayudar al niño a aceptar la autoridad del adulto, en tanto que el trabajador social depende del maestro para que proporcione al niño experiencias positivas de aprendizaje. 4) *De equipo*: varios miembros del personal no solamente tienen interdependencia recíproca sino que deben trabajar juntos y al mismo tiempo, como ocurre con la cirugía en que intervienen varios especialistas. Vemos pues, que la tecnología de las operaciones determina los arreglos de trabajo entre el personal participante en una tecnología de servicio y, en particular, en los mecanismos que los coordinan. Conforme la tecnología avanza hacia una interdependencia de flujo-de-trabajo más intensiva, aumentará el empleo de diversos mecanismos de coordinación —por ejemplo, reuniones programadas y no programadas, empleo de canales horizontales de comunicación, etcétera (Van de Ven, Delbecq y Koenig, 1976).

Esta especificación de los componentes de las tecnologías al servicio del hombre (véase el cuadro v.2) nos permite comparar sistemáticamente similitudes y diferencias entre diversas tecnologías de servicio, y analizar sus efectos resultantes sobre las organizaciones de trabajo y sobre las pautas o relaciones personal-usuario. Lo anterior puede demostrarse comparando dos tecnologías de enseñanza —dar clase y tarea múltiple— con base en un estudio llevado a cabo por Bossert (1979). Dar clase "es una actividad en la que participa toda la clase o un grupo numeroso de niños en una tarea única. Los niños oyen la pregunta que formula el maestro, levantan las manos, esperan ser reconocidos y dan una respuesta" (p. 44). En una instrucción

Cuadro V.2. *Sumario de los componentes de las tecnologías al servicio del hombre*

Atributos del usuario	*Conocimiento*	*Interacción*	*Control del usuario*	*Operaciones*
a) Interés en la biografía del usuario *b)* Variabilidad del usuario *c)* Estabilidad del usuario	*a)* Técnicas de intervención: 1. Ambiental 2. Biofísica 3. Cognoscitiva 4. Afectiva *b)* Relaciones de causa-efecto	*a)* Medios: 1. Equipo 2. Información 3. Interpersonal *b)* Pautas: 1. Actividad-pasividad 2. Guía-cooperación 3. Participación mutua *c)* Red de comunicaciones	*a)* Mediación de reforzamiento *b)* Control abierto	*a)* Interdependencia de tareas: 1. Independientes 2. Secuenciales 3. Recíprocas 4. De equipo

de tarea múltiple ocurren simultáneamente en el aula varias tareas diferentes, tales como lectura independiente, proyectos de equipo, trabajo de tipo artístico y artesanal, y los estudiantes escogen la tarea particular que quieran llevar a cabo. Por mi parte, he reanalizado las observaciones de Bossert sobre estas dos tecnologías conforme a los cinco componentes especificados.

Al dar clase, el interés del maestro en la biografía del alumno está claramente limitado a su capacidad de aprender y a su interés en diversos temas. El maestro supone alguna variabilidad entre los estudiantes, pero también supone que sus capacidades de aprendizaje y sus intereses son razonablemente estables; en contraste, en la instrucción sobre tareas múltiples, el interés del maestro en la biografía del niño es más amplio y abarca experiencias no relacionadas directamente con la materia específica que se esté enseñando. El maestro supone una variabilidad considerable entre los estudiantes y desviaciones frecuentes en sus capacidades de aprendizaje y en sus intereses.

Estos dos modos de instrucción dependen de técnicas cognoscitivas, aun cuando la instrucción en tareas múltiples se esfuerza también por conformar el medio del niño de modo tal que se realce el proceso de aprendizaje. Al dar clase, el maestro supone un conocimiento completo de las relaciones de causa-efecto en el proceso de aprendizaje. En la instrucción de tareas múltiples, el maestro supone un conocimiento incompleto de las relaciones causa-efecto, y por consiguiente, acepta la necesidad de experimentación en diversos enfoques sobre enseñanza. Tanto en la instrucción de multitareas como en la de clases, los modos de interacción exigen el uso de equipo y de procesamiento de la información. Sin embargo, en la segunda hay mayor dependencia en cuanto al intercambio de información entre el maestro y los estudiantes, y un uso limitado del equipo, como libros y hojas de trabajo. En la instrucción de multitareas, hay una mayor diversidad en el uso del equipo. Dando clases, la interacción ocurre en el campo de la guía-cooperación, en tanto que en la instrucción en tareas múltiples se basa en la participación mutua. La red de comunicaciones en la enseñanza a base de clases es esencialmente de uno-a-uno entre el maestro y cada estudiante. En la instrucción en tareas múltiples, la red de comunicación es más compleja y significa uno-a-muchos, del maestro a grupos de estudiantes, y muchos-a-muchos dentro y entre grupos, que pueden incluir al propio maestro.

El control de los estudiantes en la enseñanza por medio de clases, se basa primordialmente en el empleo por parte del maestro de amenazas y promesas. Por el contrario, en la instrucción en tareas múltiples el control de la instrucción es indirecto y se basa en el control de reforzamiento logrado por las propias tareas y por medio de relaciones entre semejantes. Además, el maestro se atiene más a la persuasión. Finalmente, al dar clases, la enseñanza depende de una coordinación secuencial; en la instrucción de tareas múltiples éstas son probablemente más independientes entre sí.

Según indica Bossert (1979), las diferencias entre las dos tecnologías generan organizaciones muy diferentes en el aula. Al dar clases, el maestro asume para sí la función dominante, y la conducta de los alumnos y las respuestas del maestro se vuelven muy visibles. Hay normas explícitas y estándar de desempeño, que con frecuencia se ponen de manifiesto por los estudiantes de desempeño más elevado, los cuales reciben como consecuencia una mayor ayuda por parte del maestro. Las relaciones entre el maestro y los estudiantes son más formales y jerárquicas y hay pocas probabilidades de que haya un manejo individualizado de los estudiantes. Las relaciones entre los estudiantes se basan en el desempeño académico, y producen un sistema de relación competitiva en el aula. A los niños se les separa conforme a agrupamientos homogéneos-de-desempeño que son bastante estables. En contraste, en la instrucción de tareas múltiples, el papel del maestro se vuelve menos visible y dominante. Las normas de desempeño son individualizadas y permiten al maestro ayudar a cada estudiante conforme a sus aptitudes e índices de adelanto. La conducta de un alumno no es muy perceptible para los demás, y el maestro puede controlar individualmente la conducta de los chicos. Las relaciones entre el maestro y los estudiantes son informales, más personalizadas, y no dejan ver diferencias jerárquicas Entre los estudiantes, las relaciones no se basan en la competencia, sino más bien en las diversas oportunidades que tienen de trabajar y de jugar juntos. Como resultado, las relaciones entre semejantes y entre grupos son siempre cambiantes, de más cooperación y heterogéneas en cuanto a desempeño.

Funciones de las tecnologías al servicio del hombre

Hemos visto ya que las organizaciones al servicio del hombre tienen ante sí muchas opciones en cuanto a operar sus tecnologías de servicio. En un grado bastante considerable, estas elecciones estarán guiadas por los usos que cada organización quiera dar a su tecnología de servicio. Es decir, cada selección e implantación de cualquier tecnología de servicios estará regida por los productos que se desean o por el impacto que se proyecta que tengan los resultados de la organización sobre el medio ambiente (véase el capítulo IV).

Las tecnologías al servicio del hombre cumplen tres funciones, basadas en la naturaleza de su "producto". Hélas aquí: 1) procesamiento de personas, como se ejemplifica en el producto de los tribunales para menores, de oficinas para puntuación de crédito, o unidades de comprobación y diagnóstico; 2) de sostenimiento de personas, como se ejemplifica en los productos de departamentos de asistencia social, de casas-hogares o de salas de hospital para enfermos crónicos; 3) de cambio de personas, como se ejemplifica en los productos de programas educativos, de psicoterapia o de rehabilitación física. Obviamente, esta tipología está basada en "tipos ideales"; en el mundo de la realidad, las tecnologías rara vez sirven solamente a una función. En la mayoría de los casos generan productos mixtos. Por ejemplo, una tecnología basada en drogas psicotrópicas puede ser simultáneamente de sostenimiento de personas y de cambio de personas, en tanto que la mayoría de los programas de sostenimiento del ingreso invariablemente representan funciones de procesamiento y de sostenimiento de personas. Así y todo, estos tipos ideales nos sensibilizan en cuanto a las consecuencias estructurales que para la organización y sus usuarios emanan de la función predominante de su tecnología. Específicamente, la función de la tecnología influye en las actividades básicas del personal, en la ubicación estructural de la tecnología en la organización, en los intereses administrativos predominantes en el manejo de la tecnología, en las relaciones interpersonales entre el personal y los usuarios, en los mecanismos de control de los usuarios y en los mecanismos del cumplimiento por parte del personal.

Tecnologías de procesamiento

El procesamiento de personas tiene una meta central: conferir a la gente un marbete social particular, una posición social determinada o una situación relativa que a su vez producirá una respuesta predeterminada por parte de grupos u organizaciones sociales de significación. De aquí que los principales productos sean gentes con situaciones y posiciones alteradas en diversos sistemas comunitarios (Hasenfeld, 1972). En vez de buscar directamente los atributos de una persona, la organización prefiere alterar la *definición* de los atributos, de la posición social y de la identidad pública de modo que las reacciones de los demás a estas nuevas definiciones produzcan el cambio deseado. Por ejemplo, cuando un tribunal para menores clasifica a un chico como "delincuente", su propósito bien claro es establecer una posición social y una identidad pública para el niño, la cual altera: 1) la posición social del niño y sus derechos, obligaciones, privilegios y autoestima; 2) la jurisdicción sobre el niño por varias agencias de atención a la juventud; y 3) las respuestas y reacciones hacia el niño por grupos y organizaciones sociales clave. Estos efectos tienen por finalidad producir algunas transformaciones significativas en los atributos del niño, presumiblemente con el fin de buscar la reducción de su conducta antisocial. Del mismo modo, cuando una unidad de selección psiquiátrica emite un diagnóstico sobre los problemas y necesidades de salud mental de un paciente, redefine la identidad pública del mismo; esta redefinición determina el acceso del paciente a un programa de tratamiento de salud mental, la jurisdicción del programa sobre el paciente y los procedimientos de tratamiento que se pondrán en práctica. Y, finalmente, cuando una persona solicita asistencia social se le llama "indigente"; el marbete da derecho a esta persona a tener acceso a los recursos fiscales apropiados, pero también define sus derechos, privilegios y obligaciones en una dirección tal que se supone desalentará fomentar una situación de dependencia.

En todos estos casos, las actividades centrales se basan en un sistema de clasificación-disposición. Este sistema se compone de un conjunto de procedimientos que guían al personal, que interactúan con los usuarios del servicio, que asignan marbetes apropiados y que los vinculan con otras unidades, internas o externas, cuyas respuestas anticipadas a los marbetes son presumiblemente necesarias para transformar sus atributos.

Por consiguiente, el lugar asignado a la tecnología está en los linderos de la organización. Las actividades del personal consisten en las operaciones y avenencias con los usuarios y su historial de entrada a la institución, sus atribuciones en los marbetes de clasificación-disposición en la salida, e intercambios con otras unidades como receptoras potenciales de los usuarios. Por consiguiente, la administración y la efectividad de la tecnología dependen en gran medida de los intercambios interorganizacionales e interunidades entre la unidad de procesamiento y los receptores potenciales de los usuarios. Si otras unidades no responden como se espera a las actividades de clasificación-disposición, se pone en peligro el propósito mismo y la justificación racional de la tecnología. Así pues, en general, el sistema de clasificación-disposición reflejará las limitaciones y contingencias emanadas de las relaciones de intercambio entre la unidad procesadora y los receptores potenciales de los usuarios (Hasenfeld, 1972). Por ejemplo, una agencia de empleo probablemente clasificará y categorizará a los solicitantes de acuerdo a las limitaciones impuestas a la agencia por patrones potenciales; esta pauta refuerza las carreras anteriores de empleo de los solicitantes (Hasenfeld, 1975). Del mismo modo, una oficina de informes de crédito puntúa a los solicitantes de acuerdo a los criterios de los prestamistas sobre buenos y malos riesgos de crédito, de los cuales con frecuencia resultan discriminaciones contra mujeres y minorías.

La disposición —la vinculación del usuario con otras unidades— es primordialmente un interés de la gerencia en una organización que emplee técnicas de procesamiento de personas. La aptitud para lograr un flujo libre de personas hacia adentro y hacia afuera de la unidad procesadora y para evitar una acumulación es un factor principal en cuanto a dar forma a las actividades del personal. Para lograr este objetivo, la organización puede emplear varios mecanismos que entrañan manipulación de la tecnología de los atributos del usuario. En primer lugar, como ya hicimos ver, la unidad de procesamiento emplea esquemas de categorías que resulten aceptables a las unidades de recepción. Segundo, los esfuerzos deberán encauzarse a simplificar las unidades de procesamiento mediante la reducción de la gama de categorías. Esto tiene el efecto posterior de limitar el monto de la información que debe proporcionar el usuario. Tercero, se desarrollarán conceptos de "casos normales". Éstos permitirán al personal asignar usuarios a categorías típicas o similares, con lo cual se reducirá la necesidad de sondear ampliamente o de tomar en consideración idiosincrasias de usuarios (véase también el capítulo VII). Sudnow (1965), observó también cómo los defensores de oficio trataban de hacer que los atributos de los acusados embonaran en el concepto de "delitos normales", en vez de procurar descubrir todos los hechos de la situación en particular. Este procedimiento permitía un procesamiento rápido y terso de los casos presentados ante el tribunal. En general, pues, a mayor carga de trabajo del personal, mayor la probabilidad de que se usen estos mecanismos.

El acento en la interacción personal-usuario es mínimo en esta tecnología, dado que la interacción se emplea primordialmente para acopiar información sobre el usuario, y porque su duración es limitada. Por consiguiente, los intereses organizacionales sobre control de usuarios están también limitados y se centran principalmente en ver que los usuarios proporcionen información válida y confiable. El sometimiento se obtiene más frecuentemente empleando amenazas. Una organización puede haber adquirido ya la autoridad legal necesaria para obligar a los usuarios a documentar sus biografías personales (por ejemplo, el departamento de asistencia social); o puede amenazar con no procesarlos a menos que se le dé acceso a tal información (por ejemplo, las oficinas de investigación de créditos).

El interés dominante de la organización es lograr el sometimiento del personal y que se adhiera al esquema prescrito de clasificación-disposición, y reducir errores debidos a clasificación equivocada. Este es, por ejemplo, el interés primario de un departamento de asistencia social, en el cual el personal está sometido a fuertes presiones para reducir el número de los "pobres no necesitados" que reciben beneficios de asistencia social. En este caso, los estudios de tecnologías de procesamiento de personas indican, según Prottas (1979), que la habilidad de la organización para hacer cumplir y mantener esta sumisión es muy dudosa. Mientras que la organización promulga innumerables reglas y regulaciones para que las cumpla el personal, el personal de control tiene sobre la información recibida de los usuarios una medida de discreción que es muy difícil que la organización logre aminorar.

Tecnologías de mantenimiento para el sostenimiento de personas

Las tecnologías para el sostenimiento de personas tienen por fin evitar, detener o demorar el deterioro del bienestar de una persona o de su posición social. Esta finalidad se logra haciendo a un lado o minimizando los efectos de estados que amenazan el bienestar de una persona o compensando los déficit en recursos personales que causan ese deterioro. Los "productos" son gentes a las que se ha ayudado a tener acceso a recursos que los mantendrán en sus niveles actuales de funcionamiento social. Mientras que se hacen esfuerzos para mejorar el funcionamiento social o para cambiar atributos, el acento principal recaerá en evitar un deterioro mayor del funcionamiento social. Por consiguiente, buena parte de los programas de mantenimiento del ingreso, tales como AFDC o SSI, son ejemplos de funciones que tienen por fin el sostenimiento de las gentes. Del mismo modo, la atención de los ancianos en casas especiales o la atención de los trastornados mentales crónicos y de los fuertemente incapacitados en instituciones, son ejemplos de estas funciones.

El supuesto básico de las tecnologías de ayuda a la gente es que los beneficiarios tienen un potencial de cambio muy reducido hacia direcciones que mejorarán significativamente su funcionamiento social. Aunque estos supuestos tal vez se basen en un saber empíricamente válido (por ejemplo, falta de una cura conocida para una enfermedad), se basan también en una evaluación social y moral de esas personas que las sitúa en categorías socialmente marginales. Dijo Coser (1963), que los pacientes con condiciones físicas similares deben someterse a tecnologías de sostenimiento de la persona en vez de a tecnologías que cambien a la persona, debido a una creencia sostenida por el personal que atribuye a los pacientes una capacidad muy baja de mejoramiento. Estos pacientes, muy probablemente, estarán sujetos a lo que Freidson (1970) llama una pauta de administración de "servicio doméstico", que contrasta con la pauta de "internación terapéutica" de administración de los pacientes. La primera se funda en el supuesto de que no es mucho lo que se puede hacer por los pacientes, excepto mantenerlos en un medio relativamente cómodo y seguro. En este mismo orden de ideas, los transgresores que tengan atributos similares pueden ir a dar lo mismo a programas correccionales de custodia, que suponen una capacidad de cambio muy baja y que dan importancia a "hacer tiempo", o a programas orientados al tratamiento que suponen una elevada capacidad de cambio y que dan mucha importancia a la rehabilitación.

Por consiguiente, nada tiene de extraño descubrir que personas socialmente devaluadas, que ocupan una posición social muy baja, con toda probabilidad son sujetos de tecnologías que tienden a sostener a las personas en vez de a cambiarlas. Obviamente, la organización y su personal no son inmunes a los valores sociales dominantes que atribuyen una capacidad de cambio bastante baja a estas personas.

En esta tecnología las actividades centrales son de custodia y de sostenimiento —concretamente un conjunto de procedimientos que ordena la variedad, el monto y la frecuencia del servicio y del apoyo que los usuarios recibirán de la organización. La esencia de un programa de asistencia pública, después de haber establecido la elegibilidad de los beneficiarios, es determinar los tipos y el monto de las concesiones y servicios a que tengan derecho. Por ejemplo, en una casa-hogar, el régimen diario regula el baño y la limpieza, el tipo y el programa de los alimentos, la distribución de las medicinas y el uso de diversas instalaciones recreativas.

Debido a que la sede de las tecnologías de sostenimiento de la gente es interna y está alejada de sus límites, su medio la toca y la afecta sólo parcialmente. Debido a que busca sostener en vez de cambiar, no necesita establecer límites alrededor de los usuarios, ni aislarlos de influencias ambientales externas (Thompson, 1967: 43-44). El principal objetivo de la organización es aislar la tecnología de sostenimiento lo bastante para evitar que las influencias ambientales puedan perturbar o echar abajo sus reglas. Es decir, la organización tratará de neutralizar presiones ambientales con el fin de favorecer a ciertos usuarios o de proporcionarles sostenimiento y atención adicionales en caso de que no se encuentren dentro de sus reglas prescritas. Al mismo tiempo, la organización toma indicios del medio en cuanto a determinar el nivel de apoyo y atención que recibirán varias categorías de beneficiarios. Dicho de otro modo, las reglas establecidas por la organización reflejarán, probablemente, amplias normas sociales sobre el nivel de atención y sostenimiento que merecen las personas con diverso grado de necesidad. Por ejemplo, Piven y Cloward (1971) sugieren que el nivel de concesión en la asistencia pública está fijado abajo del nivel más bajo de salarios de los trabajadores no calificados, lo cual refuerza la intención de desalentar a los trabajadores no calificados de salirse del mercado de trabajo. Del mismo modo, se ha observado que el nivel de atención a los ancianos en asilos se correlaciona con su posición socioeconómica (Kosberg, 1973). En pocas palabras, las normas organizacionales están conformadas por procesos de estratificación social, específicamente, por concepciones predominantes del valor social de diversos usuarios.

Para proteger a la tecnología de interferencias ambientales indebidas, la organización establecerá un elevado grado de burocratización y estandarización de sus normas. El control de la tecnología se anclará en procedimientos complejos de operación cuyo fin será lograr uniformidad y habituación de las actividades del personal. El apego a estas normas permite a una organización desechar apoyo y atención que probablemente las violen.

La necesidad de formalizar y estandarizar ampliamente la tecnología es también una función de la naturaleza de los usuarios servidos por ella. Debido a que son muy dependientes y a que tienen una capacidad limitada de atenderse ellos mismos, están a merced de sus cuidadores, los cuales potencialmente tienen un gran control de su destino. Este control es particularmente ominoso cuando las demandas de sostenimiento y de atención se realizan con escasos recursos. En casi todos los casos, los receptores de servicio están muy debilitados o incapacitados para contrarrestar las consecuencias de este desequilibrio de poder. La magnitud de su poderío potencial sobre los usuarios puede inducir al personal a utilizarlo para su provecho particular: pueden descuidar a algunos para reducir su carga de trabajo, manipular el nivel de atención para controlar a personas "problemáticas", o favorecer a aquellas por quienes se sienten atraídos. Invariablemente, este poder se usará para facilitar el funcionamiento terso de su trabajo diario (Smith, 1965). Hay un alto potencial de olvido, de abuso y de explotación de los usuarios, como pueden testimoniar infinidad de residentes en instituciones de custodia. Esto ocurre no sólo debido a la indefensión de los usuarios, sino también porque muy rara vez se espera que el personal muestre alguna mejoría en su conducta. Por si fuera poco, aun cuando se sospeche de manifestaciones físicas de maltrato, éstas sólo son visibles cuando el abuso es extremo y prolongado.

La situación se torna particularmente grave cuando la organización genera incentivos cuyo fin es reducir el monto de la atención y apoyo a los usuarios. En programas de atención y cuidado, sostenidos con fondos públicos, el elevado número de usuarios, los salarios bajos, la falta de mejoría ocupacional y los recursos limitados inducen al personal a limitar el monto y la calidad de la atención para compensar así sus malas condiciones de trabajo. Tratándose de programas de atención de propiedad privada, tales como instalaciones especiales de atención, la presión para crear utilidades induce también al personal a economizar en el monto y la calidad de la atención (Segal y Aviram, 1978). Al mismo tiempo, estas instalaciones son motivadas para prolongar la duración de la atención, ya que una cama vacía significa una pérdida de operación para los propietarios.

El poner en práctica procedimientos de operación estándar y criterios universales en la prestación de la atención es el mecanismo que más usan las organizaciones para minimizar el potencial inherente de descuido o maltrato a los usuarios. Este mecanismo minimiza la discrecionalidad del personal en los servicios que controla (Handler, 1973). Sin embargo, la efectividad de criterios universales y estándar de desempeño depende innegablemente de la capacidad de hacer cumplir determinaciones dentro o fuera de la organización. Sin embargo, como he sugerido antes, la adecuación o la calidad de la atención es cosa difícil de valorar. El atenerse a procedimientos burocráticos para controlar el comportamiento del personal, así como para minimizar interferencias ambientales tiene también sus costos. Asimismo, puede llevar al personal a tratar a sus pacientes como objetos y no como personas, y de este modo acrecentar la deshumanización. El personal puede acabar desalentado y no responder a las necesidades individuales de los usuarios.

En este orden de ideas, las tecnologías de sostenimiento de la gente se caracterizan por una interacción limitada entre personal y usuarios. El acento recae principalmente en determinar el tipo, monto y frecuencia de la atención que la organización puede proporcionar. De aquí que las pautas de interacción se basen esencialmente en actividad-pasividad. El control sobre los usuarios se manifestará por medio de la manipulación del control de reforzamiento y por amenazas y promesas. El cumplimiento será alentado retirando el apoyo y la atención a los usuarios que presentan demandas "irrazonables", y concediendo atención adicional o más rápida a los que cumplen las reglas y facilitan el trabajo del personal. En ambientes involuntarios, digamos, prisiones u hospitales mentales del Estado, con frecuencia se usarán medios coercitivos para inducir el cumplimiento.

Tecnologías para cambiar a la gente

Las tecnologías para cambiar a la gente tienen por finalidad alterar directamente los atributos biofísicos, psicológicos o sociales de los usuarios para mejorar así su bienestar y funcionamiento social. El acento recaerá en la manipulación directa de atributos con el fin de lograr un cambio buscado. En las tecnologías que buscan cambiar a la gente podemos distinguir dos subfunciones (Vinter, 1963): 1) *Restauración*: aquí el acento recae en eliminar o reducir deficiencias, barreras e incapacidades para que el usuario pueda funcionar en un nivel socialmente deseable. Entre estas tecnologías figuran psicoterapia, tratamiento de enfermedades, rehabilitación vocacional y resocialización. A los usuarios se les considera desviados o que sufren incapacidades que les impiden conducirse conforme a las normas sociales convencionales. 2) *Realce*: aquí el acento recae en el mejoramiento del funcionamiento social y en el bienestar de las personas que se considera se mueven siguiendo cursos normales de desarrollo. Entre los ejemplos de estas tecnologías cabe mencionar: la educación, la formación del carácter y la prevención de enfermedades.

En contraste con las tecnologías de sostenimiento de la gente, las tecnologías de cambio de la gente suponen que los usuarios tienen una capacidad significativa para mejorar y que son susceptibles al cambio. A su vez, estos supuestos están basados en el conocimiento empírico y en la valoración moral del valor social de una persona. Por ejemplo, al aplicar la tecnología médica, los jóvenes resultan favorecidos porque a la juventud se le atribuye un valor social mayor (Sudnow, 1967; Roth, 1972). Así también, hay evidencias que sugieren que la aplicación de la tecnología educativa es una función de la evaluación moral de los estudiantes por parte de los maestros. Aquellos estudiantes a los que se considere con mayor valor social tendrán más probabilidades de tener acceso a tecnologías educativas eficaces (Rist, 1970; Rosenbaum, 1976).

A mayor cantidad de cambio buscado por la tecnología, mayor su complejidad e indeterminación y mayor la necesidad de la organización para protegerla del medio. Dos factores explican lo anterior: primeramente, el éxito de la tecnología se basa en la capacidad de una organización para asegurar congruencia entre los atributos de personas que buscan cambio social y los atributos definidos como apropiados por la tecnología. Roth y Eddy observaron que la selección de pacientes para la rehabilitación física se basó en que tuvieran la incapacidad "correcta", y en que fueran relativamente jóvenes, y que mostraran suficiente viveza mental y motivación —todos los cuales son factores que se juzgan importantes para tener una rehabilitación exitosa (1968: 10-18). En segundo lugar, la organización debe aislar estos atributos de influencias externas de modo que el personal pueda tener sobre ellos el mayor control posible. Esto se evidencia con particularidad en el caso de la cirugía, en que se logra el aislamiento máximo del paciente en relación con el medio.

Proteger a la tecnología del medio se logra de diversos modos. Primero, la organización puede emplear un cuadro de profesionales cuya pericia y prestigio sirvan como escudo contra retos a su tecnología. Segundo, la organización, mediante el apoyo del Estado, puede obtener muchas protecciones legales de sus límites mediante artificios tales como licencias, créditos controlados por industrias, opinión de los pares, y confianza y confidencialidad limitadas de archivos y registros, que aíslan a la organización de inspecciones "no autorizadas". Tercero, la organización puede hacer pública su adhesión a normas altruistas, al bienestar colectivo y a códigos de ética como justificación de su aislamiento del medio. Cuarto, la organización puede establecer una compleja selección de usuarios y procedimientos de depuración para descartar a quienes potencialmente desquicien la tecnología. Finalmente, cuando la tecnología requiera un máximo control sobre el usuario, como en el caso de hospitalización o de confinamiento en una institución, éstos podrán ser aislados de sus redes sociales.

La necesidad de aislar tecnologías que cambian a la gente para asegurar su éxito está relacionada estrechamente con la necesidad de una organización de proclamar su eficacia. Después de haberse entregado a la tarea de "producir" personas con un bienestar y funcionamiento social mejorado o restablecido, está obligada a demostrar su eficiencia. Sin embargo, esta demostración presenta problemas, en particular cuando el conocimiento de las relaciones causa-efecto es incompleto, y cuando los atributos que han de cambiarse son variables e inestables. En tales circunstancias, un escrutinio estrecho de la tecnología probablemente revelará su inestabilidad. En consecuencia, interesa a la organización escudar su tecnología del escrutinio y valoración externos, pues tal cosa podría dejar al descubierto sus debilidades y minar sus pretensiones de éxito. Veamos, por ejemplo, la persistente resistencia de las instituciones educativas a ser evaluadas por medio de la inspección de sus resultados y del desempeño de sus maestros (Meyer y Rowan, 1978).

Sostener que se tiene efectividad al mismo tiempo que se protege la tecnología de la inspección externa, es una de las grandes preocupaciones administrativas de las organizaciones que emplean tecnologías de cambio. Confiar las actividades centrales a profesionales permite a la organización cumplir ambos objetivos. Los profesionales, debido a sus pretensiones reconocidas de pericia y autonomía legítimas, pueden escudar la tecnología y al mismo tiempo proclamar su propia efectividad con base en su juicio profesional. Concomitantemente, la organización podrá echar mano de medidas extrínsecas de éxito, tales como testimonios de usuarios, reputación del personal y amplitud de las instalaciones (Thompson, 1967).

En contraste con las otras tecnologías, las tecnologías que cambian a la gente requieren de relaciones relativamente intensas y con frecuencia extensas entre el personal y los usuarios, particularmente cuando se buscan cambios amplios. Estas relaciones, basadas a veces en la participación mutua, tienen una función doble. En primer lugar, buscan crear un estado social-psicológico que realce la presteza y la receptividad del usuario con respecto a los esfuerzos tendientes al cambio. Un estado así es una precondición necesaria para la ejecución exitosa de la tecnología, porque el usuario tiene el potencial para neutralizar y contrarrestar los esfuerzos de intervención del personal. Como prerrequisitos del tratamiento efectivo, las profesiones de ayuda invariablemente subrayan la necesidad de: establecer confianza entre el usuario y el profesional, inducir el reconocimiento del usuario a la pericia y autoridad de aquel, y obtener la cooperación y aceptación del usuario. Todo lo cual debe lograrse mediante el establecimiento y administración apropiados de las relaciones personal-usuario. Por ejemplo, en la práctica médica los médicos creen firmemente que la efectividad del tratamiento se fundamenta en lo que ven como "función apropiada del paciente". Las relaciones médico-paciente se usan para capacitar y educar al paciente a adoptar ese papel (Balint, 1964). Por consiguiente, los pacientes que adoptan un papel de respeto, de no quejas y de sumisión tienen más probabilidad de ser considerados como "buenos" (Lorber, 1975); en un estudio, se vio que tales pacientes tenían más oportunidad de dar cima al programa de rehabilitación (Ludwig y Adams, 1968).

Segundo, en estas tecnologías, las relaciones personal-usuario son por sí mismas uno de los instrumentos más importantes para lograr el cambio, sobre todo el cambio conductual. Por consiguiente, la actividad central en los casos de investigación de agencias de atención al público es la "relación de agencias de atención al público", que gira alrededor de la "comunicación de ideas y emociones entre el encargado del caso y el cliente" (Briar y Miller, 1971: 124). Del mismo modo, la psicoterapia puede ser conceptualizada como "un proceso interpersonal cuyo fin es producir modificaciones en los sentimientos, en las cogniciones, en las actitudes y en la conducta que han mostrado ser causa de problemas en la persona que busca ayuda en un profesional capacitado" (Strup, 1978: 3). Nada tiene de extraño que Orlinsky y Howard hayan comprobado que "la inversión eficaz de energía, de contactos personales y de afirmación mutua se destacan como tres aspectos de la cohesividad que parece ser la característica distintiva del vínculo terapéutico favorable" (1978: 317).

Debido a que las relaciones personal-usuario desempeñan un papel tan importante en el conjunto de las técnicas de cambio, la organización debe crear condiciones que faciliten su formación y utilización, y muy en particular debe aislarlas de interferencias externas. (Ésta es otra razón para proteger a la tecnología del medio ambiente.) Encerrar al personal en una posición de autoridad y de pericia y al usuario en una posición de dependencia es un medio que con frecuencia emplean las organizaciones para alcanzar esta situación. La asimetría del poder basada en un poder experto y referente es muy eficaz en cuanto a influir al usuario. Podemos, pues, esperar que las organizaciones que empleen tecnologías de cambio se atengan con más frecuencia a la persuasión como mecanismo principal para inducir la aceptación del usuario (además del control de reforzamiento), ya que es más apropiado para lograr la creación de una relación de confianza y cooperación.

En este mismo orden de ideas, es muy probable que una organización se valga de valores y compromisos o entregas como mecanismo fundamental para inducir el sometimiento del personal a la tecnología. El requisito de una inversión personal en usuarios no se puede lograr simplemente por la promulgación de normas y procedimientos o por alicientes, porque una inversión así no puede ser ni ordenada ni compensada apropiadamente. En verdad, podemos especular con la idea de que cuando la organización no es capaz de crear esta identificación y entrega, se verá seriamente amenazada la efectividad de su tecnología.

El cuadro v.3 condensa las distinciones principales entre tecnologías de procesamiento, de mantenimiento y de cambio. Una organización puede emplear varias combinaciones de tecnología. Una agencia de rehabilitación de drogadictos puede proporcionar simultáneamente un servicio de diagnóstico de procesamiento, un programa de sostenimiento por medio de metadona, y un programa de terapia de grupo de cambio de personas. El resultado es que las unidades que tienen a su cargo la implantación de cada tecnología diferirán entre sí en cuanto a actividades centrales, lugar organizacional, intereses de dirección, relaciones personal-usuarios, control de usuarios y acatamiento del personal. Indudablemente, es más apropiado conceptualizar a las organizaciones al servicio del hombre como sistemas de multitecnología, aun cuando con frecuencia predomine un tipo de tecnología. Así pues, aun cuando los departamentos de asistencia social traten de implantar una tecnología para cambiar a la gente, lo cierto es que destinan más recursos hacia el procesamiento de solicitantes y a proporcionar sostenimiento básico.

CUADRO V.3. *Tipología de las funciones de las tecnologías al servicio del hombre*

	Procesamiento de personas	*Mantenimiento de personas*	*Cambio de personas*
TIPO DE PRODUCTO	Posición alterada	Estabilización de atributos	Cambio de atributos
ACTIVIDADES CENTRALES	Clasificación-disposición	Cuidado de custodia; sustentación	Cambio planeado
LUGAR ORGANIZACIONAL	Límites	Aislamiento intraparcial	Aislamiento intramaximal
INTERÉS GERENCIAL	Disposición del producto	Normas aceptables de ubicación	Efectividad comprobada
RELACIONES PERSONAL-USUARIO	Mínimas	Moderadas	Amplias
CONTROL DEL USUARIO	Amenazas y promesas	Amenazas y promesas, control de reforzamiento	Persuasión; control de reforzamiento
CUMPLIMIENTO DEL PERSONAL	Burocrático	Burocrático	Entrega

DETERMINANTES ORGANIZACIONALES DE LA SELECCIÓN DE TECNOLOGÍA

La elección de tecnología que se quiera usar es más ambigua y difícil en las organizaciones al servicio del hombre que en las otras organizaciones porque no hay correspondencias explícitas de uno-a-uno entre resultados deseados y los medios tecnológicos para alcanzarlos. Esto no significa que las consideraciones tecnológicas no tengan importancia en las organizaciones al servicio del hombre. Sin la menor duda, son influidas por el estado actual del adelanto tecnológico en su campo particular de servicios, y específicamente por las tecnologías empleadas por otras organizaciones del mismo campo que busquen fijar tendencias. Por consiguiente, las elecciones tecnológicas de una organización serán afectadas por actividades fijadoras de sus metas y por el acceso a información sobre adelantos tecnológicos. La importancia de esta información en quienes toman las decisiones dependerá, en parte, de la credibilidad y de la posición relativa del personal que fije los linderos, vistos como "líderes de opinión". Este conocimiento limitará las actividades que debe considerar una organización. Sin embargo, no determinará exclusivamente la elección real ya que la mayor parte de los servicios al hombre no han definido con claridad sus resultados deseados, en parte porque el saber para alcanzarlos es muy variado e indeterminado.

Esto significa que la selección de tecnología está determinada por consideraciones de resultados finales políticos y económicos y por costos de tecnologías alternas. Los valores percibidos de estos costos y resultados ante quienes toman las decisiones serán también una función de la distribución de poder y de los recursos económicos tanto dentro como fuera de la organización, y de las oportunidades y limitaciones asociadas con su movilización. Dicho en otras palabras, los líderes de una organización se esforzarán por seleccionar una tecnología que sea viable política y económicamente. Alentarán la sobrevivencia de la organización y fortalecerán (o al menos no minarán) la posición de la coalición dominante.

Debido a que la selección es afectada sólo parcialmente por consideraciones tecnológicas, los factores principales que influyen en esta elección son los valores e intereses de la coalición dominante de la organización. Es decir, se elegirá una tecnología cuyos puntales ideológicos sean congruentes con los valores e intereses de la coalición dominante. Esta dinámica es particularmente observable cuando hay un cambio en el liderazgo. Por ejemplo, Astrachan (1978) analizó los cambios tecnológicos en un centro de salud mental de una comunidad partiendo, por un lado, de una modalidad psicoanalítica tradicional de tratamiento, y por otro, de intervención en crisis y de organización de la comunidad como resultado de un cambio en el liderazgo —de psiquiatras capacitados psicoanalíticamente a psiquiatras orientados hacia la comunidad. Del mismo modo, Strauss y asociados (1964) han observado que la orientación ideológica de los psiquiatras que controlan diversas salas de hospital influirá en los modos de tratamiento que predominen.

Sin embargo, esta elección está también circunscrita por diversos factores ambientales. En primer lugar, grupos comunitarios de los cuales dependen la legitimación y el apoyo de la organización pueden limitar las opciones abiertas ante quienes toman las decisiones. Scott (1969) afirma que la elección del enfoque acomodativo en vez del restaurativo de la rehabilitación de los ciegos se basa en parte en la resistencia de la comunidad a la integración de los ciegos en la corriente principal de la vida comunitaria. Así también, la elección de un determinado plan de estudios como tecnología de enseñanza es afectada con frecuencia por el apoyo o resistencia de grupos comunitarios diversos, cosa que se hace saber por medio del comité escolar (Hampson, 1975). En segundo lugar, cada alternativa tecnológica necesita una diferente configuración de recursos (por ejemplo, fondos, mano de obra, pericia), cuya disponibilidad afecta a su vez la elección en sí. Por ejemplo, la aptitud de un hospital para poner en práctica una tecnología médica muy avanzada dependerá de su capacidad para hacerse de fondos necesarios y para contratar los técnicos apropiados. No es por casualidad que los programas de personal para los individuos que es difícil colocar, opten con frecuencia por tecnologías de "motivación para trabajar", en vez de capacitación y colocación en el trabajo, ya que estas requieren recursos en forma de oportunidades y subsidios de trabajo, cuya movilización es dificilísima. En pocas palabras, la inversión en dinero, personal, pericia y equipo necesaria para una cierta tecnología, frente a la disponibilidad de estos recursos serán un determinante clave de su adopción. Y a la inversa, una organización puede escoger una tecnología particular debido a las oportunidades que ofrece para movilizar nuevos recursos y para mejorar su posición competitiva. La disponibilidad de fondos públicos para apoyar una tecnología dada puede proporcionar un fuerte aliciente a su adopción. Tercero, las relaciones interorganizacionales establecidas, así como la ubicación en la red de servicios afectan también la elección de tecnología. Es decir, la organización elegirá aquellas tecnologías que refuercen su posición competitiva en el medio y que faciliten sus relaciones de intercambio con otras organizaciones. Por ejemplo, un programa de rehabilitación de drogadictos puede optar por el mantenimiento a base de metadona en vez de la terapia de grupo para aumentar el número de casos tratados, así como para mejorar su posición frente a otros programas de rehabilitación.

Los elementos políticos y económicos internos de una organización influirán también en la selección de una tecnología de servicio. Primero, los miembros del personal tal vez resistan y hasta rechacen la introducción de una cierta tecnología si afecta adversamente sus condiciones de trabajo. Un programa de terapia relativamente benigno para los retrasados mentales fue resistido con efectividad por los trabajadores debido a que vieron que tendría consecuencias adversas sobre su trabajo diario (Bogdan y otros, 1974).

Finalmente, es muy probable que la organización seleccione una tecnología de servicio congruente con la orientación, la pericia y las aptitudes profesionales de su personal, muy en particular de los que tienen cargos importantes. Es decir, los trabajadores de la agencia, sobre todo el personal profesional, constituyen grupos de interés cuyo fin es promover sus valores y la importancia de su trabajo. A su vez, se pronunciarán en favor o en contra de ciertas tecnologías con base en las ventajas que representen para sus intereses. Un ejemplo de este proceso puede observarse en la defensa persistente y exitosa de trabajadores sociales, tanto dentro como fuera de la asistencia pública, para lograr la separación del sostenimiento del ingreso en relación con los servicios sociales; el efecto neto fue vigorizar la tecnología de los trabajadores sociales en el terreno de la asistencia social. La justificación de la separación se basó en ideologías profesionales, en citas de desempeño mejorado por parte del personal y de beneficios de los receptores, si bien un estudio pone en duda que los usuarios se beneficien o que salgan ganando por esta separación (Piliavin y Gross, 1977).

La operacionalización y puesta en práctica de la tecnología escogida por una organización serán también afectadas por factores económicos y políticos. Como resultado, habrá disparidades importantes entre las pautas de trabajo requeridas por la tecnología y las tareas y actividades reales efectuadas por el personal. En parte, esta disparidad es una función de los atributos vagos e indeterminados de la tecnología, observada muy atinadamente por Perrow (1965). La organización puede modificar y de hecho modifica en la práctica las características de la tecnología por las mismas razones que se observaron anteriormente. En un estudio de un programa de tratamiento de menores delincuentes se usó una economía de muestra cuya modalidad principal consistía en que a los muchachos se les castigaba por "mala" conducta en vez de premiárseles por "buena" conducta, y las definiciones de conductas buenas y malas se relacionaron principalmente con funciones de custodia —contrariamente a las prescripciones de la tecnología (Vinter, Sarri y Hasenfeld, 1974). Estas deformaciones fueron introducidas para reducir costos, para permitir al personal de custodia mantener control sobre los jóvenes y para simplificar la administración de la economía de muestra. Otro ejemplo de tecnología mal usada es la medicación en exceso de enfermos mentales para controlarlos y para facilitar su manejo. Del mismo modo, Kassebaum y colaboradores (1971) dieron cuenta de la efectividad del asesoramiento en grupo en cárceles con guardias carcelarios vistos como líderes de grupos, lo cual plantea claramente graves dudas sobre la aplicación apropiada de la tecnología. Finalmente, estudios en centros de servicio al vecindario revelaron la incapacidad para crear una tecnología de envío eficaz a otras entidades, debido a su posición débil en la red de servicios humanos y a las aptitudes limitadas de su personal (Hasenfeld, 1971; Perlman, 1975).

En todos estos casos, factores externos, como recursos limitados y presiones provenientes de otras organizaciones, así como factores internos, tales como los intereses y el poder de diversos grupos del personal, causan cambios en la operación real de la tecnología, que se puede desviar considerablemente del proyecto o plan prescrito. Por consiguiente, para entender el impacto de una tecnología sobre una organización y sobre sus usuarios, es esencial desenmarañar o desligar la tecnología *en la práctica* por medio de un análisis sistemático sobre cómo se desempeña el personal en relación con los usuarios. En ningún otro tipo de organización es tan crítico un análisis así, porque, como ha sido demostrado repetidamente, hay pocos imperativos tecnológicos que guíen la conducta de los practicantes al servicio del hombre en cuanto a satisfacer las necesidades humanas. Por consiguiente, el primer paso y el más crítico en nuestros esfuerzos por entender a las organizaciones al servicio del hombre debe ser un estudio cuidadoso y detallado de sus tecnologías en la práctica, tal como se expresan realmente en las actividades del personal con los usuarios.

Conclusión

Este capítulo se centró en una de las dimensiones más escurridizas del análisis de las organizaciones al servicio del hombre —su tecnología. Este concepto es ambiguo y difícil de definir porque trata de captar el significado de la expresión "trabajando con gente". Un trabajo así carece de linderos claros y de consistencia debido a la variabilidad inherente de la gente como materia prima y a que no se cuenta con un conocimiento completo de cómo servirla mejor. Igualmente importante es el hecho de que trabajar con gente entraña consideraciones morales que deben ser incluidas en la conceptualización de tecnologías al servicio del hombre. El resultado es que estas tecnologías adquieren características que no se encuentran en aquellas cuya materia prima son objetos inanimados.

Entre las características de las tecnologías al servicio del hombre destacadas en este capítulo figuran: los supuestos morales fundamentales, los componentes ideológicos que sirven para cerrar brechas en el conocimiento, los efectos de la interacción frente-a-frente y la incorporación de mecanismos de control de los usuarios. Estas y otras características dan por resultado una inmensa variedad tecnológica entre organizaciones cuyo fin es alcanzar los mismos resultados de servicio, porque permiten a la organización una discreción amplia en cuanto a adaptar su tecnología a la práctica. El resultado es que la operatividad de la tecnología de servicios enfrenta elecciones y opciones múltiples en cuando menos cinco campos: 1) atributos de los usuarios, 2) bases de conocimiento, 3) interacción con los usuarios, 4) control de usuarios, y 5) modos de operación. Las elecciones hechas en estos campos determinarán la naturaleza y la organización del trabajo, y muy en particular, las relaciones personal-usuarios.

Determinantes significativos de estas elecciones se originan en las metas o funciones de las tecnologías en términos del producto deseado. Las tecnologías al servicio del hombre tienen tres funciones principales: 1) procesamiento de personas, 2) sostenimiento de personas, y 3) cambio de personas. La búsqueda de cada una de estas funciones tendrá consecuencias importantes sobre la estructura interna y sobre los procesos de una organización.

Finalmente, influencias políticas-económicas afectarán las elecciones tecnológicas de una organización. En la práctica, la tecnología podrá ser muy diferente de la teoría, precisamente debido a la falta de correspondencia uno-a-uno entre los resultados deseados y la tecnología empleada.

VI. ESTRUCTURA, PODER Y CONTROL

El que una organización ponga en práctica una tecnología al servicio del hombre da origen a divisiones de trabajo bien marcadas que se manifiestan en la distribución de las actividades del personal, de la autoridad y en las pautas de comunicación y coordinación. En un sentido general, esta estructuración interna de la organización —según se refleja en la división del trabajo, en el componente administrativo, en la distribución del poder y en la departamentalización de las diversas unidades de trabajo— representa una serie de elecciones estratégicas hechas por el liderazgo con el fin de ejecutar el mandato organizacional (Child, 1972; Galbraith, 1977).

En esencia, la estructuración de una organización determina dos cosas: cómo se distribuye el poder entre los diversos grupos e individuos, y quién ejerce el control sobre la conducta individual dentro de la organización (Hall, 1977). Los que tienen el poder determinan las preferencias de quiénes reciben atención, cómo se toman las decisiones y se llevan a la práctica, y de qué modo se distribuyen las tareas y los trabajos. Quienes ejercen el control determinan cómo evaluar y sancionar el desempeño, y el grado de autonomía y discreción que los individuos tienen sobre su trabajo.

Gran parte de la teoría y de la investigación actuales sobre estructuras organizacionales trata de mostrar que la distribución de actividades, de autoridad y el control del flujo de trabajo son guiados por una norma de racionalidad (Thompson, 1967; Hage y Aiken, 1967, 1969; Blau y Schoenherr, 1971). Esto es, para resaltar la eficiencia y la efectividad, la estructura interna de una organización está ideada de modo tal que responda a las contingencias que presentan la tecnología, el medio ambiente, el tamaño y la historia de la organización (véase el estudio de la teoría de la contigencia en el capítulo II). Por ejemplo, Lawrence y Lorsch (1967), en un estudio que dejó huella, trataron de demostrar que la efectividad de la organización aumenta cuando las unidades de trabajo están lo suficientemente diferenciadas como para satisfacer las exigencias ambientales y tecnológicas, y cuando están asimismo lo suficientemente coordinadas para regir sus interdependencias. Igualmente, un importante organismo de indagación indica que la efectividad de la organización se acentúa cuando las tecnologías no rutinarias son acompañadas por la discreción y la descentralización del poder del personal de alto nivel (un resumen de estos resultados se encontrará en Zey-Ferrrell, 1979). Aunque es verdad que la validez de estos resultados no se disputa, sí se pone en tela de juicio su aplicación en las organizaciones al servicio del hombre, por diferentes razones.

En primer lugar, se ha hecho ver que las organizaciones al servicio del hombre enfrentan medios turbulentos caracterizados por grupos de interés múltiples y cambiantes, con valores diferentes y a menudo incompatibles. Una organización que responda a estos grupos probablemente buscará metas múltiples, con frecuencia conflictivas, que limitarán fuertemente su aptitud para idear una estructura interna racional.

Segundo, según se hizo ver suficientemente en el capítulo precedente, las tecnologías al servicio del hombre incorporan muchas tareas y actividades mal definidas; definiciones y especificaciones totales varían muchísimo entre las organizaciones y los profesionistas de servicios humanos. Por consiguiente, la estructura interna de la agencia no puede ser guiada con claridad por medio de un proyecto tecnológico cuando está sometida a estas impresiones ideológicas.

Tercero, las tecnologías al servicio del hombre crean problemas cuando se trata de monitorear y evaluar el desempeño y el rendimiento del personal. Estas dificultades emanan, en parte, de la variedad de las tecnologías, de la complejidad de los atributos humanos, de la poca visibilidad de las actividades del personal y de la indeterminación de las metas finales. Sin embargo, el control efectivo depende de la existencia de un esquema de evalución explícito y aceptable.

Por último, los encuentros personal-usuarios, que es la actividad predominante en las organizaciones al servicio del hombre, no están sometidos del todo al control organizacional puesto que son vulnerables a las vicisitudes tanto de los usuarios como del personal de línea. Por consiguiente, los esfuerzos para estructurar y controlar estos encuentros conforme a políticas organizacionales probablemente estén preñados de dificultades.

Este capítulo explora de un modo más detallado estas cuestiones, y muestra cómo afectan la distribución del poder y el ejercicio del control y cómo estos dos últimos factores influyen a su vez en el proceso de prestación de servicios.

LAS ORGANIZACIONES AL SERVICIO DEL HOMBRE VISTAS COMO SISTEMAS ACOPLADOS HOLGADAMENTE

El organigrama de cualquier centro de salud mental, escuela u hospital lleva en sí una imagen de racionalidad, de orden y de coordinación. Unidades y departamentos parecen tener claros los dominios de su actividad así como divisiones racionales del trabajo; las líneas de autoridad parecen estar claramente establecidas; y todos los elementos de la organización parecen estar interconectados e integrados en el seno de un todo que funciona. Sin embargo, los estudios empíricos de estas organizaciones no confirman esta imagen. Todo lo contrario. Los análisis de hospitales (Strauss y otros, 1967), de escuelas (Meyer y Rowan, 1978; Lorti, 1975), de universidades (March y Olsen, 1976), y de departamentos de asistencia social (Prottas, 1979) sugieren que

> los elementos estructurales están eslabonados holgadamente entre sí y con actividades en donde con frecuencia las reglas son violadas, las decisiones no siempre se cumplen, y en caso de cumplirse tienen consecuencias inciertas, las tecnologías no tienen una eficiencia cierta y los sistemas de evaluación y de inspección son puestos de cabeza o se vuelven tan vagos que es poca la coordinación que ofrecen [Meyer y Rowan, 1977:343].

Una imagen más apropiada de la estructura interna de estas organizaciones es la de un "sistema eslabonado holgadamente" en el cual las unidades de trabajo preservan buena parte de autonomía e identidad, y se responden recíprocamente de un modo circunscrito, poco frecuente, lento o no importante (Weick, 1976). Esta estructura tiene varios rasgos característicos. En primer lugar, las diversas tareas y actividades en las que participa el núcleo tecnológico de la organización están conectadas y coordinadas débilmente. Lógicamente no es posible demostrar que se deriven de una tecnología definida con claridad. En el caso de las escuelas públicas, el plan de estudios está coordinado de un modo muy general; los maestros tienen mucha laxitud en cuanto a determinar el contenido y el método de enseñanza (Meyer y Rowan, 1978). En los hospitales de atención mental, las salas están organizadas de acuerdo con las ideologías psiquiátricas de los médicos de guardia, de las enfermeras y de los ayudantes, y no en términos de un plan de tratamiento de gran alcance (Strauss y otros, 1967).

En segundo lugar, existe un débil sistema de control sobre las actividades del personal. Por razones que expondremos más adelante, el personal disfruta de muchísima discreción en cuanto a cumplir sus deberes en contextos que carecen de observación específica o explícita y de mecanismos de evaluación. Los trabajadores sociales están sometidos a una supervisión pseudoterapéutica, no orientada hacia el trabajo; los maestros están sujetos a muy pocas inspecciones sobre su desempeño en el aula, en tanto que los archivos de los médicos rara vez se someten a un escrutinio cuidadoso.

Tercero, en toda la organización hay un sistema de autoridad débil y a menudo múltiple. Las unidades y los individuos de la organización comúnmente son casi autónomos y están relativamente aislados de otras unidades e individuos, particularmente respecto a aquellos que podrían tener autoridad formal sobre ellos. Por ejemplo, los prefectos de las escuelas tienen autoridad limitada sobre las actividades de enseñanza de los maestros. Los administradores de los hospitales tienen poco control sobre las prácticas clínicas. Y aun en los casos en que haya establecidas líneas de autoridad claras y formales, su empleo eficaz puede estar limitado debido a que quienes tienen la autoridad formal quizá no la tengan para sancionar a sus subordinados a causa de disposiciones de servicio civil o de desempeño del puesto, o a falta de control sobre sus sueldos, salarios y otras posibles adehalas o castigos.

Del mismo modo, el personal puede estar sometido a líneas de autoridad múltiples y hasta en conflicto, lo cual reduce su eficacia. Las enfermeras están sometidas a la autoridad de sus supervisoras de enfermería y a la de los médicos en ejercicio. Los maestros están sujetos a la autoridad "administrativa" del prefecto y a la autoridad "profesional" de los supervisores del plan de estudios. Los trabajadores sociales suelen estar sometidos también a líneas de autoridad dobles.

Concebir a las organizaciones al servicio del hombre como sistemas acoplados holgadamente no significa que todas sus partes sean caracterizadas de este modo. De hecho, algunas facetas de las actividades de una organización pueden estar conjuntadas estrechamente, es decir, sujetas a una tecnología definida de manera explícita, a un monitoreo operativo, a mecanismos de evaluación y de autoridad efectivos. Por ejemplo, el proceso de prestación de servicios básicos de asistencia social está ajustado más estrechamente que el de prestación de servicios sociales. La certificación de estudiantes graduados de preparatoria o de la escuela profesional está más estrechamente conjuntada que el proceso de inspección propiamente dicho (Meyer y Rowan, 1978). Los procedimientos de admisión y de salida en los hospitales psiquiátricos están acoplados mucho más estrictamente que el proceso de tratamiento (Strauss y otros, 1967).

Sin la menor duda, las características de las tecnologías de una organización influyen en el grado en que sus actividades y tareas están estrecha u holgadamente acopladas. No obstante, estas características están determinadas por la organización y por lo tanto no pueden explicar plenamente las elecciones estructurales hechas por ésta. En vez de ello, las organizaciones al servicio del hombre establecerán sistemas acoplados estrechamente alrededor de aquellas actividades y tareas que afecten directamente el grado de legitimación y de prestación de recursos. En particular, aquellas actividades y desempeños organizacionales escogidos por los proporcionadores clave de legitimación y recursos para evaluar a la organización y determinar sus recursos futuros tienen la probabilidad de ser monitoreadas, coordinadas y controladas con cuidado. En el caso del departamento de asistencia social, por ejemplo, su legitimación y sus recursos futuros están unidos estrechamente a su administración eficiente de fondos de asistencia social, no a la calidad o adecuación de sus servicios sociales. (Ciertamente, la prestación de fondos federales está condicionada a no exceder un cierto índice de error en cuanto a determinación de elegibilidad.) En un estudio de hospitales psiquiátricos sostenidos con fondos públicos, Ullman (1967), halló que debido a que la cantidad de los fondos estaba determinada por la carga diaria promedio de pacientes, de admisiones y salidas, la duración de la estancia de tales elementos se monitoreaba y se coordinaba con bastante cuidado para proteger el nivel de financiamiento del hospital. Así también, Meyer y Rowan (1978), han afirmado que el control estrecho sobre la certificación de estudiantes, de programación de clases y de concesión de títulos a los maestros contrasta acentuadamente con la falta de control sobre las actividades de instrucción, debido a la mayor importancia de los primeros elementos en cuanto a justificar legitimación y a asegurar un flujo uniforme de recursos.

¿Qué fuerzas operan en las organizaciones al servicio del hombre que generan estructuras acopladas holgadamente? Demostraré que los determinantes de tales estructuras están arraigados en el carácter del medio, en la naturaleza de las tecnologías y en las pautas de los encuentros usuarios-funcionarios.

Medio ambiente turbulento, intereses múltiples y metas dispares

Es muy probable que las organizaciones al servicio del hombre encuentren un medio turbulento en el cumplimiento de sus obligaciones, que tiene varias características muy claras (véase el capítulo III). En primer lugar, está compuesto de unidades y grupos heterogéneos con pretensiones e intereses que compiten entre sí dentro de la organización. Entre ellos figuran prestadores de recursos y de legitimación, agencias reguladoras, grupos de interés, beneficiarios potenciales y reales de servicios, y empleados. En segundo lugar, tanto la composición del medio de trabajo como los intereses de sus elementos son inestables. Es decir, una organización experimentará incertidumbres y cambios frecuentes en sus relaciones con prestadores y reguladores de recursos debido a que sus intereses y demandas están orientados hacia adentro (reflejando, indudablemente, la turbulencia que priva en *sus* medios). Además, es probable que surjan nuevos grupos de interés y de beneficiarios de servicios, a la vez que otros alteran sus demandas, porque las definiciones de estos servicios son altamente sensitivas al cambio social. Tercero, y más importante, las organizaciones dependen cada vez más del medio en que trabajan para hacerse de recursos, lo cual las hace vulnerables a los retos y amenazas a su dominio.

La sobrevivencia y adaptación de una organización a un medio turbulento requiere que estos intereses y demandas encuentren su expresión dentro de la organización de modo tal que pueda responderse a los múltiples sostenedores. Esto lo hace buscando metas múltiples y distribuyendo recursos a grupos de actividades claramente visibles. Más aún, los vínculos y eslabones entre estos grupos de actividades deliberadamente se hacen débiles y tenues debido a incompatibilidades y contradicciones potenciales entre los intereses y las demandas expresados por medio de ellos. Es decir, la integridad de la organización y la minimización de conflictos entre metas dispares se logra precisamente mediante el acoplamiento holgado de las diversas unidades internas de trabajo.

El impacto de un medio turbulento en cuanto a desacoplar la estructura interna de una organización se demuestra elocuentemente por el estudio histórico de Jacobs (1977), sobre Stateville, una gran prisión estatal, de la cual se pensó que era una organización altamente controlada y estrechamente monitoreada. Desde mediados de los años 1930 a principios del decenio de 1960 la prisión funcionó dentro de un medio relativamente estable. Las pocas organizaciones o grupos externos que se preocuparon o interesaron en la prisión, fueron neutralizados eficazmente. El Departamento de Seguridad Pública, que nominalmente controlaba la prisión, era débil debido a la camaradería política. Los grupos interesados en la reforma de la prisión, digamos la John Howard Society, también tenían influencias y liderazgos limitados y débiles. Los tribunales rara vez se entremetían en las prácticas administrativas de la prisión, y los presos no tenían acceso a los tribunales. Los profesionales, digamos psicólogos, médicos y capellanes no tenían bases de poder independientes y sus consejos y recomendaciones eran pasados por alto. Los legisladores y periodistas que visitaron la prisión eran punto menos que secuestrados por el celador, que controlaba toda la información proporcionada. Finalmente, la población de internos era muy estable; debido a las prolongadas condenas había pocos índices de salidas y de entradas, y su composición racial había cambiado poco durante ese periodo.

Un medio así de estable y aislado permitió a la prisión una gran independencia y a los guardias ejercer un dominio total. La autoridad estaba muy concentrada y la prisión operaba militarmente. Todas sus actividades eran monitoreadas con gran cuidado; los premios y las sanciones estaban controlados muy eficazmente; las líneas de autoridad eran explícitas y sin contradicción. La prisión era un modelo de un sistema acoplado estrechamente.

Todo esto cambió drásticamente en los decenios de 1960 y 1970, debido sobre todo al surgimiento de una gran turbulencia en el medio de la prisión. Varios acontecimientos concomitantes produjeron este resultado. En primer lugar, la población de la prisión se tornó cada vez más negra y politizada. La estructura social de los internos estaba organizada y controlada por pandillas activas, cuyos miembros eran encarcelados conforme a índices cada vez mayores. Persistentemente retaban a la autoridad de la prisión pues se atenían a su acceso al sistema legal. Segundo, el sistema legal revisó activamente las prácticas carcelarias debido a numerosos juicios iniciados por grupos legalistas que surgieron en los años 1960. Particularmente activo fue un grupo de abogados que constituyeron los Servicios Legales de Prisión, sostenidos por diversas fundaciones y agencias gubernamentales. La intrusión del sistema legal puso en entredicho las antiguas pautas de autoridad en la prisión y proporcionó a los presos derechos mínimos de los cuales habían carecido hasta entonces. Tercero, otros grupos de interés se interesaron activamente en la prisión. Entre ellos figuraron grupos sobre reforma carcelaria cuyas raíces estaban en el movimiento de derechos civiles, universidades y escuelas superiores que concurrieron a petición del Departamento de Corrección (anteriormente Departamento de Seguridad Pública) para ayudar a mejorar las condiciones de la prisión; y la prensa, que merced a la profesionalización de sus reporteros ya no era engañada tan fácilmente por los funcionarios de la prisión. Cuarto, El Departamento de Corrección logró por medio de su propia burocratización mayores controles y poderes sobre la prisión. Expidió un Código Unificado de Corrección así como otras normas administrativas que redujeron la discreción de los guardias de las prisiones. Contemplaba la contratación de personal profesional, por ejemplo maestros de escuela y asesores, que operarían fuera de la autoridad jerárquica del sistema de guardia de la prisión. Finalmente, los guardianes se sindicalizaron, principalmente para proteger sus propios intereses ante los grandes cambios que estaban ocurriendo.

Estos y otros cambios similares en el medio dieron por resultado, fundamentalmente, el rompimiento de las líneas de autoridad en la prisión. Surgieron centros múltiples de actividad, anclados en el Departamento de Corrección, en la alcaldía de la prisión, en la organización de los presos, en el sindicato de los guardias y en unidades profesionales. Segundo, muchas actividades y tareas de la prisión se desarticularon entre sí. La atención de custodia se separó de las actividades educativas y del asesoramiento, en tanto que la administración de la prisión se vinculó débilmente al sistema de guardia. Después de un periodo de turbulencia interna, surgió un estado gradual de equilibrio conforme las diversas esferas de actividad de la prisión, al reflejar influencias externas sobre sus metas y funciones, se tornaban un poco más aisladas entre sí, y según iban siendo controladas por sus propios conjuntos de normas específicas.

Tecnología indeterminada y criterios ambiguos de evaluación

Los componentes de cualquier tecnología al servicio del hombre, como son los atributos de los usuarios, la base del conocimiento, la interacción personal-usuarios, el control de usuarios, y las operaciones, determinarán cómo perciba el personal sus tareas de servicio. Por ejemplo, cuando el interés en la biografía del usuario es limitado, cuando se supone que los usuarios no varían y son estables, cuando se domina por completo el conocimiento con base en el cual se les sirve, y cuando la pauta apropiada de interacción es actividad-pasividad, entonces las tareas de servicio tienden a ser vistas como de rutina, predecibles y eficaces. Y por el contrario, si a los usuarios se les califica como variables e inestables, si el conocimiento es incompleto y a la pauta de interacción se le ve como necesitada de participación mutua, en estos casos las tareas del servicio son vistas como no rutinarias e impredecibles, y sus consecuencias son vistas como inciertas. Estas percepciones del trabajo se relacionan a su vez con disposiciones de tareas dentro de la organización. En general, a mayor claridad, predecibilidad y eficacia de las percepciones del trabajo, corresponderá una habilidad mayor por parte de la organización para cumplir compromisos de trabajo estrechamente acoplados, es decir, procedimientos estandarizados y uniformes, mecanismos de evaluación explícita y de monitoreo, y autoridad jerárquica (Dornbusch y Scott, 1975). Esto se debe a que estas percepciones de trabajo permiten la enunciación de medidas específicas de resultados, de directivas conductuales claras y de secuencia y coordinación explícitas de los diversos componentes de la tarea. Por ejemplo, en su estudio sobre las enfermeras, Dornbusch y Scott (1975), descubrieron que las enfermeras tienen mucha menos autonomía y libertad en cuanto a llevar registros y a cumplir las órdenes de los médicos, que en el manejo de las salas de atención, porque tratándose de sus primeras obligaciones cuentan con directivas conductuales claras que pueden ser evaluadas.

Un gran número de las tecnologías al servicio del hombre se caracterizan por cuanto sus percepciones de trabajo no son claras ni predecibles. Por consiguiente, no es de sorprender que los acuerdos de trabajo estén estructurados holgadamente en aquellas organizaciones que se valen de estas tecnologías. La organización gana varias ventajas por el hecho de establecer acuerdos de trabajo holgadamente estructurados. En primer lugar, por promover la autonomía, reducir las reglas y limitar la influencia de otras unidades de trabajo, la organización proporciona al personal un ambiente de trabajo en consonancia con sus percepciones del propio trabajo. Cuando el personal percibe sus obligaciones como no rutinarias y sus consecuencias como inciertas, busca tener la libertad para atenerse a su propio juicio y para alterar tareas con base en la retroalimentación de su propio trabajo. Segundo, el foco de la responsabilidad pasa a los miembros del personal. Tanto el éxito como el fracaso se pueden atribuir a encuentros entre el personal y los usuarios, y no a políticas y procedimientos organizacionales generales. Tercero, el resto de la organización está protegido contra incertidumbres tecnológicas. Por el hecho de desenmarañar o independizar unidades de trabajo con tecnologías indeterminadas respecto a otras partes de la organización, se minimizan los efectos potenciales de consecuencias no predecibles de tecnologías sobre el resto de la organización. Cuarto, la organización puede esquivar el problema de evaluar los logros de sus tecnologías de servicio, sencillamente porque no se pueden formular criterios claros para ello. Más bien, la organización se atendrá probablemente a mediciones extrínsecas de logro, que se pueden basar en valoraciones hechas por ella misma o por sus pares, en base a testimonios de sus usuarios y en su fama pública (Thompson, 1967).

La relación entre la tecnología indeterminada y la evaluación del desempeño merece atención especial debido a su impacto sobre el ejercicio de la autoridad en la organización y en los acuerdos posteriores de trabajo. Sin duda, el ejercicio de la autoridad descansa, en gran medida, en la capacidad de quienes tienen posición para evaluar el desempeño de sus subordinados, sea monitoreando su conducta real o valorando los resultados de sus actividades. Cuando la tecnología es indeterminada, la evaluación del desempeño se torna difícil por varias razones (Dornbusch y Scott, 1975). Primero, dado que los resultados son inciertos, hay problemas graves para definir lo que constituye el éxito. Segundo, los conceptos aceptados de lo que se puede llamar éxito tampoco son fácilmente medibles. Tercero, es difícil formular criterios para valorar el desempeño de las tareas debido a que el conocimiento es incompleto y a que los usuarios son inestables y variables. Cuarto, y relacionado con lo anterior, es difícil determinar una muestra apropiada para monitorear las actividades del personal. Finalmente, el contenido de los encuentros personal-usuarios no es visible y por ello es muy difícil de monitorear.

La falta de un sistema adecuado de evaluación limita muchísimo el ejercicio de la autoridad, porque aumenta la dependencia de quienes tienen la autoridad sobre sus subordinados en cuanto a retroalimentación e información. Ya hice ver que una estructura de autoridad débil es característica de una organización acoplada holgadamente. Podemos explicar la forma en que evoluciona una estructura así mediante las relaciones entre tecnología indeterminada, criterios ambiguos de evaluación y autoridad débil.

De un modo general, el acoplamiento holgado permite acomodar sistemas morales ideológicos diferentes, con frecuencia incompatibles, defendidos por diversos miembros del personal. Esto se evidencia con más particularidad cuando una organización depende de los servicios de varios grupos profesionales. Merced a su capacitación, socialización, experiencia en el trabajo y sus atributos, el personal crea sistemas diversos de crecencias sobre sus usuarios, los cuales influyen en sus percepciones sobre las metas de los servicios y sobre *los medios* conforme a los cuales han de alcanzarse estas metas. Aun cuando la organización puede tratar de limitar la variabilidad ideológica entre su personal valiéndose de la selección y de la socialización, difícilmente podrá eliminarla, en particular si emplea personal profesional con diversas capacidades y especialidades. Esta falta de determinación de la tecnología de servicio refuerza además la variabilidad y la diversidad, y limita la habilidad de la organización para comprobarlos; hacerlo podría traer luchas y conflictos internos, y pondría al descubierto la vaguedad e indeterminación de la tecnología. El acoplamiento holgado permite la expresión de diversas ideologías de servicio dentro de la organización, lo cual reduce la posibilidad de conflicto. Strauss y colaboradores (1967), al estudiar los acuerdos internos de trabajo en vigor en los hospitales psiquiátricos evocan la imagen de un "orden negociado". Médicos, trabajadores sociales, enfermeras y auxiliares —los cuales pueden tener diferentes ideologías psiquiátricas— crean, debido a una serie de negociaciones, acuerdos aceptables de trabajo que son compatibles con sus respectivas ideologías. Los médicos de orientación fisiologista pueden trabajar juntos con enfermeras que se acomodan o avienen a esta ideología, en tanto que trabajadores sociales pueden crear relaciones estrechas con médicos de terapia del medio y no tener casi contacto con los fisiologistas. En el proceso de negociación, se pueden pasar por alto o hacer a un lado las reglas formales y también las líneas de autoridad.

Los burócratas de la atención directa

Probablemente el factor individual más importante que contribuye a la estructura holgada de las organizaciones al servicio del hombre es la ubicuidad de las relaciones personal-usuarios. Varias características de estas relaciones limitan la habilidad de una organización para controlarlas. Primeramente, la fuente primaria de la iniciativa en la agencia reside en estas relaciones, no en la estructura de la autoridad formal (Smith, 1965). Es decir, las actividades organizacionales se inician a partir de encuentros entre los usuarios y el personal de línea, más que mediante directrices comunicadas por medio de la cadena de mando. Muy rara vez la organización podrá especificar por anticipado los procesos de servicio para cada usuario.

Segundo, la visibilidad y observación de estas relaciones, que es tan esencial al monitoreo efectivo, es muy limitada. Con unas cuantas excepciones, su contenido no se presta a una inspección abierta, por varias razones: 1) muchas restricciones legales y éticas protegen la confidencialidad de la información intercambiada entre usuarios y trabajadores; 2) los profesionales de los servicios al hombre creen firmemente que la calidad de la relación y de la confianza con el usuario se verá afectada adversamente por obra de cualquier intromisión externa; 3) la falta de criterios confiables de evaluación del desempeño hace que la observación directa sea extremadamente volátil que puede causar graves conflictos en un recurso la interpretación de las observaciones; 4) los costos administrativos de un monitoreo directo de relaciones personal-usuarios son altísimos, debido a que no se puede anticipar ni controlar plenamente su inicio y porque exige bastante personal y tiempo; y 5) en el caso del personal profesional, el monitoreo directo es visto como una grave violación de la autonomía profesional y como un reto a su competencia.

Tercero, y como resultado de lo antes dicho, buena parte de la información que se genera en estas relaciones es controlada eficientemente por el personal de línea. Es decir, el personal controla información del usuario que luego es trasmitida a la organización, así como información sobre la organización que es trasmitida al usuario (Prottas, 1979). Al procesar las solicitudes de asistencia social, el trabajador tiene, por ejemplo, amplia discreción en cuanto a decidir qué información del usuario puede aceptar o no, cómo registrarla, y qué decir al solicitante sobre los procedimientos y servicios de la agencia. Igualmente, al mismo tiempo que a los funcionarios de línea de la policía se les ordena qué investigar, se les da discreción considerable en cuanto a conducir la investigación y decidir qué hacer en relación con ella, precisamente porque controlan la adquisición de la información necesaria para estas decisiones (Reiss, 1971: 124-125).

Finalmente, las relaciones entre el usuario y los diversos miembros del personal no son fácilmente coordinables porque cada relación está muy afectada por su contexto, concretamente, por los atributos e intereses de las partes interactuantes, por las razones y metas de la interacción y por su ubicación y duración. Así pues, no hay ninguna seguridad de que las relaciones entre el paciente y el médico estén de acuerdo con las relaciones del paciente con la enfermera o con el trabajador social, porque cada relación es controlada por factores diferentes.

Estas características de las relaciones personal-usuarios dan al personal de línea una discreción considerable. Smith (1975), ha sugerido que generan una estructura organizacional de "línea frontal" (usando una metáfora militar). En una estructura así, el personal de línea funciona casi autónomamente del resto de la organización; es bastante baja la interdependencia de tareas entre las unidades de trabajo; y hay barreras importantes que impiden una supervisión efectiva. Abundando en este concepto, Lipsky (1980) conceptualiza al personal del nivel inferior, a cuyo cargo corre la principal responsabilidad diaria de interactuar con los usuarios, como "burócratas al nivel de la calle". A pesar de su modesta posición en la estructura de autoridad formal, los burócratas al nivel de la calle gozan de una discreción considerable porque trabajan en situaciones tan complejas que no pueden ser vistas en forma rutinaria, en situaciones que exigen respuestas a condiciones humanas variables e impredecibles, en que los usuarios acaban por creer que ellos tienen la llave de su ayuda.

Los burócratas al nivel de la calle se valen de esta discreción para conservar su autonomía relativa y para promover sus propios intereses, que muy probablemente son diferentes de los de sus superiores. Estas diferencias surgirán inevitablemente debido al hecho de que estos burócratas deben funcionar en el contexto y en circunstancias que rara vez son cubiertas por las políticas de la agencia. Los burócratas al nivel de la calle se ocupan de metas y políticas organizacionales vagas y múltiples; de conductas de usuarios variables e impredecibles; de demandas de servicio que rebasan los recursos disponibles; y de muchísimo papeleo. Además, sienten la necesidad de sostener sus propias ideologías personales y profesionales. Por el hecho de usar y realzar su discreción, pueden resolver estos dilemas estructurando sus relaciones con los usuarios, al menos en parte, conforme a sus *propios* términos.

Consecuencias del acoplamiento holgado sobre el proceso de prestación de servicios

Hemos visto que el acoplamiento holgado cumple varias funciones en la organización. Permite a algunas unidades responder a cambios y fenómenos del medio sin necesidad de ser obligadas por otras. Ayuda a administrar y enfrentar tecnologías de servicio mal definidas; protege al resto de la estructura contra las fallas de una unidad determinada y permite también que la organización se avenga a ideologías de servicio contrarias, lo cual reduce conflictos y fomenta la autonomía profesional (Weick, 1976).

El impacto del acoplamiento holgado en el proceso de prestación de servicios es menos claro. Por una parte, esta estructura promueve la innovación y la experimentación con ideas nuevas que pueden beneficiar a los usuarios. Por otra parte, puede producir un sistema suelto y fragmentado de prestación de servicios. En una estructura acoplada holgadamente, el control de la calidad de los servicios pasa a manos de una persona o unidad determinadas, con quienes el usuario está en contacto. Por consiguiente, la calidad de los servicios variará apreciablemente de conformidad con los intereses, la competencia y las aptitudes de la unidad o del miembro del personal.

Del acoplamiento holgado puede también resultar un proceso de prestación de servicios no coordinado, desarticulado e inclusive contradictorio. Obviamente, los usuarios no pueden dividir sus experiencias en relación con las diversas partes de la organización. Sin embargo, sobre ellos recae la carga de integrar y dar sentido a las diversas prácticas, directivas y consejos que reciben de las diversas unidades. Por ejemplo, en un hospital psiquiátrico, un paciente puede ser bien visto y alentado por el trabajador social a ser conforme hasta premiado por ser pasivo y obediente; tal vez las enfermeras le den drogas psicotrópicas en tanto que el psicoterapeuta lo alentará a reducir su dependencia de tales drogas. Igualmente, el receptor de AFDC puede recibir normas y consejos en conflicto de diversos trabajadores: quédate en casa y atiende a tus hijos; inscríbete en un programa de capacitación; busca empleo; concilia tus diferencias matrimoniales; busca ayuda para tus hijos, etc. Cabría suponer que en estas circunstancias los pacientes acabarán confundidos, desalentados y sin saber qué hacer. Nada tiene, pues, de extraño que Smith y King (1975) descubrieran, en su estudio de alcance nacional en relación con los hospitales mentales, que la calidad de la atención se correlacionaba estrechamente con la coordinación general, y que la salida de los pacientes se correlacionaba con una supervisión eficaz; ambas son características de sistemas estrechamente acoplados.

Fuentes de poder en la organización

En términos abstractos, el poder de los miembros de una organización es una función de la cantidad de recursos que controlan. Refiriéndonos nuevamente a la enunciación de Emerson (1962), el poder de una unidad (individual o de grupo) varía directamente con la necesidad de la organización de los recursos controlados por esa unidad e inversamente según la disponibilidad de ese recurso en alguna otra parte. Estos recursos pueden ser dinero, legitimación, usuarios, pericia o mano de obra. La necesidad relativa de cada uno de estos recursos y su disponibilidad variarán a lo largo del tiempo, y el poder cambiará entre las unidades que controlan el acceso a los recursos. Por ejemplo, Perrow (1963), en su estudio de la evolución de un hospital general, mostró que la necesidad de recursos del hospital cambiaba de capital y legitimación a pericia médica; el poder de los médicos subió en tanto que el de los fideicomisarios declinó. Cuando las necesidades del hospital aumentaron en cuanto a requerir de una mayor experiencia gerencial, los médicos no tuvieron más remedio que compartir su poderío con el cuadro de la administración.

Desde esta perspectiva, Hinings y colaboradores (1974) han propuesto los pasos de adquisición del poder en una organización: 1) la unidad, es decir, los individuos o grupos del personal, entran en un terreno de mucha incertidumbre para la organización (por ejemplo obtención de recursos, logro de eficiencia técnica); 2) la unidad enfrenta eficazmente la incertidumbre; 3) ninguna otra unidad puede sustituir las aptitudes adquiridas por esa unidad; 4) las actividades de la unidad se vuelven importantísimas para el desempeño de otras unidades.

Los individuos o grupos pueden usar sus poderes iniciales para conseguir más poder apropiándose del control de las actividades de la organización que cumplen las condiciones anteriores (por ejemplo, presupuestación). En su estudio del poder relativo de diversos departamentos de una gran universidad, Salancik y Pfeffer (1974), hallaron que el mejor índice del poder departamental eran los fondos externos de investigación que movilizaban. Usando su poder, estos departamentos tienen una representación mayor en los comités de asignación de recursos y logran una proporción mayor de los recursos de la universidad, lo cual fortalece su actitud para obtener más fondos de investigación. Más todavía, quienes tienen el poder pueden determinar porciones de gran incertidumbre y centralidad en la organización para apuntalar así su propia importancia. Estudiando las relaciones de poder en un centro de atención mental de una comunidad, Lorber y Satow (1977) observaron que los psiquiatras que dominaban el centro, debido a su fama y a su prestigio, definían la tecnología preferida del tratamiento como terapia orientada psicoanalíticamente, terreno en el cual, por supuesto, tenían la mayor pericia. Por consiguiente, a esa forma de terapia se le atribuyó el prestigio más elevado en la agencia, en tanto que los pacientes a los cuales se les podía administrar se les tuvo como los más deseables. En cambio, a los paraprofesionales se les responsabilizó de la terapia menos preferida: la prestación de servicios concretos.

En una organización, los individuos y grupos pueden hacerse de poder como resultado de sus vínculos externos con elementos poderosos del medio ambiente. Ejemplos de estos vínculos son la afiliación con legitimadores importantes, relaciones favorables con prestadores de recursos y aptitud para atraer usuarios deseables. A medida que estos recursos externos se concentran en manos de elementos más reducidos, quienes tienen relaciones efectivas con ellos recibirán un poder considerable. Podría llegarse a suponer que conforme los recursos se concentran más, el poder en la organización se tornará más centralizado (Pfeffer, 1978).

El poder también se puede adquirir por poseer aptitudes y pericias especiales que sean esenciales a la administración, o por controlar una tecnología central que no puede ser sustituida con facilidad. En un análisis comparativo sobre instituciones correctivas juveniles, Zald (1962) halló que los padres que vivían en modestas instituciones de custodia eran vistos como poseedores de más poder que los trabajadores sociales, en tanto que en instituciones de tratamiento individual ocurría lo contrario. En instituciones de tratamiento-conforme-al-medio, que requerían un enfoque "de equipo", ambos grupos fueron vistos como poseedores de un poder igual.

Si las aptitudes pueden volverse rutinarias, se vuelven sustituibles. Es decir, si las tareas se vuelven rutinarias se reduce el poder potencial de quienes las administran. Por consiguiente, conforme la tecnología de servicio se vuelve más rutinaria, el poder se irá concentrando en los niveles más altos. En el mismo estudio, Zald descubrió que en las instituciones de custodia, donde las tareas del personal de línea eran rutinarias, el poder se concentraba en las manos del superintendente, en tanto que en las instituciones de tratamiento, el poder era compartido por las cabezas de diversos programas. Sin embargo, debido a que el personal de línea funciona como burócratas a nivel de la calle, hay límites a la capacidad de la organización para hacer rutinarias sus actividades, aun cuando ello es tecnológicamente viable.

Autoridad

El poder se tiene también o es reconocido si se cuenta con autoridad formal. Al reconocer la importancia diferencial de diversas tareas y de sus actitudes y pericias necesarias, la organización atribuye diferencialmente autoridad formal a ellas. En particular, se atribuye autoridad creciente a aquellas tareas que dirigen y coordinan las autoridades de otros en la organización. Simon (1976: 125) definió la autoridad como "la facultad de tomar decisiones que guían los actos de otros". Esto se manifiesta por el hecho de que un subordinado "permite que su conducta sea guiada por la decisión de un superior sin examinar independientemente los méritos de esa decisión" (Simon, 1976, 11).

En contraste con otras formas de poder, la autoridad se basa en el reconocimiento de su "legitimidad". Al formular su teoría de la burocracia, Weber (1987) distinguió tres tipos de autoridad con base en su legitimidad: 1) autoridad legal-racional, que se basa en la legalidad de los mandos; 2) autoridad tradicional, que se obtiene por medio de la herencia y es santificada por la tradición; y 3) autoridad carismática, que se basa en el atractivo personal y en las cualidades ejemplares de un líder. La autoridad burocrática, aun cuando puede sustentarse en la tradición y en el carisma, es justificada fundamentalmente por leyes aceptadas y normas sociales. Fue Bernard (1938) quien señaló que la efectividad de la autoridad depende de la voluntad de los subordinados para reconocerla como legítima. Por consiguiente, el poder inherente en la autoridad formal es una función del peso de las sanciones legales asignadas a ella y de su aceptación por los subordinados (Dornsbusch y Scott, 1975). Es decir, el monto de la autoridad que un empleado o funcionario de una organización puede ejercer depende de: la importancia y severidad de las sanciones legales que tenga a su disposición; y de la aceptación por parte de los subordinados de la legitimidad, justicia y propiedad de las directrices que expida. Por ejemplo, en una universidad, la autoridad de los jefes de departamento sobre sus profesores es muy limitada debido a que las sanciones que pueden imponer están muy circunscritas. Igualmente, los trabajadores sociales pueden arriesgarse a desconocer la autoridad de sus supervisores si se dan cuenta de que sus órdenes son injustas o inapropiadas.

La distribución de la autoridad en una organización es inherente a su relación jerárquica. Tannenbaum (1974) considera esto como característica universal de todas las organizaciones; sus estudios empíricos de diversas organizaciones en diferentes países apoyan su tesis. Las razones de la universalidad de la autoridad jerárquica son claras. Primero, establece líneas claras de responsabilidad y de obligación de dar cuentas; define quién es responsable de los actos de otros, para lo cual se vale de la cadena de mando. Segundo, proporciona un sistema de controles que aseguran el sometimiento del personal. Tercero, permite la coordinación de varias tareas por medio de centros jerárquicos de responsabilidad.

No deberá subestimarse la importancia de la autoridad en cuanto a conceder poderes a quienes los tienen. Como Zeits (1980) halló, inclusive en organizaciones profesionales, quienes tenían autoridad jerárquica participaban con más probabilidad en la toma de decisiones. Esto se evidencia con particularidad en tiempos de crisis, en que la importancia de la autoridad formal es realzada conforme la fuente de decisiones se mueve hacia arriba en la jerarquía (Peabody, 1964).

Así y todo, la congruencia entre la autoridad formal y el ejercicio del poder es, en el mejor de los casos, parcial, porque otras fuentes de poder dentro de una organización no se expresan necesariamente como autoridad formal. Por ejemplo, la longevidad y la experiencia pueden dar a un subordinado influencia sobre un supervisor recién llegado. Dicho en otros términos, las dinámicas de las relaciones de poder son tan fluidas que no se pueden expresar de un modo efectivo en el seno de una jerarquía rígida y formal. Tampoco es deseable que quienes otorgan el poder formalicen su posición relativa. Probablemente tengan una eficiencia mucho mayor si operan entre bambalinas.

En términos generales, la congruencia entre la autoridad formal y el ejercicio del poder será mayor en organizaciones estrechamente acopladas que en organizaciones acopladas holgadamente. Las primeras, caracterizadas por un medio estable y por una tecnología determinada, pueden establecer una estructura de autoridad que no es desafiada ni por cambios, ni por ambigüedades, ni por incertidumbre. En contraste, en las organizaciones acopladas holgadamente, la estructura de autoridad formal está minada constantemente por la incertidumbre ambiental, la ambigüedad de metas y la indeterminación tecnológica. En organizaciones acopladas holgadamente, hay una incongruencia sustancial entre el sistema de autoridad formal y la distribución real del poder. Los mismos factores que conforman la estructura interna y la distribución del poder en organizaciones al servicio del hombre, generan una gran divergencia entre la posesión de la autoridad formal y el ejercicio real del poder. Sobran ejemplos. Los prefectos de escuelas encuentran que pueden ejercer menos poder sobre los maestros del que indica su posición formal (Lorti, 1975). Enfermeras y auxiliares de hospitales ejercen más poder sobre sus pacientes que el que indica el esquema formal (Smith, 1965). Y los trabajadores en el campo de la asistencia social ejercen más discreción de la que oficialmente se les permite (Prottas, 1979).

El ejercicio del poder por medio de la autoridad formal depende de la habilidad de quien lo ejerce para monitorear y evaluar el desempeño de sus subordinados y para sancionarlos con base en esa evaluación. Sin embargo, la capacidad de las organizaciones al servicio del hombre para hacerlo es muy limitada, lo cual reduce la efectividad de la autoridad formal.

Profesionalización

El poder se puede adquirir también por medio de la posición profesional relativa, que proporciona eslabones con fuentes externas de legitimación, de prestigio y de reputación, así como un cierto control sobre un cuerpo de conocimientos y de aptitudes que no puede ser sustituido así como así. Según Freidson (1973: 22) la *profesionalización* se puede definir como

> un proceso por medio del cual una ocupación organizada, generalmente, pero no siempre en virtud de presentar una pretensión hacia una competencia esotérica especial o al interés en la calidad de su trabajo y en sus beneficios a la sociedad, logra el derecho exclusivo para realizar un tipo particular de trabajo, el control de la capacitación y su acceso a ella, y el control al derecho de determinar y evaluar la forma en que se ejecuta el trabajo.

Esta definición deja bien claro que el poder de una profesión emana de dos fuentes. Primera, una profesión se hace del dominio de actividades que incorporan un alto grado de incertidumbre, tanto debido a la naturaleza de las actividades como a la complejidad del cuerpo de conocimientos y al hecho de no estar completo (Nilson, 1979). Esta incertidumbre, a la que se aúna una fuerte demanda de los servicios de la profesión, hace que los receptores de servicios sean muy dependientes. Sin embargo, es una condición necesaria pero no suficiente para adquirir poder profesional, ya que por sí no asegura un monopolio de los servicios y el saber pertinentes. Segunda, a la profesión se le deben otorgar, por parte del Estado, derechos exclusivos a estos servicios así como al saber (Freidson, 1970; Johnson, 1972). La profesión hace prevalecer estos derechos aviniendo al Estado mediante el control de desviados, la conservación de valores e ideologías dominantes y el apoyo general del sistema político. A su vez, el Estado delega algo de su poder en la profesión, y le permite regularse a sí misma a la vez que la protege de las amenazas de otros grupos ocupacionales.

En el proceso de profesionalización, la ocupación organizada crea un conjunto de ideologías que define sus valores y su misión, y que prescribe códigos apropiados de ética y de conducta para sus miembros. Esas ideologías, a las que llamamos "profesionalismo", tienen como finalidad alentar todavía más la legitimación de la profesión.

Así pues, el poder profesional se manifiesta mediante la habilidad de los miembros de la profesión para determinar y controlar las condiciones de su trabajo y para lograr autonomía sobre la evaluación de la organización y la autoridad administrativa. Por consiguiente, las ocupaciones al servicio del hombre varían en cuanto al grado de su profesionalización. Abarcan desde los médicos, que disfrutan del poder profesional más amplio, hasta los trabajadores sociales, maestros y enfermeras (clasificados como *semiprofesionales*), empleados de hospitales, trabajadores por elegibilidad y celadores carcelarios (clasificados como *subprofesionales*).

Los semiprofesionales merecen un escrutinio más cercano, ya que es muy probable que los usuarios los encuentren en su búsqueda de servicios. Suelen funcionar como intermediarios entre el público y las profesiones de más prestigio; también controlan el acceso a los profesionales. Hay la tendencia a definir a los semiprofesionales como pertenecientes a una ocupación que carece de uno o más de los atributos de la profesión de "tipo ideal" (Etzioni, 1969). Esta definición no es completa porque está basada en retórica y símbolos profesionales y porque no se relaciona con las fuentes de poder profesional. Los deberes de los trabajadores sociales, psicólogos clínicos o psiquiatras pueden ser indistinguibles, pero cada grupo disfruta de poder profesional especial. Más bien, a los semiprofesionales se les caracteriza mejor porque no tienen control exclusivo sobre sus servicios y sobre su cuerpo de conocimientos, aun cuando el Estado les reconoce un dominio único. Este reconocimiento adopta típicamente la forma de una certificación basada en un curso de capacitación que por lo general es controlado por el propio grupo semiprofesional. Pero, a la asociación ocupacional no se le concede el derecho a vigilarse a sí misma, ni tampoco se le da control exclusivo sobre el cuerpo de conocimientos que reclama para sí misma. El resultado es que los semiprofesionales están sometidos a una mayor evaluación de la organización y a una autoridad administrativa más estricta, además de que tienen menos control sobre el contenido y las condiciones de su trabajo. Por estas razones, Epstein (1970) halló, por ejemplo, que las actitudes de los trabajadores sociales hacia la acción social están determinadas por factores organizacionales, no por la profesionalización. Del mismo modo, Coser (1963) observó que el medio de trabajo influye muchísimo en cómo las enfermeras ven sus papeles profesionales y realizan sus deberes.

El empleo de profesionales en la organización plantea un conflicto potencial entre autonomía profesional y autoridad burocrática (Hall, 1968). Sin embargo, es probable que este conflicto sea más imaginario que real si se reconoce que tanto la burocratización como el profesionalismo son mecanismos alternos de control. Mediante la burocratización, la organización confía en la especificación de trabajos, en el establecimiento de rutinas y en la formalización de procedimientos para establecer límites al desempeño del personal. Mediante el profesionalismo, la organización confía en que las normas y estándares profesionales internos establecen tales límites.

Además, la organización elabora una estructura interna que facilita el trabajo del profesional, a la vez que preserva la coordinación administrativa general; esto lo lleva a cabo de varios modos. En primer lugar, crea lo que Goss (1963) ha llamado "burocracia de asesoría". En esta estructura, el profesional está sometido a la autoridad jerárquica *únicamente* en aquellos terrenos que caen fuera de la esfera profesional, tales como planeación y fijación de honorarios, a la vez que la misma autoridad se vuelve *de asesoría* en relación con cuestiones profesionales. Segundo, la organización formaliza y estandariza *normas reguladoras* sobre administración de personal, requisición de recursos y equipo, y sobre la obligación de informar, pero no sobre *normas de operación* que son el resorte del trabajo que se hace (Zey-Ferrell, 1979). Tercero, la organización separa actividades profesionales de las no profesionales, para lo cual separa sus respectivas unidades de trabajo.

El conflicto con los semiprofesionales es mucho más probable dado que éstos no tienen ningún poder para respaldar sus afirmaciones de autonomía de control exclusivo sobre una esfera de actividades y de saber se verán amenazadas tanto por la autoridad administrativa como por los profesionales de más prestigio. Este conflicto se ejemplifica mejor en el campo de la enfermería. Las enfermeras ocupan una posición única y muy ambivalente en la estructura social de los hospitales. Por una parte, tienen a su cargo funciones administrativas de bajo nivel relacionadas con la atención a los pacientes, que les encarga la administración. Por la otra, bajo el control y la guía de los médicos realizan funciones médicas (Reeder y Mauksch, 1979). El conflicto surge cuando las enfermeras quieren hacerse del control de funciones administrativas ante la resistencia de los administradores médicos y del hospital, que formalmente son responsables de esto. También se presenta cuando las enfermeras tratan de hacerse de autonomía profesional sobre ciertos procedimientos médicos; aquí enfrentan la resistencia de los médicos (Krause, 1977).

Los trabajadores sociales se encuentran en un predicamento similar. Si están empleados en medios multiprofesionales, es probable que las profesiones más prominentes les pidan que realicen actividades llamadas de "trabajo negro". Entre estos trabajos puede figurar ocuparse de los pacientes menos deseables, desempeñar tareas que no son profesionalmente "emocionantes", o servir como amortiguadores entre pacientes y profesionales de prestigio. Aun cuando no estén dominados por otras profesiones, el hecho es que están dominados por la autoridad administrativa. En contraste con el modelo de burocracia de asesoría, la autoridad profesional y administrativa tiende a desdibujarse en agencias de trabajo social. Es común que los supervisores sean colegas que han llegado a ser administradores y que mezclen en su evaluación y en su ejercicio de autoridad criterios administrativos y profesionales. Citando a Ruzek (1973: 233), "los administradores y supervisores de trabajo social juzgan y evalúan a sus 'colegas' con base en su gestión, en vez de basarse en metas puramente profesionales".

El conflicto sobre el ejercicio apropiado de la autoridad se manifiesta también en la enseñanza. Esencialmente es un conflicto entre el deseo de los maestros de tener autonomía profesional y la autoridad de los administradores de la escuela (Corwin, 1970). Aunque los maestros tengan tal vez mucha libertad en el aula, su control es mucho menor en cuanto a requisitos del plan de estudios, certificación de estudiantes, normas de disciplina, planeación y otras decisiones que afectan mucho sus condiciones de trabajo.

Entre los semiprofesionales, la búsqueda de movilidad hacia arriba tiene consecuencias importantes en cuanto a la prestación de servicios. En su empeño por lograr reconocimiento y posición profesional, los semiprofesionales tratan de delegar hacia abajo lo que consideran trabajo negro, de lo cual resulta un cuadro subprofesional de trabajadores tales como ayudantes de enfermería, ayudantes de maestros, técnicos de trabajo social, etcétera. Nada tiene de extraño que el personal para estos puestos se reclute en estratos sociales más bajos, por lo que mujeres y las minorías oprimidas están representadas en exceso. Asignadas a desempeñar los trabajos menos deseables en el seno de un sistema de castas ya profesionalmente dominante, tienen pocas oportunidades para ascender. Estos factores, junto con pocas recompensas organizacionales propician el desapego de los trabajadores (Lipsky, 1980). Y sin embargo, en muchas organizaciones al servicio del hombre, digamos hospitales, asilos y departamentos de asistencia social, los subprofesionales tienen a su cargo el contacto principal con los usuarios. Es fácil conjeturar los efectos de una posición laboral baja, de estímulos limitados, pocas oportunidades y poco interés en la calidad de los encuentros entre trabajador y usuario. El personal de bajo nivel es fuertemente motivado a reducir los aspectos desagradables de su trabajo y a minimizar su atención a él, a no ocuparse del bienestar de la gente.

Además, algunas evidencias sugieren que los profesionales aspirantes tienden a aumentar su distancia social entre ellos y los pobres y otros usuarios aún "menos deseables" (Walsh y Elling, 1968). Es decir, que el prestigio debe buscarse sirviendo a usuarios y a organizaciones de alto nivel. En este terreno, los profesionales aspirantes se limitan a seguir la misma pauta histórica de otras profesiones hoy en día bien establecidas (Johnson, 1972). Más todavía, en su búsqueda de clientes "deseables", los profesionales aspirantes tratan de mostrar su éxito y eficacia haciendo público su valor e importancia. El resultado de todo esto es que quienes más necesitan sus servicios son los que tienen menos probabilidades de obtenerlos (Cloward y Epstein, 1965).

Estructura y poderío internos

La estructura interna de la organización es, primeramente y ante todo, la consecuencia de relaciones de poder entre sus participantes (Pfeffer, 1978). Los que tienen bases de poder en la organización se valen de sus recursos,

> para re-crear las reglas, las posiciones y las asignaciones presupuestarias que aseguren la reproducción de estas bases. Esto significa que el marco estructural [de la organización] no es ninguna carta abstracta, sino una gráfica de instrumentos cruciales debido a la cual los grupos perpetúan su poder y su control de las organizaciones [Ranson, Hinings y Greenwood, 1980:8].

En ninguna parte se ejemplifica mejor esta pauta que en la división del trabajo en los hospitales. Por doquier aparece el dominio de la profesión médica, y el hospital está estructurado para mantenerlo (Freidson, 1970; Krause, 1977). Esto se manifiesta de varios modos. En primer lugar, más que cualesquier otros profesionales de la salud, los médicos gozan de la más grande autonomía organizacional en cuanto a estructurar su forma de trabajo; tanto los pacientes como los trabajadores del hospital deben someterse a la definición médica del trabajo que debe hacerse, del modo en que ha de hacerse y de su programación. Segundo, todos los demás elementos de la salud están subordinados y bajo el control de los médicos. Todo aquello que hagan para servir a los pacientes se deriva de autoridad delegada por médicos. Tercero, la diferenciación estructural del hospital está ideada para proteger y realzar las especialidades médicas. Finalmente, gran parte del trabajo de los médicos no está sujeto a ningún escrutinio o evaluación externos.

En este orden de ideas, la designación y atribución del trabajo negro en una organización es un reflejo de la distribución del poder en ella. Los miembros poderosos llaman trabajo negro a todas aquellas actividades que a su juicio son muy pesadas o no muy dignas, y las asignan a miembros de la posición más baja (Hughes, 1971). En los servicios humanos, esto se evidencia muy en particular en la división del trabajo entre diversos grupos profesionales, que refleja su prestigio relativo. Así, por ejemplo, en los medios de atención a la salud mental, el trabajo negro consiste en manejar a pacientes crónicos e intervenir en casos de crisis con personas de posición social baja (Emerson y Pollner, 1976). Esta definición se deriva de las ideologías y de la pericia práctica de los profesionales de prestigio (es decir, psiquiatras), que están orientados hacia los pacientes inteligentes, expresivos y motivados. Así pues, el trabajo negro se asigna principalmente a subprofesionales o semiprofesionales como los trabajadores sociales, y es evitado, obviamente, por los profesionales de elevada posición, digamos psiquiatras (Lorber y Satow, 1977).

En pocas palabras, la estratificación del personal de acuerdo con su poderío relativo es similar a la estratificación del trabajo conforme a su deseabilidad y al valor de cada capa. Así pues, el trabajo es asignado de modo tal que mantenga y sostenga la congruencia entre el valor que se le atribuye y el poder y prestigio del trabajador. De ese modo, la división del trabajo confirma la distribución del poder en la organización.

El ejercicio del control

El poder, la discreción y el control son tres dimensiones de la misma dinámica organizacional, concretamente, de la capacidad de proteger nuestros propios intereses en la organización. Esto significa que la distribución del poder determina quién ejerce cuánto control sobre quién.

En general, el control organizacional efectivo depende de la estructuración de los papeles del personal de acuerdo con especificaciones de la organización sobre monitoreo y evaluación del desempeño del personal y sobre adscripción de premios y sanciones con base en tal evaluación (Hage, 1974; Dornbusch y Scott, 1975). Como ya hicimos ver, las organizaciones al servicio del hombre se plantean grandes conflictos para establecer un sistema eficaz de control. Ambigüedades tecnológicas dificultan especificar los papeles apropiados para los diversos miembros de la entidad. En segundo lugar, la visibilidad y seguimiento de las tareas son muy reducidas en estas organizaciones, particularmente debido a que la prestación de los servicios se encuentra en manos de burócratas a nivel de la calle. Los criterios de evaluación son también ambiguos y vagos y carecen de aceptación amplia. Finalmente, por el hecho de ser organizaciones públicas, muchas organizaciones de servicios humanos están sujetas a normas del servicio social y a disposiciones sobre su desempeño, cosa que reduce su actitud para distribuir premios y castigos de acuerdo a las evaluaciones.

Según Ouchi (1977), las organizaciones se pueden centrar en dos tipos de control: 1) control de la conducta: asegurar que las tareas se desempeñen de acuerdo a las especificaciones organizacionales; y 2) control de resultados: asegurar que las consecuencias de las actividades del personal satisfagan las metas de resultados de la organización. Para satisfacer estos dos tipos de control, la organización puede valerse de medios indirectos tales como reclutamiento y selección, procedimientos de operación estándar, y varias formas de coordinación y de medios directos tales como socialización e indoctrinamiento, supervisión y evaluación. El cuadro VI.1 presenta los medios que se pueden emplear para lograr cada tipo de control.

Control de la conducta

Atenerse al control de la conducta obliga a la organización a establecer especificaciones explícitas de trabajo y a reducir la discreción de los trabajadores. En contraste, el control de resultados permite una buena dosis de discreción en el trabajador siempre y cuando se logren los objetivos. Por consiguiente, las organizaciones escogerán el control de la conducta en vez del de resultados tratándose de aquellos trabajadores que tienen pocas facultades en la organización y cuyo desempeño puede ser observado, estandarizado y formalizado.

El establecimiento de procedimientos de operación estándar con el fin de formalizar y de hacer rutinario el trabajo del personal de bajo nivel en las organizaciones al servicio del hombre es difícil, debido a la posición de línea frontal del personal. La organización debe crear un sistema que limite el monto y el tipo de la información que se ofrezca a los trabajadores, que reduzca sus alternativas de decisión y que prescriba cursos de acción para todos los eventos anticipados o previstos. Esta circunscripción del monto y de los tipos de información trasmitida por y para el personal, se logra mediante el uso generalizado de formas. Las formas estructuran el encuentro entre el usuario y el trabajador estableciendo límites alrededor de su contenido, especificando la información pertinente que debe acopiarse y definiendo la transformación apropiada de la información de símbolos y marbetes en el seno de la organización. Los actos subsecuentes están limitados y son guiados por la información encapsulada en las formas. Más todavía; las formas sirven

CUADRO VI.1. *Tipos y medios de control organizacional del personal*

Medios de control	*Tipo de control*	
	De conducta	*De los resultados*
Indirectos	Procedimientos estándar de operación (por ejemplo, formas, especialización en el trabajo y formalización)	Reclutamiento de expertos (por ejemplo, patrocinio)
	Coordinación mediante plan (por ejemplo, programas)	Coordinación mediante retroalimentación (por ejemplo, equipos)
Abiertos	Sanciones basadas en monitoreo de la conducta (por ejemplo, revisión burocrática, supervisión)	Sanciones basadas en evaluación de resultados
	Indoctrinación hacia normas de operación	Socialización hacia ideologías de práctica

como instrumentos críticos para monitorear la conducta de los trabajadores. Nada tiene, pues, de extraño, que los empeños de las organizaciones al servicio del hombre para racionalizar y controlar sus procesos de prestación de servicios estén acompañados con frecuencia por una proliferación de las formas.

La efectividad de las formas como elemento de control es, sin embargo, limitada, porque son vulnerables a la manipulación. A menos que la organización cuente con medios independientes de comprobación, la validez y la confiabilidad de la información acopiada está sujeta a imprecisiones tanto del usuario como del personal. Los usuarios pueden retener, deformar y fabricar información para mejorar sus posibilidades de obtener servicios deseados. Los trabajadores pueden registrar información alterada para realzar y proteger sus intereses y, en general, para mejorar sus condiciones de trabajo. En este sentido, la información registrada en las formas sirve para justificar decisiones tomadas con anterioridad (Wheeler, 1969).

Las formas tienen también una consecuencia paradójica en las relaciones personal-usuarios. De una parte, por el hecho de delimitar el contenido del encuentro, las formas protegen a los usuarios de intromisiones innecesarias en sus vidas privadas; de otra, las formas obligan a los usuarios a definir sus problemas y necesidades en el seno de un marco prescrito y frustran considerablemente sus esfuerzos para trasmitir la unicidad de su situación.

La reducción de las alternativas de decisión se logra mediante especialización y formalización del trabajo. Tal es, claro está, la tesis clásica de la división del trabajo. Abarca las divisiones del proceso de prestación de servicios en una serie de tareas específicas, de modo que cada tarea pueda ser estandarizada y descrita como requiriendo una aptitud bien definida y altamente circunscrita. Estas tareas se formalizan mediante descripciones explícitas del trabajo. Por consiguiente, la parte central de la especialización y formalización del trabajo es una reducción en las alternativas de decisión que están al alcance de los trabajadores (March y Simon, 1958). Esto significa que a cada trabajador se le asigna una área de decisión programada que tiene las características siguientes: 1) es activada únicamente cuando la información específica llega al trabajador; 2) contiene un conjunto de alternativas de decisión explícitas y delimitadas, y 3) al trabajador se le proporciona un conjunto de normas conforme a las cuales debe seleccionar alternativas apropiadas (véase también el análisis de la teoría de las decisiones, en el capítulo II). Por ejemplo, la división del trabajo en una oficina típica de empleo es tal que la conducta del empleado encargado de la colocación está programada ya. El trabajador, el empleado, asigna un código de clasificación ocupacional al solicitante con base en información sobre capacitación y experiencia de trabajo anteriores. El proceso de búsqueda de empleo se limita a una gama de códigos ocupacionales similares a los del solicitante, y la norma de decisión es hallar la mejor avenencia entre los códigos ocupacionales del solicitante y el trabajo en cuestión (Hasenfeld, 1975).

A la reducción en las alternativas de decisión mediante la especialización y la formalización del empleo acompaña invariablemente la *coordinación por medio de un plan*, en la cual la secuencia de actividades entre varios trabajadores es determinada con anticipación (Perrow, 1967; Van de Ven, Delbecq y Koenig, 1976). Los trabajadores son controlados mediante un conjunto de procedimientos que especifican la planeación y la dirección de cada actividad en el proceso de prestación de servicios. Estos procedimientos estructuran el flujo de trabajo y minimizan la discreción de los trabajadores en cuanto a la iniciación de una actividad de servicios, en su secuencia en el proceso de prestación y en la participación de otros trabajadores. Todas estas decisiones están determinadas anticipadamente por medio de un plan general de coordinación al cual se supone que habrán de someterse los trabajadores. El proceso de admisión a un hospital es un buen ejemplo de coordinación planificada. El paciente entra en relación primero con un empleado de admisiones, el cual obtiene información básica demográfica y de seguro médico. De ahí el paciente es enviado a una serie de pruebas médicas que siguen una secuencia determinada. Al terminar las pruebas el paciente regresa al departamento de admisiones y se le asigna una cama. A excepción de las emergencias ocurren pocas desviaciones sobre este plan.

Sin la menor duda, la reducción de alternativas de decisión, junto con la coordinación por medio de un plan, es uno de los mecanismos indirectos de control más eficaces en las organizaciones al servicio del hombre, porque circunscriben la discreción de los trabajadores y especifican reglas que se deben seguir a la hora de tomar decisiones sobre servicios. Sin embargo, la aptitud de estas organizaciones para programar eficazmente las decisiones del personal de línea está limitada por la variabilidad e impredecibilidad inherentes de los atributos de los usuarios, lo cual puede obligar a las organizaciones a establecer más y más reglas para poder cubrir todas las circunstancias posibles. En muchos casos estas reglas deben ser enunciadas amplia y abstractamente porque los atributos y conductas de los usuarios no se pueden anticipar o definir en términos exactos. Sin embargo, a mayor proliferación de estas normas, menor será la capacidad de la organización para monitorearlas, y mayor será la habilidad de los trabajadores para escoger qué normas no cumplir. Prottas (1979) ha afirmado que la proliferación de normas aumenta de hecho la discreción de los trabajadores, porque la aplicabilidad de cada regla debe ser determinada conforme a una base de caso por caso, lo cual hace que el monitoreo resulte costosísimo para la organización. Por consiguiente, las decisiones del personal de línea en cuanto a seguir o a pasar por alto ciertas reglas, particularmente aquellas que es difícil monitorear, deberán basarse probablemente en sus intereses profesionales más que en las normas de la organización.

Además, algunas normas pueden ser esquivadas debido a las características de línea frontal de la mayor parte de las organizaciones al servicio del hombre. No debemos olvidar que la aptitud de los supervisores para monitorear la obediencia a las normas depende de la información que les haya procesado y proporcionado el personal de línea, información que los supervisores no pueden fácilmente verificar de un modo independiente. Esto significa que los trabajadores pueden manipular la información para justificar actos que probablemente podrían violar normas organizacionales. Por ejemplo, el empleado de la oficina de colocaciones puede desentenderse y no registrar alguna parte del historial de trabajo del solicitante para justificar su colocación en un trabajo inmediatamente disponible (Hasenfeld, 1975). Un trabajador de asistencia social puede no explorar la elegibilidad potencial de un solicitante a ciertos beneficios para de ese modo minimizar su trabajo (Prottas, 1979).

Sin embargo, controlando el flujo de información y limitando las alternativas de decisión del personal de línea, la organización puede reducir las oportunidades (y el daño probable resultante) de la evasión de normas durante el proceso de prestación de los servicios. Piliavin (1980) informa, por ejemplo, que estableciendo prestaciones de bienestar uniformes (que limitan las alternativas de decisión), los departamentos de asistencia social han reducido considerablemente los errores en los pagos. Cuando el personal de línea tiene pocas elecciones o ninguna, disminuye la importancia de las reglas como elemento de control.

La coordinación planificada, aun cuando aumenta la uniformidad y la consistencia en el proceso de prestación de servicios, puede dar por resultado fragmentación de los servicios. Los problemas y las necesidades de los usuarios no se pueden clasificar con facilidad ni tampoco se puede responder a ellos por medio de secuencias de actividades claramente subdivididas. La coordinación por medio de un plan supone implícitamente que el proceso de prestación de servicios puede ser ordenado linealmente y que los efectos de cada tarea de servicio sobre el usuario se suman en vez de ser interactivos. Este supuesto simplifica considerablemente el punto de vista organizacional de un usuario puesto que pasa por alto las interrelaciones e interdependencias entre los atributos y necesidades del mismo. Por ejemplo, la experiencia de un estudiante en una clase influye claramente sobre su conducta en otras clases, pero los funcionarios de la escuela actúan como si las experiencias del estudiante fueran diversas y aditivas en vez de ser interactivas. Los solicitantes con muchos problemas, de diversos beneficios de asistencia social, se encuentran con que deben separar y ordenar sus problemas a fin de que encajen en cada categoría de servicio, aunque la justificación de cada servicio puede depender del reconocimiento de problemas que no caen formalmente bajo la jurisdicción del empleado en una categoría particular. De aquí puede resultar una situación en la que, por ejemplo, para hacerse merecedor de beneficios médicos, el solicitante debe probar incapacidad física que requiera tratamiento médico, el cual no podría obtener si careciera de beneficios médicos. La coordinación por medio de un plan entraña también un costo psicológico adicional a los solicitantes, porque los obliga a establecer una relación con cada empleado sucesivo durante el proceso de prestación de servicios; esto significa que en cada encuentro debe enfrentar nuevas incertidumbres.

El logro del control abierto de la conducta por arriba del personal de línea es mucho más difícil y costoso. Típicamente es menos eficaz que los medios indirectos de control debido a los problemas inherentes que entraña el monitoreo de encuentros personal-usuarios. La respuesta de la organización a estas dificultades está relacionada con el poder relativo del personal de línea en la organización. Cuando el personal de línea es relativamente débil, la organización escogerá y realzará con vistas al monitoreo aquellos aspectos de la conducta que son observables y mensurables, independientemente de su pertinencia e importancia respecto al proceso de prestación de servicios. Estos aspectos pueden incluir conductas tales como mantener un tamaño adecuado de casos, seguir la pista de la frecuencia y duración de contactos con los usuarios, mantener registros completos y al día, justificar el empleo de recursos tangibles (dinero y equipo), y adherirse a los requerimientos del programa de trabajo. Trabajadores de asistencia social, enfermeras de salas de hospital, auxiliares, trabajadores de atención a los niños y funcionarios de libertad condicional, por ejemplo, están sujetos con mucha más frecuencia a este control de la conducta al cual hemos llamado *revisión burocrática.*

La imposición de la revisión burocrática se fuerza cuando el personal de línea ejerce un poder de significación en la organización, como en el caso de los profesionales. Valiéndose de sus facultades, el personal de línea negociará escudar sus actos y encuentros con los usuarios para evitar el monitoreo directo y para realizarlos en consonancia con sus valores e ideologías. Como la organización carece de acceso directo a la conducta del personal, a la vez que acepta la legitimidad de sus valores e ideologías profesionales, observará la motivación del personal de línea, sus afectos, actitudes y valores. A este monitoreo le llamamos *supervisión,* cuyo propósito es lograr conformidad ideológica y de actitudes (Toren, 1972). En la supervisión, la información acopiada sobre actitudes y valores del personal sirve como medida indirecta y de relación de su conducta real.

Las técnicas de supervisión emulan tanto las relaciones maestro-estudiante como terapeuta-paciente. Como en el primer caso, los supervisores tratan de servir como modelos de función y como personal de asesoría en conductas organizacionalmente aceptables y deseadas. Al igual que estos últimos, los supervisores tratan de poner al descubierto sentimientos, actitudes y valores y se aprovechan de la relación interpersonal para lograr conformidad ideológica y de actitudes. La mezcla de estas dos técnicas varía de conformidad con la tecnología de servicio. La supervisión del tipo maestro-estudiante predomina cuando la tecnología requiere que el personal posea y practique aptitudes técnicas concretas y específicas, como ocurre en la medicina. La supervisión terapéutica prevalece cuando la tecnología se centra en la intervención cognoscitiva y afectiva y cuando se atiene a relaciones interpersonales personal-usuarios, como en psicoterapia o en trabajos de tipo social.

La supervisión, a la vez que preserva la autonomía del personal de línea en relación con su trabajo, puede ser manipulada tanto por supervisores como por subordinados. El personal de línea puede simular cumplimiento ideológico fingiendo aceptar los valores defendidos por el supervisor pero sin cambiar su conducta. Pueden también manipular relaciones con usuarios para demostrar sometimiento en sus actitudes. En un estudio sobre funcionarios encargados de la libertad condicional, McCleary (1975) descubrió que, a fin de proteger a sus beneficiarios, a la vez que daban su apoyo a la ideología oficial de la agencia, los funcionarios de vez en cuando debían mentir a sus superiores. En otros casos, los funcionarios tomaban decisiones sobre beneficiarios, cuyo fin era realzar su propia reputación de "buenos" funcionarios. A su vez, los supervisores tienen también discreción considerable en cuanto a interpretar las autoimágenes presentadas por el personal de línea, y las pueden usar para aplicarlas a sus propios propósitos. Por consiguiente, la supervisión, particularmente la que se basa en un modelo psicoterapéutico, alberga el potencial de graves conflictos entre supervisores y el personal de línea.

Finalmente, se puede alentar el control de la conducta indoctrinando al personal de línea en el sentido del cumplimiento de las normas de operación de la organización. Esto significa que al personal de línea se le puede indoctrinar a fin de que acepte las normas y procedimientos desarrollados por la organización como si tuvieran valor intrínseco y como si fueran parte integrante de la tradición y de la reputación de la organización. La socialización del personal de línea en relación con el mérito de estas normas, aunado a la aceptación del monitoreo, induce adhesión ritual a las normas.

La indoctrinación respecto a las normas de operación es utilizada más probablemente en organizaciones estructuradas jerárquicamente y dominadas por una élite pequeña, porque las normas sirven también como una función latente: preservar y apoyar la estructura de autoridad, como se puede ver en lo militar. Así, por ejemplo, Jacobs (1977) observó que cuando una cárcel estatal está dominada por una autoridad patriarcal se transforma en una organización paramilitar en la cual la indoctrinación de los guardias en relación con las normas de operación y la insistencia en la aceptación ritual, son los modos de control predominantes.

Control de resultados

Como sugerimos anteriormente, las organizaciones tienden a recurrir al control de resultados cuando no pueden reducir eficazmente la discreción del personal de línea. Especificando rendimientos deseables y responsabilizando al personal de su consecución, una organización puede encauzar al personal a aceptar tareas necesarias para producir estos rendimientos o resultados sin tener que especificar la naturaleza de las tareas propiamente dichas. De este modo, el control de rendimientos se ejerce con mucha más frecuencia en organizaciones dominadas profesionalmente en las cuales la tecnología de servicio es indeterminada y no rutinaria.

En tales condiciones, la organización debe atenerse bastante al reclutamiento de personal experto. El proceso de reclutamiento tiene una función doble: 1) conseguir personal que tenga las aptitudes técnicas necesarias para lograr los objetivos de rendimiento; y 2) delimitar y constreñir la gama y el tipo de experiencias a fin de reducir desviaciones potenciales de los objetivos de rendimiento. Sin embargo, respecto a muchos programas al servicio del hombre, los objetivos o metas de rendimiento no se pueden especificar con facilidad, por lo que la correspondencia de uno-a-uno no existe entre las metas y las aptitudes requeridas por el personal. Además, cuando se agrega *calidad* del rendimiento, la organización debe considerar también la competencia de posibles empleados, cosa que no se puede determinar con facilidad. El resultado es que las organizaciones se atienen mucho a lo que podríamos llamar *credenciales,* como herramienta fundamental para valorar las calificaciones del personal. Las credenciales se refieren tanto a certificaciones oficiales de aptitudes técnicas, como, cosa mucho más importante, a la reputación y prestigio de los referentes. Entre estos referentes cabría incluir a instituciones de capacitación, trabajos anteriores y referencias personales. La reputación de los referentes se vuelve un determinante clave de competencia cuando toma el lugar de criterios objetivos. Además, esto se vuelve todavía más importante para la organización cuando su tecnología central está basada en una ideología práctica distintiva que requiere compatibilidad ideológica. La compatibilidad ideológica es un poderoso mecanismo de control porque asegura no nada más la entrega del personal a los objetivos de servicio de la organización, sino también su aceptación de la legitimidad de la distribución del poder en la organización (Dornbusch y Scott, 1975). Así pues, conocer la orientación ideológica del referente de un posible miembro del personal se vuelve indispensable para la organización.

Acentuar las credenciales, en particular la referencia, y verlas como elementos de reclutamiento, refuerza indudablemente la "red de los veteranos" y tiende a discriminar a otros candidatos a la profesión, como es el caso de las mujeres y los miembros de minorías étnicas. Por el hecho de carecer de referentes de fuerza, tanto sus calificaciones como su compatibilidad ideológica se ponen en tela de juicio. (Un análisis general de esto se hallará en Kanter, 1977; Álvarez, Lutterman y colaboradores, 1979.)

El control sobre el uso apropiado de la experiencia y de la adhesión a la ideología práctica se facilita todavía más cuando el trabajo es coordinado mediante la retroalimentación y no mediante un plan de avance. Esto es, diferentes miembros del personal relacionados con el proceso de prestación de servicios coordinan sus actividades con base en la retroalimentación recibida proveniente del usuario y de compañeros de trabajo. Esta retroalimentación señala las aptitudes y la pericia técnicas necesarias y los cambios en su aplicación que deben introducirse para lograr los resultados deseados con base en el adelanto del usuario. Conforme aumenta o surge la necesidad, se llama a diversos expertos del personal, los cuales coordinan su trabajo mediante un ajuste de sus acciones recíprocas (Van de Ven, Delbecq y Koenig, 1976; Hage, 1974). Esto quiere decir que la coordinación mediante retroalimentación facilita el surgimiento de un consenso en cuanto a metas de resultados deseados. Lo que es más, establece un sistema mutuo de monitoreo y de evaluación entre el personal que participa en el proceso de prestación de servicios. Esta necesidad de participación y de comunicación mutuas con otros especialistas requiere exposición y, por tanto, revisión de las aptitudes técnicas del individuo. Al mismo tiempo preserva la discreción del personal en la aplicación de estas aptitudes. El *enfoque de equipo* y la *estructura de matriz* (Galbraith, 1977) son ejemplos de coordinación mediante retroalimentación. Estas estructuras aceptan el poder relativo del personal de línea pues propician la descentralización y una estructura organizacional lisa; pero al mismo tiempo aumentan la visibilidad de las actividades del personal, cuando menos ante los ojos de otros miembros del personal.

El enfoque de equipo, defendido ampliamente en los servicios para el hombre es, pese a todo, un mecanismo de control débil cuya eficacia se enturbia por las mismas relaciones de poder que trata de manejar. En primer lugar, a pesar de que facilita la comunicación mutua, no puede neutralizar diferencias de estatus relativas entre sus miembros; el resultado es que los profesionales de más prestigio lo dominan. Dingwall (1980), que estudió las relaciones entre médicos, enfermeras de salud pública y trabajadores sociales en equipos de atención primaria, halló que los equipos estaban dominados por los médicos a pesar de la función capital de las enfermeras. Este dominio fue reforzado por las diferencias de clase y de sexo, y por una ideología de exclusividad y de supuesto monopolio del conocimiento médico. Segundo, la competencia, particularmente entre miembros de profesiones relativamente nuevas, puede dar por resultado conflictos y desacuerdos sobre dominios y desembocar en una falta de cooperación. Por consiguiente, la efectividad de la coordinación mediante retroalimentación se basa en un cierto grado de igualdad de poder entre miembros de la unidad de trabajo.

Un control de rendimientos eficaz, en organizaciones profesionalmente dominadas, se logra mediante sanciones basadas en la evaluación de resultados. Es decir, al personal se le responsabiliza de resultados específicos de servicio y se le premia conforme a su habilidad para alcanzarlos, a la vez que se retiene su discreción sobre los medios para alcanzarlos.

Sin embargo, la vaguedad y la ambigüedad de los objetivos de rendimiento entre muchas organizaciones al servicio del hombre dificultan el poder definir medidas aceptables de resultados de servicio. Consideremos, por ejemplo, la controversia que rodea la definición y medición de los objetivos del Programa Head Start. Cuando la evaluación del impacto del programa sobre el desarrollo cognoscitivo y afectivo de los niños resultó negativa, sus defensores arguyeron que el programa incluyó también metas igualmente importantes de salud, nutrición, redistribución de recursos, culturales y comunitarias (Williams y Evans, 1969).

Las organizaciones al servicio del hombre a regañadientes aceptan criterios específicos para evaluar resultados de rendimiento, para escudar sus prácticas indeterminantes y contradictorias. Particularmente las resisten los practicantes de servicios porque los criterios pueden dejar al descubierto su falta de pericia técnica así como reducir su discreción en cuanto a definir los objetivos y contenido de su trabajo. Patton (1978) describe el conflicto intenso entre maestros y administradores sobre la implantación de un amplio sistema de responsabilidad que surgió de las percepciones de los maestros de que tal sistema minaba su autonomía profesional. Por consiguiente, las organizaciones al servicio del hombre tienden más bien a confiar en mediciones extrínsecas de resultados que incluyan valoración entre semejantes y autovaloración, así como medidas de eficiencia (Thompson, 1967).

No hay duda de que la medición de la efectividad de los trabajadores por medio de la autoevaluación y de la evaluación entre semejantes apuntala la autonomía profesional en la organización, pero su validez es dudosa. Por ejemplo, las puntuaciones entre semejantes pueden reflejar menos la calidad del desempeño que las relaciones con el personal, las actitudes profesionales, la lealtad a la organización, la cooperación y la participación en diversas actividades organizacionales (McNeil y Popham, 1973). Las mediciones de eficiencia, tales como el número de casos y su tamaño, el costo de los servicios, los índices de admisión y de alta de los usuarios son, indirectamente, mucho más restrictivos de la autonomía profesional porque desvían la atención de la consecución de efectividad en el servicio por el simple hecho de puntuar elevadamente estas mediciones de eficiencia. Es más probable que el personal centre sus esfuerzos en reducir costos, en procesar a los usuarios con más rapidez y en dar por concluidos prontamente los casos, a la vez que pone en juego sus estándares profesionales y la calidad de la atención. Eso significa que el acento en estas medidas de eficiencia puede dar por resultado un grave desplazamiento de metas e indicar una declinación en el poder profesional. Todo lo cual ocurrirá con más probabilidad cuando la organización experimente mengua y declinación en sus recursos, lo que a su vez producirá presiones mayores para demostrar economía y eficiencia (estos problemas se analizan más a fondo en el capítulo VIII).

La socialización a las ideologías de la práctica de la organización, que es otra forma de control abierto de resultados, sirve a la misma función que el reclutamiento de personal ideológicamente compatible. Buena parte de la socialización ocurre en la supervisión y la capacitación-en-casa. Sin embargo, su eficiencia se basa en poder vincular estímulos y sanciones de la organización con la aceptación de las ideologías dominantes por parte del personal. Henry (1957), en un análisis clásico de la Escuela Ortogénica —centro de tratamiento residencial terapéutico—, observó que aunque el personal de línea tenía muchísima autonomía en la atención a sus pacientes, estaba muy controlado por el director debido a su programa de capacitación en-el-servicio. Este programa se usó para inculcar en el personal la ideología práctica dominante; además todos los actos y medidas del personal se evaluaron y justificaron en relación con esta ideología. Al personal se le premió o se le sancionó según su capacidad para demostrar entrega total a la ideología.

El empleo de ideologías organizacionales para controlar al personal puede dar por resultado serios trastornos. En primer lugar, esta rigidez ideológica puede causar que la organización deje fuera prácticas innovadoras de servicio. Segundo, puede dar por resultado la exclusión de un número importante de usuarios potenciales que no se conforman ideológicamente al modelo, como observó perfectamente Scott (1969), en su estudio de agencias para el tratamiento de los ciegos. El efecto acumulativo de esta hegemonía ideológica es una disminución grave de la aptitud de la organización para adaptarse a un medio cambiante.

La indoctrinación ideológica se logra con mayor facilidad en las organizaciones pequeñas. Al aumentar el tamaño y la necesidad de diversas especializaciones es probable que se dé un pluralismo ideológico al surgir centros múltiples de poder. Como resultado, las organizaciones de gran tamaño tienden a restar importancia al indoctrinamiento en cuanto a ideología práctica y a aumentar la importancia de la evaluación de resultados.

Conclusión

Las organizaciones al servicio del hombre tienen problemas internos, estructurales y de control que no se encuentran en otros organismos. Parecen sistemas ensamblados holgadamente, caracterizados por unidades de trabajo conectadas débilmente y mal coordinadas. Esta estructura se presenta cuando la organización enfrenta un medio turbulento, posee una tecnología indeterminada y proporciona sus servicios por medio del personal de línea y a través de los encuentros con los usuarios.

Una característica clave de las organizaciones acopladas holgadamente es la presencia de centros múltiples de poder en vez de una estructura de autoridad jerárquica, lo cual se debe en parte a la naturaleza de línea-frontal del sistema de prestación de servicios, y en parte a la proliferación de grupos profesionales de los cuales dependen estas organizaciones. Por razones similares, el control eficaz sobre el personal está limitado, esencialmente porque el desempeño del personal no puede ser monitoreado y evaluado con facilidad.

Los sistemas acoplados holgadamente evocan la imagen de una organización desordenada, ineficaz y que no responde a las necesidades del público. Los esfuerzos para "reformar" los servicios humanos suelen centrarse en idear una estructura más centralizada y estrechamente acoplada. El caso es que una estructura así pasa por alto los problemas y dilemas que enfrentan las organizaciones al servicio del hombre. Puede, indudablemente, escamotear el proceso de prestación de servicios y reducir su responsabilidad ante las necesidades de grupos múltiples. Esto ocurre con más frecuencia cuando las organizaciones al servicio del hombre, en su empeño por controlar al personal y por reducir costos, sustituyen medidas de eficiencia y productividad poniendo en su lugar medidas más ambiguas y escurridizas de la efectividad y de la calidad de la atención. Como dice Lipsky (1980), esto lleva al deterioro de los servicios porque

> hay muchos modos de ahorrar dinero rebajando la calidad de los servicios sin que parezca que se hace. Entre ellos figuran el ofrecer servicios a grupos en vez de a individuos; dejar fuera a subprofesionales pagados por otras fuentes, y contratar personal regular; y a la inversa, obligar a los profesionales a hacerse cargo de trabajos de escritorio y de rutina, reduciendo el tiempo que tienen para interactuar con sus clientes [p. 171].

La prueba mayor de la eficacia de una organización al servicio del hombre debe seguir siendo el impacto de la prestación de sus servicios en los usuarios. Una estructura acoplada holgadamente tal vez sirva bien a los intereses de varios grupos profesionales; pero no está muy en claro si sirve a los intereses de los usuarios.

VII. RELACIONES USUARIOS-ORGANIZACIÓN

LAS ORGANIZACIONES al servicio del hombre se diferencian con gran claridad de otros tipos de burocracias debido a que su acento primario recae en sus relaciones con los usuarios. En contraste con la palabra "comprador", el papel de "cliente" o "usuario" abarca tres conceptos interrelacionados. Primeramente, un cliente o usuario es el receptor y consumidor de los servicios de la organización, papel que puede ser forzado a un individuo, como es el caso de los presos o de los niños en una escuela pública. Segundo, los clientes o usuarios representan la materia prima con qué trabajar, y se les atribuyen valores sociales que la organización debe considerar en sus esfuerzos de procesamiento y de cambio. Tercero, los clientes o usuarios llegan a ser casi miembros de la organización, en el sentido de que deben cooperar y someterse a las políticas de la organización y avenirse a ciertas conductas y desempeños prescritos de antemano (Parsons, 1970). Esto se ve con más claridad cuando la organización tiene intereses tanto "laterales" como "longitudinales" en la biografía del cliente (Lefton, 1970).

Además, como se indicó en el capítulo V, el papel de "cliente" o usuario lleva en sí una cierta posición social y moral. Como han observado varios autores (por ejemplo, Goffman, 1961; Freidson, 1965; Roth, 1972; Prottas, 1979), esto se expresa mediante las diagnosis y prognosis imputados, la atribución de responsabilidad y la valoración social. Sin la menor duda, los atributos socioculturales de un individuo influyen también en el papel. Menos obvia, pero de igual importancia, es la influencia del contexto organizacional en cuyo seno se ejerce este papel. Ser un paciente en un hospital mental del Estado es, típicamente, emocionalmente más degradante que ser paciente en un hospital psiquiátrico privado. Así pues, el lugar de la organización en el sistema de estratificación de la prestación de servicios humanos es también un factor importante en la definición del papel del cliente.

Llegar a ser y ser cliente o usuario, aunque es un hecho frecuente para la mayoría de la gente, está interrelacionado críticamente con la posición social y moral. Esta posición no sólo determina la cantidad y calidad de los servicios que recibe la gente, sino que además existe una relación persistente y estrecha entre la posición social de la persona y los papeles particulares que probablemente asumirá el cliente. Los dos tienden a reforzarse mutuamente.

Quién es el cliente y cómo se representa este papel son elementos de gran importancia para la sobrevivencia y efectividad de las organizaciones al servicio del hombre. Los usuarios representan un recurso crítico sin el cual no pueden sobrevivir; por medio de ellos se registran las demandas de sus servicios. Los atributos de los usuarios afectarán profundamente la tecnología de servicio y, por consiguiente, los resultados de servicio de la organización.

Si admitimos que la aptitud de las organizaciones al servicio del hombre para transformar a sus clientes es, en el mejor de los casos, limitada, si es que no marginal, entonces los atributos que el usuario posea al entrar determinarán considerablemente sus atributos al salir, y por consiguiente, la efectividad de las tecnologías de servicio. Consecuentemente, la capacidad de la organización para encauzar recursos y para justificar su existencia está determinada en parte muy importante por los atributos de sus usuarios y por sus "carreras" en la organización. En este sentido, la posición relativa económica y política de la organización es afectada por la posición social relativa de sus clientes, que se manifiesta en sus atributos; las dos se refuerzan mutuamente.

En este capítulo presentamos un marco para analizar las relaciones usuario-organización; luego se analizarán los factores usuario y organización que influyen en la naturaleza de estas relaciones y finalmente valoraremos el efecto recíproco de esta relación.

Dependencia de poder en las relaciones usuario-organización

Las relaciones entre usuarios y organizaciones pueden concebirse como una serie de operaciones por medio de las cuales se intercambian recursos y servicios. Los usuarios interactúan con una organización, voluntaria o involuntariamente, para hacerse de sus recursos y servicios de un modo que optimiza resultados prescritos y minimiza costos percibidos. La organización interactúa con sus clientes, sea por elección o por orden o mandato, para obtener los recursos que controlan, de un modo que optimice los resultados y minimice los costos, según son definidos por quienes ejercen el poder en la organización.[1]

Por ejemplo, las relaciones entre solicitantes de ayuda pública y el departamento de asistencia social pueden ser vistas como una serie de encuentros en los cuales: 1) el solicitante procura obtener el nivel más elevado de ayuda pública con el menor esfuerzo posible; y 2) los funcionarios buscan descartar a los pobres no merecedores y reducir errores de pagos excesivos a la vez que mantienen condiciones de trabajo aceptables. Del mismo modo, las relaciones entre usuarios y trabajadores sociales en una agencia de servicio para la familia representan una serie de operaciones por medio de las cuales los clientes buscan ayuda y asesoría congruentes con sus intereses y valores y con el costo más bajo posible, social, económico y psicológico. Los trabajadores buscan proporcionar servicios de acuerdo con las normas de la agencia (que reflejan los intereses de quienes tienen el poder) y sus propios intereses profesionales, pero usando con buen juicio sus propios recursos profesionales y los de la agencia (aquí, por ejemplo, se ve el interés en los clientes que gozan de un seguro).

Esta perspectiva muestra a las claras que los intereses del usuario y

[1] Puede haber muchos casos en que ni el usuario ni la organización vean beneficio alguno en esta relación, que probablemente se les impuso. En tales casos, la meta principal de las partes en cuestión será minimizar sus costos.

los de la organización son inherentemente diferentes: los del primero emanan del conjunto complejo de atributos que determinan su conducta individual; los intereses de la organización emanan de la dinámica que conforma los papeles de su personal. Esta perspectiva rechaza el supuesto implícito sostenido comúnmente por practicantes de servicio, de que sus intereses son compatibles con los de sus clientes, o de que las dificultades de éstos con una organización son manifestación de sus problemas psicológicos e interpersonales.

En estas relaciones de intercambio podemos identificar cuatro componentes (Katz y Danet, 1973). El primero es el proceso de *iniciación* por medio del cual el usuario y la organización establecen contacto voluntaria o involuntariamente. El segundo componente es la *pauta* de las relaciones, la cual define los papeles del usuario y de los prestadores del servicio, y los procedimientos de operación mediante los cuales se proporcionan los servicios. El tercero es la *transferencia de recursos*, que representa el proceso de prestación del servicio. El cuarto componente es el *resultado*, que representa los beneficios y los costos del usuario y de la organización derivados de sus relaciones de intercambio.

La aptitud de cada parte para estructurar los componentes de las relaciones de intercambio conforme a sus intereses es una función de las relaciones de poder-dependencia entre ellas. Siguiendo el mismo paradigma articulado en el capítulo III, podemos definir el poder como la habilidad de *A* para obtener resultados favorables de *B* a expensas de *B* (Cook y Emerson, 1978). Es decir, los costos de *A* por obtener los recursos de *B* son más bajos que los costos de *B* por obtener recursos o servicios de *A* igualmente deseables. El poder de *A* sobre *B*, habrá que tenerlo presente, es igual a la *dependencia* de *B* respecto a *A*. Esta dependencia varía directamente con la deseabilidad de los recursos o servicios prestados por *A* a *B*, e inversamente con la disponibilidad de tales recursos o servicios en fuentes alternas. Se dice que *A* tiene una *ventaja de poder* sobre *B* cuando la dependencia de *B* respecto a *A* es mayor que la dependencia de *A* respecto a *B*. El tener una ventaja de poder da a *A* el potencial para usar sus operaciones con *B* para obtener beneficios adicionales a costa de *B*.

Usando este mismo marco, podemos decir que la dependencia del cliente respecto a la organización, y por consiguiente, el poder de la organización sobre el cliente, es directamente proporcional a la necesidad del usuario de los servicios de la organización e inversamente proporcional a la disponibilidad de los servicios en otras fuentes. Igualmente, la dependencia de la organización respecto al usuario es directamente proporcional a la necesidad de los recursos del usuario e inversamente proporcional a la disponibilidad de tales recursos en otras partes. De inmediato se percibe que en muchos servicios al hombre la organización tiene una considerable ventaja de poder sobre sus usuarios porque monopoliza los servicios que necesitan. Esto significa que los clientes tienen pocas alternativas o ninguna, en tanto que la organización tiene muchos más clientes potenciales de los que puede servir. Esto se ve con gran claridad, por ejemplo, en los terrenos de la asistencia pública. El departamento de asistencia social tiene un verdadero monopolio sobre esta ayuda y un gran número de solicitantes, por lo que el cliente tal vez se hallará en una necesidad tremenda y no tendrá a dónde más acudir.

Un argumento central enunciado en este capítulo es que la ventaja de poder de las organizaciones al servicio del hombre le permite ejercer un control considerable sobre los receptores de sus servicios. Más todavía, las organizaciones usarán esta ventaja de poder para conformar las operaciones personal-usuarios de modo tal que los resultados realcen su legitimidad, el flujo de sus recursos y su poderío. Dicho en otros términos, cuando el proceso de prestación de servicios tiene consecuencias importantes para la vida económica y política de la organización, la coalición dominante así como otros centros de poder en ella buscarán valerse de cualquier ventaja de poder sobre sus usuarios para realzar o alcanzar sus intereses. Por ejemplo, contando con una ventaja de poder, la organización puede tratar de escoger aquellos clientes que realcen su fama y que faciliten la movilización de su legitimación y recursos (Greenley y Kirk, 1973). En el caso de la asistencia pública, se ha visto que cuando hay inquietudes civiles y prosperidad económica, a la élite de la organización le interesa ensanchar el alcance de su asistencia y aflojar las normas de solicitud. Sin embargo, durante una declinación económica, la élite buscará reducir el número de beneficiados y restringir los procedimientos de solicitud (Ritti y Hyman, 1977). Los grupos profesionales situados dentro de la organización tal vez usen la ventaja de su poder para que los resultados de sus operaciones con los clientes confirmen sus ideologías profesionales y apuntalen su posición (Freidson, 1970; Krebs, 1971). Finalmente, los burócratas del nivel de la calle tal vez se valgan de su ventaja de poder para controlar y mejorar sus condiciones de trabajo (Prottas, 1979).

Los clientes que tienen alguna ventaja de poder sobre la organización, resultado de los recursos que poseen, pueden también usarla para controlar operaciones con la organización tendientes a optimizar sus intereses. En particular, estos usuarios estarán en una mejor posición de negociar para mejorar la congruencia entre sus metas personales y los objetivos de resultados de la organización y para controlar las trasferencias de recursos y los resultados de los intercambios. Por ejemplo, tanto el estudio de Clark (1956) sobre la transformación de un programa de educación de adultos, como el de Zald y Denton (1963) de los cambios habidos en la YMCA, indican que conforme aumentaba la dependencia de estas organizaciones respecto a los ingresos generados por sus clientes, ocurrían cambios en el programa que reflejaban con más fidelidad las demandas de los usuarios. Rushing (1978), halló que los usuarios con recursos tienen menos probabilidades de ser enviados a hospitales mentales. Del mismo modo, pacientes provenientes de porciones socioeconómicas más elevadas tienden, en términos generales, a tener acceso a una mejor atención médica que los pacientes de clase baja (Krauss, 1977). Los clientes poderosos también pueden influir en las pautas de sus relaciones con los prestadores de servicios. Por ejemplo, suelen tener acceso a un personal mejor capacitado y reciben atención más pronta (Schwartz, 1975).

Obtención de una ventaja de poder

Clientes y organizaciones por igual tienen cuatro estrategias básicas, derivadas directamente del paradigma del intercambio, por medio de las cuales pueden aumentar su poder respectivo. Para los usuarios, son posibles las cuatro estrategias siguientes:

1) Pueden reducir su necesidad de los servicios de la organización, sea negando la existencia de la necesidad o tratando de responder a ella conforme a sus medios. El aumento de grupos de autoayuda puede ser visto como un modo de reducir la dependencia respecto a organizaciones al servicio del hombre.
2) Pueden volver los ojos a fuentes alternas de servicios, o bien ayudar al establecimiento de prestadores de servicios alternos. Una táctica común de los padres que se oponían a la desegregación en las escuelas fue mudarse a otro distrito escolar o invertir en el establecimiento de escuelas privadas.
3) Pueden ayudar a estimular la necesidad de la organización sobre sus recursos, lo cual llega a lograrse buscando una legislación que determine que la prestación de fondos por parte de la organización está supeditada a servir a un grupo particular de usuarios. Por ejemplo, para tener derecho a fondos, una agencia de salud mental tal vez deba demostrar que sirve a un determinado número de pacientes con posterioridad a su atención directa.
4) Pueden reducir las fuentes alternas de usuarios al alcance de la organización. Ésta ha sido una táctica añeja de los sindicatos obreros, que con frecuencia han podido evitar que los patrones contraten obreros no sindicalizados. Conjuntar usuarios en el seno de un grupo colectivo como, por ejemplo, el caso de la National Welfare Rights Organization (Organización Nacional de Derechos de Asistencia Social), es un intento para obligar a la organización a interactuar con sus usuarios sobre una base colectiva, no individual, y evitar así que llegue a clientes que estén fuera del control de la entidad colectiva (Piven y Cloward, 1977).

En este orden de ideas, Hirschman (1970), en un estudio profundo articuló la efectividad de las consecuencias de la *salida* y la *protesta* como estrategias para aumentar la respuesta de la organización a las necesidades de los usuarios. Éstos pueden indicar su desagrado con la calidad de los servicios, saliéndose (es decir, yéndose a otra parte), lo cual produce una disminución de ingresos y obliga a la adopción de medidas colectivas por parte de la organización. Alternativamente, los usuarios tal vez puedan hacer oír su desagrado mediante peticiones, apelaciones a autoridades más elevadas o protestas que fuercen a la organización a adoptar medidas correctivas. Varias características de las organizaciones al servicio del hombre afectan el éxito de cada estrategia. Primero, muchas de estas organizaciones son costeadas con fondos públicos, y sus ingresos no se derivan directamente de los honorarios que pagan los clientes. Segundo, la mayor parte de las organizaciones al servicio del hombre tienen competencia limitada, o ninguna. Tercero, hay disparidades en la calidad de los servicios ofrecidos por diversas organizaciones que responden a la misma necesidad, como se ve entre escuelas públicas y privadas, hospitales afiliados a universidades y hospitales del municipio y de la ciudad, o bien agencias al servicio de la familia y de los niños y departamentos de servicios sociales.

En estas condiciones, la opción de salida puede no ser efectiva si la existencia de la organización depende de fondos públicos o si puede hacerse con facilidad de nuevos clientes porque tiene el monopolio de los servicios. Ciertamente, si tiene un monopolio, la organización puede muy bien alentar a los clientes insatisfechos o "buscabullas" a salirse para evitar protestas. Por consiguiente, la protesta es una estrategia más eficaz para influir en organizaciones cuyos recursos están condicionados a sus servicios, como ocurre en la mayor parte de las que prestan servicios sociales y reciben fondos gubernamentales.

La protesta será escogida cuando la opción de salida del servicio no es aconsejable. Sin embargo, la protesta es eficaz cuando los usuarios pueden movilizar influencia y poder de negociación suficientes contra la organización. Escoger la protesta en lugar del retiro es más aconsejable cuando los usuarios tienen *lealtad* a la organización y a sus servicios. Sin embargo, la lealtad es importante a la organización únicamente cuando los usuarios pueden amenazar con salirse, lo cual no es el caso cuando se trata de servicios monopolistas. Por consiguiente, para que la protesta sea eficaz, los usuarios deben contar con la opción de salida, aunque no deben tener fácil acceso a ella en cuanto empieza a declinar la calidad.

Debido a disparidades en la calidad de los servicios en organizaciones similares, los clientes a quienes afecta la calidad elevada y que cuentan con los recursos necesarios, escogerán organizaciones de calidad elevada, y rápidamente saldrán de aquellas cuya calidad se ha deteriorado. Dejarán tras de sí a otros clientes que carecen de los recursos para salirse, y que por lo mismo es menos probable que expresen su desagrado. Como dice Hirschman (1970), esto es lo que ha ocurrido en la educación pública de las ciudades interiores. Conforme empezó a declinar la calidad de la educación, los padres con recursos matricularon a sus hijos en escuelas privadas o se mudaron a los suburbios. Éstos son, sin embargo, aquellos clientes a quienes importaría más la calidad de los servicios y que con más probabilidad expresarían su desagrado ante el deterioro de la calidad, en caso de no haber tenido a su alcance la opción de salida. Salir de estas organizaciones reduce las probabilidades de usar la estrategia más eficaz: la protesta. El resultado neto es una bifurcación creciente en la calidad de los servicios al alcance de clientes de recursos y de usuarios sin recursos.

Por su parte, la organización puede buscar aumentar su ventaja de poder sobre los usuarios valiéndose de las cuatro estrategias siguientes:

1) Puede reducir su necesidad de recursos controlados por los usuarios separando la obtención de recursos del proceso de provisión de servicios. Por ejemplo, en la mayoría de las organizaciones al servicio del hombre, la movilización de recursos fiscales depende únicamente de un modo vago y flojo de las experiencias reales de los usuarios en la obtención de recursos.
2) Pueden acrecentar el conjunto potencial de usuarios ensanchando sus dominios y aflojando sus criterios de selección para admisión.
3) Pueden aumentar la necesidad de sus servicios desarrollando actividades y programas de gran demanda.
4) Pueden reducir la disponibilidad de servicios alternos mediante tácticas de monopolización. En este orden de ideas hay que observar que la marcha hacia la consolidación e integración de los servicios para el hombre, a menudo bajo el disfraz de reducir el desperdicio y la duplicación de los servicios, tiene por resultado el aumento del poder de la organización (Morris y Lescohier, 1978).

Una medida de la ventaja de poder de las organizaciones al servicio del hombre sobre sus clientes es la extensión y el monto de la *discreción* que tienen en cuanto a tomar decisiones sobre ellos (Gummer, 1979; Handler, 1973). A mayor discreción de los prestadores de los servicios para escoger cursos de acción con base en sus propios juicios, mayor es su poder sobre los usuarios. Aquí se encuentra la esencia del poder profesional. El ejercicio de esta discreción permite a los prestadores de servicios tomar decisiones que mejoran sus intereses, al mismo tiempo que atienden necesidades de los usuarios, aunque estos intereses no están en consonancia con los de los usuarios. Glasser (1978) nos ofrece el siguiente ejemplo:

> . . .el asilo de ancianos puede tener interés, un interés legítimo, en que se le paguen los servicios que proporciona, lo cual tal vez lo descalifique para ser considerado protector imparcial de los valores de las personas de edad. Sin embargo, los asilos con frecuencia controlan los valores de sus pacientes y los manipulan para beneficio de sus propios fines y en detrimento de los de sus pacientes. Del mismo modo, el paciente tal vez desee tener la libertad de entrar y salir, de socializar, de tener visitantes y actividades, de gozar de privacía, en tanto que los intereses del asilo pueden inclinarse hacia una situación y orden más administrativos. Cuando se presentan estos conflictos de interés, las facultades casi paternas del asilo tal vez ahoguen rápidamente el derecho básico de pacientes aislados [p. 109].

El tener una ventaja de poder aumenta la probabilidad de que sea usada siempre y cuando se puedan obtener beneficios adicionales o bien cuando se puedan reducir los costos de su logro. Sin embargo, las limitaciones internas y externas desempeñan un papel importante en el uso del poder por las partes en cuestión. Limitaciones internas emanan de las *normas* sostenidas por la organización y el cliente que rigen las relaciones de intercambio (Cook y Emerson, 1978). Por ejemplo, la organización puede defender normas que destacan la justicia y la equidad, entrega a las necesidades del usuario y respeto a sus derechos, normas que típicamente están encarnadas en un código de ética profesional. Limitan la facultad de los funcionarios para valerse de su ventaja de poder y esgrimirla más allá de los límites prescritos por la organización, y de vez en cuando tal vez alienten la suspensión de las normas de la organización para favorecer al usuario. En un estudio sobre peticiones a las autoridades aduaneras de Israel, Danet (1973) halló que 70% de los clientes eran tratados de un modo universal, lo cual reflejaba la norma de imparcialidad. Pero 29% recibieron una decisión favorable a pesar de que sus peticiones carecían de justificación legal. Se trataba de aquellos inmigrantes cuyos atributos indicaban que eran pobres y desamparados, a los cuales la burocracia les proporcionaba una oportunidad con base en la norma que autoriza a ayudar a estos inmigrantes a integrarse en la sociedad israelita.

Frenos externos, en particular sobre la organización, se expresan mediante leyes, estatutos y normas administrativas cuya finalidad es proteger los derechos de los usuarios. Por ejemplo, el Código de Salud Mental del Estado de Michigan contiene una declaración de derechos de los pacientes cuyo fin es evitar malos tratos y que los pacientes reciban así atención apropiada y humanitaria. Sin embargo, un estudio de la utilización de estos mecanismos ha identificado varios problemas que limitan su eficiencia (Handler, 1979). En primer lugar, para usar los medios legales a su alcance, los clientes deben estar enterados de su existencia, tener los recursos para usarlos y prever que las ventajas sean mayores que los costos posibles. Obviamente, muy pocos clientes pueden satisfacer estas condiciones. En segundo lugar, el empleo de un monitoreo y de una supervisión administrativas exige la formulación de normas explícitas para la prestación de servicios, así como instrumentos apropiados de acoplamiento de información; ambos son muy difíciles de obtener en organizaciones al servicio del hombre. Tercero, las relaciones entre agencias de monitoreo, organizaciones al servicio del hombre y usuarios son tales que las organizaciones tienen un número mucho mayor de recursos con los cuales influir sobre las agencias e inclusive burlarlas.

La importancia de las normas organizacionales como frenos al uso del poder sobre los clientes no debe subestimarse, porque en muchos casos tal vez sean los únicos instrumentos eficaces para evitar malos tratos, particularmente cuando los usuarios tienen poco poder, como es el caso de los incapacitados, de los ancianos y de los niños dependientes y olvidados. Por ejemplo, muchos de los mejores asilos para ancianos están operados por religiosas y por grupos étnicos. Como Vladek (1980: 126) señala, "el sentido de responsabilidad religiosa o la solidaridad fraternal pueden ser incentivos importantes para tener servicios de alta calidad". Un compromiso así, de relación con el bienestar de la gente ayudará a evitar que el personal use su ventaja de poder para obtener intereses egoístas. Del mismo modo, Kroeger (1975) ha observado que la orientación de los trabajadores de la asistencia pública hacia sus clientes tiene un impacto significativo en el nivel de las dádivas que éstos reciben. Los trabajadores orientados a los clientes fueron más generosos que los trabajadores orientados a la agencia. Sin embargo, como Zimmerman (1969*a*) observó, los departamentos de asistencia social, mediante su estructura de control, tienden a proporcionar antiincentivos y desaliento a los trabajadores orientados a los usuarios. Las ideologías adoptadas por la organización que conforman una posición normativa y moral hacia sus usuarios (véase el capítulo IV) determinarán la forma en que el personal use el poder. Las ideologías que rebajan el valor social de los usuarios los culpan de los predicamentos que enfrentan, y son pesimistas en cuanto a que las prognosis de éstos puedan limitar la ventaja del poderío de la organización.

Vías de acceso a las organizaciones

Las organizaciones no nada más determinan el tipo y la calidad de los servicios, sino que también afectan profundamente el bienestar y la asistencia social del futuro. Las diferencias habidas en la calidad de las escuelas han puesto de manifiesto que afectan considerablemente las posiciones ocupacionales futuras de los estudiantes así como sus percepciones económicas (Griffin y Alexander, 1978). Un acceso diferencial a los servicios de salud afecta, según se ha visto, la calidad y la adecuación de la atención médica (Dutton, 1978); y la entrega a la gran variedad de programas correccionales de los menores da por resultado un tratamiento desigual (Vinter y otros, 1976). Del mismo modo, vistas las cosas desde la perspectiva de la organización, es un hecho que el tipo de usuarios que tenga influirá considerablemente en su capacidad para mostrar efectividad en la prestación de sus servicios, porque los atributos de los clientes determinan críticamente la actitud de la organización para facilitar y mejorar su bienestar y su asistencia. Por tanto, si la supervivencia de la organización depende de que demuestre efectividad en sus servicios, se esforzará por controlar la entrada de usuarios.

La entrada en las organizaciones al servicio del hombre está predeterminada por dos variables críticas: 1) la magnitud del control que los usuarios tienen sobre su elección; y 2) la magnitud del control que la organización tiene sobre sus admisiones (Carlson, 1984). La intersección de las dos variables genera cuatro tipos de pautas de entrada, como se muestra en el cuadro VII.1.

La pauta de práctica privada

Conforme a esta pauta, las negociaciones de entrada requieren, para que tengan éxito, compatibilidad de intereses entre los clientes y la organización, la cual se logra, en parte, debido a que éstos están enterados de los servicios de la organización y de su capacidad para atraer clientes "deseables". Los clientes están enterados de los servicios humanos en base a sistemas de envío o admisión tanto por legos como por profesionales (Freidson, 1961). Los sistemas profesionales de envío tienen mayor información sobre los servicios y, por consiguiente, gozan de más efectividad en cuanto a enviar clientes a servicios de alta calidad. Además, un sistema profesional de envíos comunica su prestigio al cliente, y facilita negociaciones exitosas con los prestadores del servicio (Mishler y Waxler, 1963). Los sistemas legos de envío (es decir, redes sociales de clientes) varían en cuanto al conocimiento que tengan de los prestadores de servicios. Freidson (1961) halló que una red social "local", cuyo conocimiento de los servicios abarcaba únicamente las experiencias limitadas personales de sus miembros, era mucho menos eficaz que una red social "cosmopolita" que tenga amplios contactos burocráticos. Kadushin (1969) observó que las vías que llevan a los psicoanalistas estaban influidas por una red de trabajo social a la que llamó "amigos de la psicoterapia", cuyos miembros tenían amplios conocimientos y contactos relacionados con los terapeutas psicoanalíticos.

CUADRO VII.1. *Pautas de entrada a las organizaciones al servicio del hombre*

Control de la organización sobre la admisión	*Control del usuario sobre la elección*	
	Alto	Bajo
Alto	Práctica privada	Benevolente
Bajo	Acceso público	Obligatoria

La afiliación de un cliente a una red social "cosmopolita" es una condición necesaria, pero no suficiente, para ensanchar la gama de las alternativas al alcance de los servicios humanos. Los clientes deben poseer también recursos personales, tales como educación e ingresos, que les permitan absorber los costos de investigación y otros gastos (por ejemplo, transporte, honorarios, cuotas) relacionados con diversos servicios potenciales. Avnet (1962) observó que entre quienes tienen un seguro de cobertura comparable, las personas con ingresos más elevados y más educación tenían más probabilidades de tener acceso a servicios psiquiátricos, particularmente a psicoterapeutas en práctica individual.

Pero lo que es más importante es que el cliente debe contar con atributos que los prestadores potenciales de servicios consideran "deseables". En el caso de la terapia psicoanalítica, los pacientes preferenciales suelen tener un elevado nivel de instrucción, se expresan bien, son articulados, se entregan a una terapia de larga duración y presentan problemas neuróticos que parecen "interesantes" a los terapeutas (Kaduschin, 1969; Lerner y Fisk, 1973).

Sin embargo, ni el saber ni los recursos personales son los únicos determinantes de la forma en que se usan los servicios. McKinlay (1972), analizó muchos estudios que indicaron que los factores psicológicos sociales relacionados con percepciones de necesidad y motivación para buscar ayuda influirán en el uso de servicios, y que factores culturales, particularmente las normas y valores de redes de parentesco y de amistad, conformarán definiciones de problemas y sendas aceptables para resolverlos (véase también Berkanovik y Reeder, 1974).

En la pauta de la práctica privada el interés clave de la organización es atraer clientes que acrecienten sus recursos y su legitimación, particularmente acentuando su reputación y prestigio. Es decir, la organización busca personas que posean atributos que faciliten y atraigan recursos, que prometan exitosos resultados de servicio y que fomenten la lealtad a la organización. Como se mencionó anteriormente, Scott (1967*a*) halló que las agencias para la atención de los ciegos consideraban que los jóvenes eran los clientes más atractivos porque el público reaccionaba ante ellos con más contribuciones. Mechanic (1980) observó que en el establecimiento de la cobertura del seguro para las enfermedades mentales, el cual se ha ensanchado considerablemente y ahora da acceso a servicios psiquiátricos, las agencias de atención prefieren clientes asegurados pero tienden a "amontonarlos" en instalaciones del Estado cuando se termina la cobertura. Varios estudios de procesos de selección realizados en agencias de atención de la familia y de niños sugieren que usuarios procedentes de medios socioeconómicos bajos, así como los que tienen problemas definidos como no apropiados para las tecnologías organizacionales, tienen más probabilidades de ser rechazados (Cloward y Epstein, 1965; Teele y Levine, 1968).

Las organizaciones de práctica privada confían considerablemente en su reputación, sus portavoces y en sus criterios de entrada para atraer y escoger clientes deseables. Mediante la reputación, la organización influye en el público por la naturaleza y calidad de sus servicios. La reputación es una forma altamente selectiva de propagación de información porque invariablemente exagera los éxitos de la organización y resta importancia a sus fallas. Por consiguiente, presenta una imagen alterada con el propósito de atraer cierto tipo de clientes.

Los porteros, que son particularmente aquellos agentes profesionales que tienen conocimientos y vínculos especializados con la organización, y que envían clientes, sirven para identificar a los potencialmente deseables y para encauzarlos hacia la organización. Los agentes de referencia se vuelven portavoces cuando ellos y la organización establecen relaciones mutuamente benéficas. Se valen de la aceptación de sus clientes para poner en evidencia ante ellos todos sus recursos y para reforzar sus propias reputaciones; por otra parte, la organización se atiene a ellos para hacerse de clientes deseables. Duff y Hollingshead (1968), al estudiar la vía de los pacientes a un hospital, observó que pacientes enviados por especialistas tenían más probabilidad de conseguir cuartos privados o semiprivados que aquellos pacientes que iban directamente al hospital. A estos últimos es más probable, además, que los traten internos y residentes.

Los criterios de entrada, tanto explícitos como implícitos, se usan para descartar personas indeseables. Aunque la mayoría de los servicios humanos están obligados a usar criterios explícitos de exclusión, excepto aquellos que procuran establecer correspondencia entre sus servicios y las necesidades de los clientes, con mucha frecuencia se valen de criterios implícitos entre los cuales podríamos mencionar: 1) clasificación de las necesidades de los clientes como situadas fuera del dominio de la agencia; 2) colocación de los clientes potenciales en listas de espera; 3) barreras de comunicación con ciertos grupos de clientes, particularmente con aquellos provenientes de minorías culturales y étnicas; o 4) desplegar actitudes adversas por el personal de entrada (Hasenfeld y Steinmetz, 1981).

La pauta benevolente

Es característica de aquellas organizaciones al servicio del hombre que establecen sus propios criterios de admisión. En sí, los usuarios no tienen ninguna participación en estas decisiones, porque o se los considera incapaces o se piensa que carecen de los derechos legales necesarios. Este caso lo ejemplifican los centros privados de tratamiento residencial y los asilos. Los tribunales para menores, aun cuando por ley deben procesar a los transgresores, tienen una amplia discreción para tomar decisiones de admisión; en promedio, 50% de todos los casos enviados a los tribunales para menores son procesados informalmente (Sarri y Hasenfeld, 1976). A excepción de los transgresores graves, corresponde al tribunal extender su benevolencia y su jurisdicción sobre los inculpados.

Conforme a la pauta benevolente, las solicitudes de admisión en nombre de usuarios (o contra sus deseos) son hechas casi siempre por otras organizaciones; esto significa que los determinantes de su entrada son conformados por las relaciones de poder-dependencia entre las agencias de envío y la organización benevolente. Cuando la organización proporciona servicios críticos que escasean, y cuando los usuarios y otros recursos están dispersos, se encuentran en una posición monopolista y por ello puede establecer criterios de admisión que realcen sus intereses dominantes. Cuando la organización depende de agencias de envío para "otorgar sus servicios", los criterios de admisión reflejarán sus relaciones mutuas. Con todo, la organización benevolente tendrá probablemente ventaja de poder debido a la escasez de su servicio y a las dificultades que entraña monitorear la adecuación o la calidad de éste (Kramer, 1979). El resultado de esto es que pueda esquivar criterios o condiciones impuestas por agencias de envío, como puede verse en el caso de los asilos concesionados y de las instalaciones para proporcionar atención protegida (Vladeck, 1980; Segal y Aviram, 1978).

Como el usuario carece de la opción de salida, queda a merced de la organización. En caso de que éste no satisfaga las expectativas organizacionales, la entidad lo puede echar fuera, como ocurre con frecuencia en los programas juveniles correccionales que devuelven a los "revoltosos" a las instituciones correccionales del Estado. De este modo, la protesta de los clientes se contesta mediante una salida forzada. La organización benevolente goza de una amplia discreción en relación con la entrada y salida de sus clientes; son pocos los frenos y restricciones que la limitan.

La pauta de acceso público

Aquí la organización enfrenta el dilema de cómo atraer y escoger clientes "deseables", a pesar de carecer de la capacidad de entresacarlos o de rechazar a los "indeseables". Es decir, debe establecer mecanismos que primeramente disuadan a algunas personas de presentar solicitud al mismo tiempo que buscan a otras, y segundo, alentar a usuarios desagradables que de algún modo están dentro de la organización, a irse a la calle. Ejemplos de estas organizaciones son las salas de emergencia de los hospitales, los centros comunitarios de salud mental, los servicios estatales de colocación de empleados y los departamentos de asistencia social. Cuando estas organizaciones tienen un monopolio exclusivo, las personas que las necesitan tienen poca decisión sobre su ingreso; tal es el caso de los departamentos de asistencia social. Estos departamentos tienen un enorme parecido con las organizaciones de tipo doméstico.

Las organizaciones a las cuales tiene acceso el público y cuya sobrevivencia y mejoría depende de generar una demanda adecuada y sostenida, pondrán en marcha varias tácticas de amplio alcance para atraer usuarios. Estas tácticas se usarán, primero, para aumentar la percepción y conciencia públicas mediante anuncios, campañas educacionales y otros modos de información sobre la disponibilidad e importancia de los servicios de la organización. Segundo, estas tácticas de largo alcance incluirán esfuerzos para reducir los costos de los usuarios en cuanto a recibir y usar los servicios, para lo cual proporcionarán servicios de transporte y de guardería, emplearán trabajadores del vecindario y tendrán horarios y sitios de servicio convenientes (Diehr, Jackson y Boscha, 1975).

En contraste, cuando lo que la organización busca es controlar o reducir la demanda de sus servicios, aumentará los costos de acceso a los usuarios potenciales valiéndose de varias tácticas (Hasenfeld y Steinmetz, 1981). Primeramente aumentará el tiempo de espera, en particular para usuarios no deseables. Schwartz (1975) y Roth (1972) descubrieron en estudios sobre salas de emergencia, que los pacientes de bajos ingresos que se presentaban para recibir servicios de no emergencia, personas consideradas como "casos de asistencia social" o "borrachos", y también quienes llegaban sucios y mal vestidos debían esperar más tiempo para ser atendidos. En segundo lugar, a esta gente se le suele tratar con rudeza, se le humilla y se le obliga a revelar información personal íntima en oficinas no aisladas del público (Hall, 1974). Tercero, tal vez los usuarios estén mal informados sobre sus derechos o tal vez se les envíe de un empleado a otro antes de proporcionarles los servicios que necesitan. Estas tácticas crean una fama adversa cuyo fin es desalentar usuarios, particularmente a aquellos que no estén en verdad muy necesitados.

Para deshacerse de usuarios no bien vistos, *después* de haber sido admitidos, la organización puede recurrir a tácticas de "enfriamiento" (Clarck, 1960). Tanto diagnóstico como nombres y marbetes se pueden utilizar para excluir a usuarios del servicio. Por ejemplo, un tribunal para menores al descubrir que un joven tiene problemas emocionales lo enviará a un hospital psiquiátrico. Y el hospital, que tal vez se resista a tratar a un muchacho con antecedentes penales, podrá negarse a diagnosticar el caso como "enfermedad mental" y devolverá al muchacho al tribunal (Emerson, 1969).

Del mismo modo, los usuarios pueden ser definidos como necesitados de los servicios de otras organizaciones y referidos a ellas. En contraste con un envío, en el cual el agente que envía participa activamente en vincular al cliente con otros prestadores de servicios y retiene la responsabilidad primaria del bienestar del cliente, la referencia cambia la responsabilidad y la carga y la pone sobre el cliente, el cual deberá negociar su entrada a otros prestadores de servicios. Con mucha frecuencia, las personas que carecen de recursos y de perseverancia, simplemente desisten. A los usuarios también se les puede definir como "no cooperadores" o como no apropiados a los servicios de la organización, en cuyo caso se les echa fuera. También la organización puede valerse de tácticas de demora tratándose de elementos no deseables. En mi estudio sobre el servicio de colocación de empleados (Hasenfeld, 1975), las solicitantes mujeres, para quienes la agencia tenía pocas oportunidades de empleo, con mucha frecuencia eran enviadas a oficinas de comprobación y de asesoramiento, lo cual significaba una demora en cuanto a su envío a trabajos. Muchas eran las mujeres que veían poco valor en la asesoría, que se desalentaban y que daban por terminada su relación con la agencia.

Así también, la organización puede encauzar a usuarios indeseables a servicios poco atractivos que lo inducirán a salirse. Esta pauta se evidencia en particular en las escuelas preparatorias, en las cuales a los estudiantes provenientes de medios socioeconómicos bajos, o que tengan problemas de aprendizaje o de disciplina, se les privará de muchos recursos propios del plan de estudios con lo cual se les alentará implícitamente a irse. Aunque la organización puede reconocer con toda claridad que estas personas no se pueden beneficiar con sus servicios a menos que les dedique grandes recursos a costa de otros usuarios, de todos modos hace que se cumplan en ellos predicciones lógicas e inevitables. Es decir, a quienes no se considera aptos para cambiar se les priva de los servicios de la organización; de esto resulta que no mejoran, lo cual a su vez viene a confirmar el juicio inicial. Me ocuparé de esta dinámica un poco más adelante.

La pauta obligada

En esta pauta ni los usuarios ni la organización tienen a mano la opción de salida. Los clientes son obligados o no tienen ninguna elección real sobre su entrada, y la organización debe aceptarlos independientemente de sus intereses. Ejemplos de estas organizaciones son las escuelas públicas, las prisiones, los hospitales mentales estatales y los departamentos de asistencia social. Por consiguiente, las relaciones entre el usuario y la organización son potencialmente tensas y antagónicas. Las dos partes se concentrarán en minimizar los costos de sus forzadas relaciones, en vez de optimizar resultados inciertos y desconocidos. Además, aun cuando los resultados puedan obtenerse, las relaciones se prestan a la explotación. Debido a que la organización tiene un monopolio absoluto sobre los recursos necesitados por los usuarios, puede extraer un "precio" crecientemente más elevado por la misma cantidad de recursos o hasta por menos (Emerson, 1972). A su vez, los usuarios tratarán de esconder sus propios recursos (es decir, engañarán) o los usarán para sacarle concesiones a la organización. Por ejemplo, al declinar las condiciones económicas, los departamento de asistencia social harán más rígidas las normas de elegibilidad y las condiciones para otorgar asistencia social. Por otra parte, los usuarios del servicio serán motivados a engañar y a fingir sometimiento. Otro ejemplo es la *economía privada* o *secreta* de las prisiones (Williams y Fish, 1976). La prisión se vale de sus comodidades mínimas, tales como una celda particular, asignaciones de trabajo, de comida y de diversión para obtener el sometimiento de los internos. A mayor necesidad de sometimiento, mayor será la cantidad de conducta de avenencia que deba arrancar a los presos para darles estas ventajas. Por su parte, los presos establecen una economía privada en la cual las ventajas que han escondido los funcionarios de la prisión, se intercambian, con lo cual se reduce parte de su dependencia extrema. La economía privada también permite una cierta holgura de negociación entre funcionarios e internos. El orden es mantenido por los internos a cambio de la tolerancia tácita de los funcionarios sobre el mercado de contrabando.

Como la organización obligada carece de control sobre las admisiones se atiene casi exclusivamente a tácticas de enfriamiento, de segregación, de seguimiento interno para minimizar la amenaza potencial de sus usuarios (Carlson, 1964). En estas organizaciones, el *seguimiento* se refiere a un sistema interno de estratificación de los reos por medio del cual aquellos a los que se ha concedido una posición más elevada reciben servicios y beneficios preferenciales. Como vimos en el capítulo v, los usuarios están estratificados con base en el valor social que les atribuye el personal, el cual a su vez es guiado por el sistema moral incorporado en la tecnología de las organizaciones. A su vez, esta posición atribuida dicta el rango y la calidad de los servicios que recibirá un usuario. El seguimiento se manifiesta de diversos modos. Primeramente, los clientes pueden ser enviados a categorías de servicios que limitan su acceso a servicios deseables, como se ejemplificó en el envío de estudiantes al plan de estudios vocacional o general en vez de al académico. Segundo, los clientes pueden ser asignados a unidades de servicio que tienen poco personal, que carece de pericia y que, por consiguiente, ofrecen servicios de baja calidad. Esto se ve en la asignación de los pacientes de hospital a salas comunes en lugar de a cuartos privados o semiprivados (Duff y Hollingshead, 1968). Tercero, los usuarios pueden ser asignados a categorías de servicio que más bien son vistas como vaciaderos, pues sólo ofrecen recursos mínimos para el sostenimiento de sus pacientes; un ejemplo son las salas de enfermos mentales crónicos de los hospitales.

La rigidez del sistema de estratificación del paciente depende de la percepción y valoración por parte de la organización del grado de incurabilidad, de perturbación o de riesgo en clientes de baja condición. Las prisiones de seguridad máxima tienen un sistema altamente estratificado y segregado, conforme al cual los internos peligrosos ocupan bloques de celdas especiales y carecen de muchas de las ventajas que están al alcance de huéspedes menos peligrosos. En los hospitales de salud mental, los pacientes tenidos por intratables son confinados en salas de crónicos, que carecen de la mayoría de los servicios de tratamiento al alcance de quienes están en salas de agudos (Strauss y otros, 1964). En las escuelas, el sistema de seguimiento es más fluido y parece un torneo. Quienes están más adelantados académicamente tienen la oportunidad de entrar a cursos mejores, pero quienes no adelantan pierden para siempre su oportunidad (Rosenbaum, 1976).

Teniendo en cuenta el sistema de valores de la organización, el seguimiento es un mecanismo eficaz para mejorar la relación costo-beneficio de su servicio. Invirtiendo una proporción mayor de sus recursos en clientes muy valiosos, a la vez que minimiza su inversión en los considerados fallas potenciales, la organización logra un aprovechamiento óptimo de sus recursos en la búsqueda de sus valores e intereses dominantes. Rosenbaum (1976) en su estudio del sistema de seguimiento en las escuelas preparatorias, se encontró con que los administradores lo defendían alegando que necesitaban hacer un uso más eficiente de los recursos de la escuela. Por consiguiente, en su opinión, la selección temprana de los estudiantes mejor calificados para recibir instrucción superior, reducía el desperdicio de recursos y de tiempo y permitía la concentración de esfuerzos para lograr resultados positivos, los cuales se medían en la colocación en la escuela superior. Así también, cuando un hospital público, con 2 000 pacientes crónicos, tiene una unidad de rehabilitación para sólo 100 pacientes, la selección de los que admita se basará en la opinión del personal sobre quiénes se beneficiarán más. Estos juicios, anclados firmemente en el sistema amplio de valores de la comunidad, da preferencia no nada más a aquellos que tienen la incapacidad "apropiada", sino también a los jóvenes y a los "motivados" (Roth y Eddy, 1967).

Como estos clientes no tienen a su alcance la opción de salida, tal vez no acepten los criterios de seguimiento de la organización y los vean como hijos del capricho y discriminatorios. Estos usuarios pueden hacer oír sus protestas volviéndose rebeldes, agresivos o manipuladores. Sin embargo, estas tácticas en organizaciones obligatorias casi siempre son ineficaces, precisamente porque no existe una opción de salida.

Los clientes o usuarios

Después de entrar en la organización, todos los usuarios del servicio pasan por un proceso de valoración, clasificación y categorización que ordena su acceso a los diversos servicios y tecnologías de intervención (véase el capítulo v). Este proceso determina también las funciones concretas que se supone debe desempeñar el cliente o usuario en la organización. Scheff (1965) ha propuesto que las dinámicas para adscribir un marbete de diagnóstico, una prognosis y un plan de tratamiento pueden ser vistas como un proceso de *tipificación*. Es decir, los funcionarios entresacan, conjuntan, y empaquetan la información relacionada con el usuario a fin de encajarla en un conjunto de estereotipos de trabajo, cada uno de los cuales ordena un plan de acción particular. De esta suerte, a los usuarios se les categoriza como casos típicos o "normales" que tienen derecho a servicios de respuesta. La importancia de este proceso tanto para la organización como para los usuarios no se puede subestimar. Es el vehículo por medio del cual la organización operacionaliza la asignación de sus recursos entre diversos clientes y determina los beneficios y costos que significarán. Por consiguiente, el proceso de tipificación establece el escenario y define los parámetros de transacciones y relaciones entre clientes y funcionarios.

El proceso de tipificación

La tipificación es indispensable a las operaciones de la tecnología de servicio de la organización. Desde una perspectiva estrictamente tecnológica, la prestación eficaz de servicios gira alrededor de la tipificación apropiada de los usuarios, porque el conocimiento de los prestadores de servicios está organizado por unidades de necesidad de diagnóstico, de problemas, de enfermedades, de desviaciones, etcétera. Estas unidades identifican y especifican las configuraciones de atributos de usuarios que encajan en cada diagnóstico, lo cual a su vez determina la respuesta de servicio. Para los trabajadores, estas unidades de diagnóstico son la herramienta más importante que aprovechan para dirigir su indagación y examen de los atributos de los usuarios, para cerner e interpretar el significado de la información y para tomar decisiones sobre los modos de servicio apropiados. Es relativamente común que haya fallas en la tecnología del servicio atribuibles a un "diagnóstico equivocado". El nivel de complejidad, especificidad y refinamiento de estas unidades de diagnóstico y de planes de servicio concomitantes es, claramente, una función del "estado del arte" de la tecnología.

Sin embargo, como indicamos en el capítulo v, las percepciones del *carác-*

ter moral de los usuarios son también inherentes al proceso de tipificación, en el cual se pueden identificar cuatro decisiones morales críticas e interrelacionadas (Freidson, 1965). La primera decisión se refiere a la atribución de responsabilidad del predicamento del usuario. Usuarios a los que se ve como moralmente responsables de sus dificultades son vistos inevitablemente como deficientes morales; usuarios juzgados como no responsables son vistos como víctimas de circunstancias más allá de su control. Para los primeros, la recepción de servicios tal vez sea concomitante con la aceptación de su inferioridad moral, la cual puede ser realzada arrancándole algunos de sus derechos de ciudadanía y exigiéndole arrepentimiento. Históricamente, someter a los receptores de asistencia social a interrogatorios íntimos, a incursiones de media noche y a normas ineludibles ejemplifican las consecuencias de una decisión moral de este tipo.

La segunda decisión se refiere a la maleabilidad del usuario para cambiar o mejorar, y define la responsabilidad moral del personal respecto al destino del usuario. Para aquellos considerados como no maleables al cambio, se absuelve de responsabilidad al personal respecto a las consecuencias del proceso de prestación de los servicios y a la desatención de los mismos. Por consiguiente, el deterioro de los ancianos en los asilos debe explicarse como consecuencia de su fragilidad cada vez mayor e irremediable.

La tercera decisión abarca el tratamiento de las personas como sujetos u objetos. Los usuarios tratados como sujetos son vistos como poseedores de la capacidad de tomar decisiones por sí mismos y también como capaces de volverse participantes activos en el proceso de prestación de servicios. En contraste, las personas vistas como objetos se dice que carecen de la capacidad de tomar decisiones apropiadas por sí mismas; este criterio otorga al personal superioridad sobre ellas. Estos usuarios están muy expuestos a experimentar una relación deshumanizada con el personal, al cual a su vez se le permite que no tome en cuenta sus deseos y sus sentimientos (Howard, 1975).

La cuarta decisión se refiere a la atribución de valor social al usuario. Proporciona al personal la justificación de la distribución diferencial de servicios. Es decir, aquellos clientes de quienes se piensa que tienen un valor social más elevado son tenidos como poseedores del derecho a una prioridad sobre los servicios, cosa que se puede observar, por ejemplo, en el tratamiento preferencial que se da a los jóvenes en las salas de emergencia de los hospitales (Sudnow, 1967).

Los parámetros de estas decisiones se derivan en gran medida del contexto cultural y normativo de la organización. Citemos a Roth (1972: 840):

> . . .quienes participan en la prestación de servicios profesionales o de cualesquiera otros servicios, aplicarán las evaluaciones de valor social que sean comunes en su cultura y modificarán sus servicios con respecto a estas evaluaciones, *a menos que los desalienten a hacerlo los arreglos organizacionales conforme a los cuales trabajan.*

Aunque la organización puede desalentar esta evaluación, no la puede eliminar. Pero importa más que la organización establezca sus propias opiniones, las cuales en seguida sirven para evaluar el carácter social del cliente. Estas opiniones están firmemente ancladas en la economía política de la organización, en el sentido de que se usan para administrar exigencias políticas y económicas externas e internas.

Funciones organizacionales de la tipificación

El empleo de un esquema de tipificación para administrar exigencias de la organización, aparte de aquellas relacionadas estrictamente con cuestiones tecnológicas, puede verse en varios campos. Primeramente, y como observamos en la sección anterior, el esquema de tipificación es una herramienta importante para implantar estrategias de seguimiento y de enfriamiento. Estereotipos de trabajo que incorporan ideas de la organización sobre clientes deseables e indeseables, sirven como guías de respuestas diferenciales del personal. Por ejemplo, tratándose del personal para salas de emergencia, estos estereotipos incluyen no solamente los problemas médicos del usuario sino también su edad, sexo, raza, apariencia personal y autopresentación, todo lo cual es pertinente y sirve para construir una imagen del carácter del cliente (Roth, 1972). Del mismo modo, los maestros de escuela crean estereotipos de trabajo de estudiantes "buenos" y "malos" con base en su apariencia personal, en su autoexpresión, conducta y capacidad de trabajo. Por supuesto, estos estereotipos se autoproporcionan materialidad, precisamente por la respuesta que evocan en el personal y en el usuario. Cuando los maestros bajan las expectativas y minimizan la atención que dan a los estudiantes considerados como torpes para aprender, están reforzando el mal desempeño de dichos estudiantes, lo cual, a su vez, confirma la validez de sus estereotipos (Rist, 1970).

Segundo, la tipificación permite a la organización encauzar necesidades y demandas múltiples y diversas de los usuarios para embonarlas en su conjunto limitado de servicios. Por centrarse en ciertos atributos de los usuarios y por excluir otros, el personal puede hacer encajar al cliente en categorías de servicio ya existentes con lo que se evita buscar opciones de servicios que todavía no están a mano. Además, la tipificación puede servir como elemento para encauzar el tráfico de usuarios a varios servicios; de esta forma asegura que ciertos servicios no estén ni muy usados ni muy poco usados. Estas dos pautas se observaron en un estudio de servicios de colocación de empleados (Hasenfeld, 1975). Debido al número limitado de oportunidades de trabajo, principalmente en ocupaciones poco especializadas, los empleadores recibieron información mínima sobre los antecedentes y aptitudes ocupacionales de los solicitantes, ya que un conocimiento más amplio habría echado por tierra la justificación de su envío. Más aún, solicitantes para quienes no había oportunidades disponibles de empleo fueron categorizados como individuos que necesitaban comprobación y asesoramiento. Por otra parte, a los solicitantes se les reclasificó a menudo diciendo que necesitaban tomar un cierto programa de capacitación para llenar así los sitios disponibles. McCleary (1975), en un estudio de una agencia estatal de atención a delincuentes bajo palabra, halló que para tener un número suficiente de ellos en un programa de tratamiento costeado con fondos federales, se sometió a presión a los funcionarios encargados de estos transgresores para tipificar algunos de sus casos y decir que necesitaban tal tratamiento.

Tercero, la tipificación puede usarse para aumentar la eficiencia reduciendo la incertidumbre y aumentando la predecibilidad. Al hacer encajar los atributos del usuario en un tipo, los empleados reducen bastante las variaciones y se atienen en gran medida a un conjunto de unidades de diagnóstico familiares y conocidas, lo cual les permite reducir las variaciones e idiosincrasias potencialmente amplias de los clientes pasando por alto o descartando información que se considera no apropiada para casos "normales". Sudnow (1965), observó que los defensores de oficio al interrogar a sus defendidos se interesaban poco en obtener información detallada, sobre la situación y predicamento particulares y mucho en determinar hasta qué punto encajaban en delitos típicos. El resultado fue que la eficiencia se introdujo en la tecnología de servicio reduciendo el tiempo y la energía dedicados a acopiar y procesar información del cliente. Se ha dicho y con razón que mientras mayor es el volumen de clientes que debe procesar el personal, el diagnóstico será más general e impreciso.

Finalmente, el personal puede usar la tipificación para controlar sus condiciones de trabajo, para realzar evaluaciones positivas de su desempeño y, en general, para proteger su posición o su reputación. Prottas (1979), descubrió que los directores de proyectos de albergue creaban un esquema de tipificación de ocupantes deseables y no deseables basándose en sus experiencias con inquilinos que les dieron dificultades, tales como no pagar la renta, no conservar en buen estado sus casas, o por quejarse continuamente. Mediante esta tipificación querían controlar el tipo de inquilinos que aceptaban. McCleary (1977), en su estudio sobre funcionarios encargados de delincuentes con libertad condicional, observó que tipificaban a los delincuentes casi únicamente en base a cuántos problemas podrían causar o en su grado de incontrolabilidad, porque a estos funcionarios se les evaluó inicialmente con base en el monto de problemas que habían tenido anteriormente. Finalmente, Scheff (1966) sugirió que los médicos suelen tipificar a los pacientes como enfermos más que como sanos debido a que sus puestos y famas sufren más si diagnostican como sanos a pacientes de hecho enfermos, que si los creen enfermos y realmente están sanos.

También los clientes tratan de influir en el proceso de tipificación y buscan hacerse de un marbete y de un carácter que optimice sus beneficios y que minimice sus costos. La habilidad de los clientes para lograr esto depende de la cantidad de poder y de recursos que puedan enfrentar a la organización. Como ha sugerido Scheff (1968), aquellos cuya definición de la situación será aceptada se basará en el poder de las relaciones entre el personal y los clientes. Por consiguiente, en general, mientras mayor sea el poder del cliente, mayor será su habilidad para negociar un tipo favorable. Esto se evidencia más, por ejemplo, en el sistema de justicia penal. Los acusados provenientes de niveles socioeconómicos elevados, que pueden obtener fianzas y contratar buenos abogados, tienen menos probabilidades de resultar convictos y de resultarlo, es más probable que reciban sentencias suaves (Lizotte, 1978). Del mismo modo, Rushing (1978) halló que tratándose de desórdenes psiquiátricos, aquellos pacientes que tenían más recursos (es decir, más educación) están en mejores condiciones de controlar su destino y de oponerse a la hospitalización involuntaria.

En estos y otros casos los clientes se valen de sus recursos para destacar su valor social. Se pueden usar varias tácticas. En primer lugar, los clientes se valen de sus recursos para absorber los costos de la investigación y para hablar con los prestadores de servicios, que les concederán un valor social elevado. El tener capacidad para pagar servicios compra también respetabilidad. En segundo lugar, los recursos de la posición relativa se pueden usar para movilizar gestores profesionales que obtengan y confirmen el valor social de un cliente. Emplear envíos o recomendaciones profesionales para entrar en servicios especializados, atenerse a referencias y recomendaciones de expertos conocidos para lograr mejoras educativas o de trabajo, y contar con peritos legales para defender la posición, son cosas que ejemplifican esta táctica. Tercero, los clientes de posición elevada pueden emplear sus recursos para hacerse del saber necesario y de la competencia burocrática para negociar favorablemente con funcionarios. El abarcar y comprender políticas y prácticas organizacionales da al cliente una clara ventaja en cuanto a saber cómo tratar con funcionarios y qué pasos tomar para lograr resultados favorables. Por ejemplo, Gordon (1975), halló que los clientes que tenían experiencia burocrática tenían más probabilidades de lograr decisiones favorables. En este contexto, los clientes de alto rango pueden emplear sus recursos para revocar malos tratos dados por la organización. Amenazar a los oficiales para el caso de que no ayuden al cliente puede ser un aliciente para tratar más favorablemente a clientes de posición elevada. Cuarto, los clientes de posición elevada se atienen a su autopresentación para inducir evaluaciones favorables. Por medio del lenguaje, de su aspecto, de su conducta y de su expresión de valores y actitudes estos clientes dan indicios de su elevada posición social. Además, debido a su apariencia, los clientes pueden tratar de indicar afinidad normativa y conductual con los funcionarios. Por ejemplo, Lorion (1973) observó que un factor importante del fracaso de la psicoterapia individual con gente de baja posición social era su incompatibilidad sociocultural con los psicoterapeutas.

Efectos de la tipificación

El carácter moral del usuario, elaborado organizacionalmente, tiene un impacto profundo sobre las actitudes, expectativas y conductas del personal porque prescribe un tipo de conducta tanto para el personal como para los clientes. Al dar forma a la pauta y al contenido de las relaciones personal-usuarios, que son un determinante crítico de la *calidad* del proceso de la prestación de servicios, el carácter moral predetermina la experiencia del usuario en la organización. Esto ha sido demostrado espectacularmente mediante un experimento realizado por Rosenham (1973). Un grupo de ocho personas supuestamente normales —un psiquiatra, un pediatra, un pintor, una ama de casa, un estudiante graduado en psicología y tres profesores de psicología— buscaron ser admitidos en varios hospitales mentales, para lo cual fingieron tener esquizofrenia. Todos fueron admitidos, pero a pesar de haber adoptado su conducta normal usual, el personal del hospital siguió viéndolos y tratándolos como pacientes y negando que eran normales. (Cosa interesantísima, los pacientes "reales" de inmediato descubrieron que eran impostores.) Aferrarse al carácter de los pseudopacientes y considerarlos como esquizofrénicos indujo al personal a verlos como objetos indignos de credibilidad y con poco valor social. De este modo, la negativa subsecuente de la enfermedad fue interpretada como uno de sus síntomas. Rist (1970), en su estudio de las relaciones maestro-estudiantes, observó que niños clasificados por el maestro como "fracasos" recibieron mucha menor atención. Sus peticiones no eran atendidas, y eran disciplinados y castigados con más frecuencia. Los "fracasos" respondieron en la forma que se esperaba; se retiraron de la interacción del maestro, perdieron interés en el proceso de aprendizaje y expresaron hostilidad verbal y física. Del mismo modo, delincuentes libres bajo fianza definidos como "clientes" en lugar de "gentes peligrosas" recibieron un tratamiento diferente por parte de los funcionarios de la libertad bajo fianza (McCleary, 1977). Se les dio asesoría legal y se les apoyó con más frecuencia, fue alta la calidad de su relación en tanto que los funcionarios se mostraron más anuentes a doblar las normas y regulaciones para ayudarlos.

Con todo, no es necesario concluir que la tipificación del cliente sea caprichosa, ya que obviamente se basa en datos e informes dados por él mismo; tampoco debe suponerse que la tipificación tendrá por fuerza consecuencias adversas para el cliente. Todo lo contrario: la tipificación asegura que obtendrá buenos servicios *ideados específicamente* para responder a sus problemas y necesidades. Para el cliente o usuario, lograr una tipificación apropiada y válida puede significar la diferencia entre permanecer en un estado de enfermedad o escapar de él. Más todavía, en muchos casos, la tendencia de los practicantes al servicio del hombre a suponer desviación más que normalidad reduce el riesgo de que los problemas y necesidades de un usuario se queden sin recibir atención. El riesgo de un daño será mayor cuando la enfermedad no se percibe, y menor cuando se supone que el cliente está enfermo aunque de hecho esté bien. Lo que es importante destacar es, primero que nada, la selectividad y parcialidad del proceso, que a menudo son dictadas por intereses de la organización más que por intereses del cliente; segundo, una vez que se ha trazado el perfil moral del cliente, éste conformará la relación entre el personal y el usuario de la cual con frecuencia surge la reconstrucción del carácter del usuario.

CALIDAD DE LA RELACIÓN PERSONAL-USUARIOS

Esta relación entre el personal y los usuarios cumple una función doble. Primeramente, es el vehículo por medio del cual se proporcionan los servicios. Segundo, es un mecanismo gracias al cual el personal logra un control suficiente sobre el usuario para asegurar el cumplimiento de los procedimientos de intervención. En la parte central de esta relación está el grado de *confianza* que surge entre un usuario y un miembro del personal (Hasenfeld, 1978), ya que la confianza significa inclinación a poner el destino y el bienestar en manos de la otra persona, todo lo cual es una piedra angular del proceso de ayuda. La confianza del usuario representa fe en la calidad y deseabilidad de los servicios del personal y confianza en sus aptitudes, métodos y conductas (Bidwell, 1970). Concomitantemente, la confianza del personal refleja su fe en que el usuario no abusará de la relación ni se valdrá de ella para propósitos ilegítimos. Sin confianza, el usuario no puede esperar ganar la entrega moral del personal para que responda a sus necesidades, y el personal no puede esperar tener acceso al dominio privado del usuario para usar técnicas de intervención.

Una relación de confianza se funda, ante todo, en la compatibilidad entre las metas personales del usuario y las metas e intereses del personal. Para los usuarios esta compatibilidad les asegura que los resultados de la intervención de la organización favorecerán sus necesidades y esto les da el impulso y el deseo de ponerse en manos del personal. Igualmente el personal se preocupará menos porque los usuarios se valgan de la relación para propósitos dudosos. Es en parte por esta razón que éstos expresan satisfacción mayor con la práctica médica de honorarios-por-servicio, ya que en este sistema los médicos están más motivados para provocar congruencia entre las metas personales del paciente y los objetivos del tratamiento (Freidson, 1970: 305-306). En contraste, establecer una relación de confianza entre el personal y los usuarios es dificilísimo en ambientes en que las personas no tienen elección o control sobre su entrada o sobre su salida (Bidwell, 1970). La carga recae en el personal, el cual debe demostrar a los usuarios una mutualidad de intereses; y a menos que la organización provea alicientes para hacerlo, lo más probable es que asuma una posición de custodia. Es decir, dedicarán poco esfuerzo a crear una relación positiva con los usuarios.

En este contexto, la fama de la organización influirá considerablemente en la confianza de los clientes. En general, a mayor prestigio y reputación de la organización en cuanto a proporcionar servicios de calidad corresponderá una mayor confianza de los usuarios en la competencia de su personal, que es el ingrediente principal en el establecimiento de confianza (Bidwell, 1970). Sin embargo, gran parte de la fama de la organización se basa en la propagación de datos selectivos y difusos sobre ella misma. Por consiguiente, la reputación de la organización tiene más fuerza en cuanto a ganar la confianza de los usuarios sencillos que de los sofisticados. Estos últimos retendrán su juicio hasta que actos concretos del personal den fe de que es digna de confianza.

La relación entre volúmenes de usuarios y recursos disponibles será también determinante de la calidad de las relaciones entre personal y usuarios. Tener que servir a muchos sin contar con suficientes recursos para satisfacer sus necesidades tendrá efectos adversos tanto sobre el personal como sobre los usuarios. El personal se sentirá bajo presión pues debe procesar a tantas personas como le sea posible y a la vez se sentirá frustrado por no poder satisfacer sus peticiones de servicio. Los clientes sentirán que no están recibiendo atención individual apropiada y que la organización no se hace cargo debidamente de sus necesidades. Ambos extremos se mirarán con desconfianza. La falta de recursos para satisfacer las necesidades del usuario es probablemente el principal factor en la generación de hostilidades entre personal y usuarios. El personal se ve obligado a negar servicios y luego justifica la negativa refugiándose en procedimientos burocráticos. Por su parte, los clientes echarán la culpa a miembros del personal en vez de a normas abstractas y casi desconocidas.

Del mismo modo, el grado de entrega o de desapego del personal a su trabajo afectará significativamente la calidad de las relaciones con los clientes. Cuando el personal ve de un modo positivo su trabajo, cuando tiene un sentimiento de control sobre él y cuando se cree capaz de expresarse por medio de él, con toda probabilidad comunicará estas actitudes a sus usuarios, lo cual constituye la porción más importante del trabajo. Pero cuando los miembros del personal se sienten ajenos a su trabajo, lo probable es que también se sientan ajenos a sus clientes y que vean las relaciones con ellos como desagradables.

La construcción del carácter moral del usuario desempeña una función crucial en la determinación del grado de confianza que surgirá entre personal y usuario. Obviamente, si a un cliente se le ve como moralmente responsable de su predicamento, lo probable es que no se le tenga confianza y que se destaque la vigilancia sobre la ayuda. Así también, un cliente de quien se piensa que tiene poco valor moral recibirá poca confianza y se pensará que hace poco o nada para merecer lo que recibe. En ambos casos, la carga recae sobre el cliente el cual debe demostrar que es digno de confianza. Lograr esto puede resultar demasiado costoso para algunos de ellos, los cuales tal vez opten por una relación manipuladora, reforzando así la desconfianza del personal (Fontana, 1971).

Pero cuando el personal trata a los clientes como sujetos, es decir, como personas capaces de participar en la toma de decisiones sobre su propio destino, lo usual es que aumente la confianza de los usuarios, los cuales con toda probabilidad sentirán que sus intereses y deseos están siendo tomados en cuenta. Varios estudios de relaciones médico-paciente han destacado que una relación de confianza se presenta cuando el paciente participa activamente en el proceso de tratamiento y en las decisiones sobre su curso (Howard, 1975; Freidson, 1970; David, 1968). Del mismo modo, estudios sobre las pautas de interacción maestro-estudiante, aun cuando no miden directamente la confianza, sugieren que cuando los maestros alientan a los estudiantes a participar en la toma de decisiones y a elegir en cuestiones del plan de estudios, los estudiantes aceptan a los maestros muchísimo mejor en tanto que la moral del aula mejora (Larkin, 1975; Bossert, 1979).

Como indicamos en el capítulo V, la calidad de la relación personal-usuarios (es decir, la confianza) es afectada también por los mecanismos de control que emplea la organización, especialmente si son mecanismos abiertos de control-persuasión, promesas y amenazas. Los clientes pueden entrar a la organización llevando consigo una actitud positiva, neutral o adversa hacia ella. La interacción entre las orientaciones iniciales a los clientes y los mecanismos abiertos de control que experimentan influirán en sus niveles posteriores de confianza. Salta a la vista que las relaciones de confianza no se pueden establecer mediante amenazas; requieren promesas y persuasión. En principio, el paso o movimiento de la coerción a la persuasión aumenta la confianza (Gamson, 1968). Sin embargo, el impacto relativo de estos mecanismos depende de la orientación inicial del cliente, como se indica en el cuadro VII.2.

CUADRO VII.2. *Efectos de la orientación inicial del usuario y de los medios de control de la organización sobre la confianza del mismo*

Orientación inicial del usuario	*Medios de control de la organización*		
	Persuasión	Promesas	Amenazas
Positiva	M	−	−
Neutra	+	M	−
Adversa	+	+	M

M = Nivel actual de confianza mantenido.
\+ = Nivel de confianza aumentado.
− = Nivel de confianza disminuido.

Cuando la correspondencia entre la orientación inicial del usuario y los medios de control de la organización sigue la línea diagonal, el nivel inicial de confianza permanecerá inalterado. Es decir, cuando la orientación inicial del usuario es positiva y el medio de control de la organización es la persuasión, la confianza inicial del usuario no cambiará. Del mismo modo, cuando la orientación inicial es adversa y la organización se atiene a amenazas, la desconfianza inicial del usuario no cambiará. La interacción entre las dos dimensiones abajo de la diagonal *aumentará* la confianza del usuario;

concretamente, cuando éste entra en la organización con una orientación adversa o neutra y la organización responde con persuasión, aumentará la confianza del usuario. Por el contrario, la interacción entre las dos dimensiones arriba de la diagonal *reducirá* la confianza en la organización.

Carreras diferenciales de los usuarios

Los procesos por medio de los cuales la gente se vincula a organizaciones al servicio del hombre, por los que se vuelve usuario del servicio y establece relaciones con su personal generan una consecuencia no buscada de desigualdades en la distribución de los servicios, que se manifiestan en los caminos diferentes que las varias clases de usuarios tienen en el seno de estas organizaciones. La diferenciación de usuarios por cantidad y calidad de los servicios que obtienen no produce por fuerza desigualdades si la distribución se basa en criterios de necesidad universalmente aceptables. Como dice Lipsky (1980), un sistema apropiado para diferenciar a los clientes podría ser el *triage* o clasificación. Se refiere a un esquema médico en situación de campo de batalla en que a los soldados heridos se les clasifica en tres categorías: 1) heridos mortalmente, con poca esperanza de recuperación; 2) heridos graves pero que se pueden salvar si reciben atención inmediata; y 3) heridos levemente, que no necesitan atención inmediata. Teóricamente, este esquema aplicado a todos los servicios al hombre podría rendir óptimos frutos aun contando con recursos limitados; y sin la menor duda se practica, aunque imperfectamente, en muchas partes.

Sin embargo, como ha mostrado el análisis anterior, otras fuerzas intervienen en la determinación de los canales de los clientes o usuarios, los cuales pueden mitigar o deformar con facilidad el propósito del *triage*. Concretamente, podemos identificar tres grupos de estas fuerzas interrelacionadas: 1) relaciones de poder-dependencia entre los usuarios y la organización, 2) el contexto cultural y normativo de la organización y de su personal, y 3) las necesidades políticas y económicas de la organización y de su personal.

La dinámica de las relaciones de poder-dependencia entre la organización y sus usuarios son tales que los que cuentan con recursos codiciados por la organización negocian con ella respuestas favorables independientemente de su necesidad. Esto se manifiesta de diferentes maneras. Primeramente, como señalamos antes, los clientes poderosos tienen más elección y control sobre las organizaciones con quienes quieren tratar. Pueden absorber de inmediato los costos de indagación y obtener los servicios de organizaciones de las que se piensa que proporcionan servicios de alta calidad. El resultado es que clientes de posición elevada tienen mayores probabilidades de interactuar con organizaciones al servicio del hombre caracterizadas por un alto grado de profesionalización y experiencia, por una relación favorable de recursos por usuario, y de confianza y relaciones humanas entre el personal y los usuarios. Por el contrario, los clientes de baja posición social interactuarán con organizaciones de servicios que puntúan muy pobremente en estas dimensiones. Esto se observa con toda claridad en la elección de escuelas marcadamente diferentes y también en las instalaciones de atención médica y de agencias de servicio social en cuanto a su atención a clientes de posición alta y baja. Por ejemplo, de todas las personas que en 1971 requirieron hospitalización psiquiátrica, 36% de blancos fueron admitidos en instalaciones psiquiátricas privadas de atención interna en comparación con 11% de no blancos (Gruber, 1980: 65). Del mismo modo, a las personas de posición socioeconómica inferior se les admite con más frecuencia en instituciones psiquiátricas públicas, no privadas; esta disparidad se ha ido desdibujando en los últimos diez años (Rosen, 1977).

Segundo, como ya vimos, inclusive dentro de la misma organización, los clientes de posición más elevada pueden valerse de sus recursos y de su poder para obtener servicios mejores por medio de sistemas diferenciales de seguimiento: alojamientos privados en vez de salas generales, y médicos especializados en vez de residentes o internos en hospitales (Duff y Hollingshead, 1968); tratamientos académicos en vez de vocacionales en escuelas públicas (Schafer y Olexa, 1971); y asesoría legal y trato mejor en sus comparecencias en tribunales (Lizotte, 1978).

La organización no puede aislarse completamente de las normas y valores prevalecientes que sostienen y justifican pautas actuales de desigualdad social. Ni tampoco puede aislarse de prejuicios y de actitudes discriminatorias hacia ciertos grupos sociales. De hecho, estos valores y actitudes encuentran su expresión en la forma en que el personal edifica los caracteres morales de los usuarios. Por consiguiente, los usuarios provenientes de clases bajas y de minorías étnicas y raciales y de otros grupos sociales subvaluados, enfrentan un riesgo mayor de ser adscritos como de poco valor social, lo cual, a su vez, limita su acceso a servicios importantes. Por ejemplo, los jóvenes provenientes de grupos minoritarios tendrán más probabilidades de ser enviados a instituciones correccionales que los anglosajones, cuando se trate de determinar la gravedad de sus transgresiones (Arnold, 1971). Los servicios psiquiátricos a pacientes externos se inclinarán a ver a las mujeres negras como no aptas para un amplio tratamiento de psicoterapia, y las asignarán, por consiguiente, a secciones de intervención breve (Krebs, 1971). Los prejuicios raciales y de clase frecuentemente forman parte del juicio profesional de los prestadores de servicios. En un experimento sobre juicios clínicos, Fischer y Miller (1973) hallaron que en casos hipotéticos en que únicamente se cambiaron las características raciales y de clase social, los juicios clínicos del personal fueron afectados considerablemente. A los pacientes de clase baja se les juzgó más adversamente, y se les tuvo por menos atractivos y también con capacidad menor de mejoramiento.

Además, en muchos casos, a las organizaciones al servicio del hombre se les encarga sostener valores y normas que de modo diferencial adscriben valor social a diversos grupos sociales. Un departamento de asistencia social muy probablemente negará servicios a personas necesitadas, pero sin ningún impedimento físico, por considerarlas "pobres no admisibles". En este mismo orden de ideas, cuando la organización busca mejorar o proteger sus recursos económicos, es probable que dé referencia a clientes cuyos atributos realcen su posición económica, digamos dando preferencia a ciegos jóvenes en lugar de a ciegos de edad (Scott, 1967*a*). Cuando los recursos empiezan a encogerse y la organización se ve obligada a recortar servicios, tal vez lo haga no basándose en la necesidad sino en el poder político de sus clientes y en los recursos fiscales que se pueden movilizar para darles servicio.

Aunque la efectividad de las tecnologías de servicio se basa en el manejo diferencial de usuarios, los esfuerzos de la organización para mostrar éxito y para sostener ideologías de práctica pueden crear desigualdades. Como ya señalamos, el paciente ideal a los ojos de la mayoría de los psicoterapeutas es joven, atractivo, verbal, inteligente y de éxito y se le conoce por el acrónimo de YAVIS: *youthful* [juvenil], atractivo, verbal, inteligente, *successful* [de éxito] (Schofield, 1964). Un estudio reciente de Link y Milcarek (1980) sobre aplicación de terapias individuales y de grupo en hospitales del estado de Nueva York, halló que después de recibir el diagnóstico psiquiátrico, los más jóvenes, los más capaces, los más comunicativos y los más motivados recibieron más atención terapéutica. Vimos ya que los funcionarios escolares se valen del argumento *triage,* que consiste en adscribir recursos limitados a aquellos que tienen la mayor posibilidad de éxito académico para justificar su elección. Sin embargo, los criterios usados para elegir estudiantes, como son habilidad, esfuerzo y logro, son de validez y confiabilidad dudosas, pero perfectamente justificados por las ideologías de los maestros (Rosenbaum, 1976). Una vez que los estudiantes son colocados en una senda vocacional, su nivel general de desempeño declina persistentemente aun cuando se controle su habilidad, en tanto que la habilidad académica crece. Esto sugiere que los prejuicios iniciales en cuanto a asignación pueden ser reforzados mediante conductas y actitudes de los maestros hacia los estudiantes (Schafer y Olexa, 1971). Las consecuencias diferenciales de las carreras de los estudiantes reafirman lógicamente las ideologías de los maestros.

Las condiciones de trabajo en la organización también tienen una cierta influencia. A los clientes se les puede diferenciar con base en la facilidad o dificultad de su manejo, dando preferencia a los primeros sobre los segundos. Por ejemplo, los encargados de sala de hospital tienden a agrupar a sus pacientes a lo largo de un *continuum* que abarca desde "incapacidad para ver por sí mismos" hasta "habilidad para ayudar en el trabajo de la sala". Esto lo hacen por dos razones. "Primero, mientras mejor sea la condición del paciente menor será el trabajo y las intervenciones del personal. Segundo, los ayudantes no solamente quieren reducir su propio trabajo sino que, si es posible, hacer que los pacientes sean más útiles" (Strauss y otros, 1964: 122). Del mismo modo, Lorber (1975) halló que los pacientes que no adoptaban un papel sumiso, que tenían quejas y exigencias tenían más probabilidades de ser clasificados como pacientes-problema, situación que podría llevar a descuidarlos, rechazarlos o inclusive sacarlos de la institución.

De este análisis no debe concluirse que sean inevitables las desigualdades en la adscripción de servicios en el seno de las organizaciones al servicio del hombre. En varios sectores de los servicios, tales como atención médica, la desigualdad probablemente ha declinado en los últimos diez años, debido a programas como Medicare y Medicaid. Más bien se sugiere que a menos que se controlen y se frenen de un modo sistemático, las condiciones reinantes dentro y fuera de las organizaciones al servicio del hombre tienden a hacerlas vulnerables y susceptibles de desigualdades en la prestación y adscripción de servicios. En último análisis, esta vulnerabilidad existe porque las organizaciones al servicio del hombre son parte integrante del sistema de estratificación social general, por lo cual no sólo reflejan sino que también contribuyen a su permanencia.

Conclusión

Una característica básica de las relaciones usuario-organización es la ventaja de poder que la organización tiene sobre el cliente. Esta pauta es inevitable cuando los individuos delegan la responsabilidad de atención de sus necesidades a entidades corporativas (es decir, a organizaciones), razón por la cual acaban dependiendo de ellas (Coleman, 1973). Por consiguiente, los usuarios de organizaciones al servicio del hombre se encuentran en una posición de desventaja y dependen en gran medida de los valores, normas y políticas de la organización en cuanto a su protección.

De aquí no debe concluirse que debido a que los usuarios dependen muchísimo de las organizaciones al servicio del hombre, sus necesidades no serán atendidas o que serán condicionadas a los intereses de la organización. La mayoría de los estudios, aunque metodológicamente no sean muy satisfactorios, sugieren que los receptores de servicios al hombre están satisfechos en general con la forma en que se les trata (Nelson, 1981; Katz y otros, 1975). Esto es resultado principalmente del hecho de que poderosos mecamismos de control internos y externos limitan el ejercicio del poder por parte de estas instituciones. En verdad, la protección de la asistencia social y del bienestar de los usuarios depende hoy en día de la efectividad de estos mecanismos de control. Con todo, irónicamente, la eficacia de estos controles está determinada en gran medida por la habilidad y el poder de los usuarios y de sus defensores para movilizarlos y hacerlos cumplir.

La pérdida del poder del usuario ante las organizaciones al servicio del hombre no está distribuida de manera uniforme; más bien refleja el sistema general de estratificación social. Los usuarios de elevada posición pueden movilizar más poder y usarlo con más efectividad en sus relaciones con organizaciones al servicio del hombre. Esto significa que las relaciones usuario-organización son afectadas por diferencias de posición, y que las organizaciones al servicio del hombre tienden a tratar mejor a usuarios de posición elevada.

VIII. VALORACIÓN DEL DESEMPEÑO DE LA ORGANIZACIÓN

TODAS las organizaciones, y las de servicios humanos no son excepción, son valoradas con frecuencia por su medio de trabajo y por diversos grupos internos. Los resultados afectan la supervivencia a largo plazo de la organización de dos modos principales: primero, un flujo constante de recursos y de legitimación acompaña a una evaluación favorable de quienes los controlan. Las fuentes de legitimación y de otros recursos seguirán invirtiendo en la organización mientras pueda demostrar que su desempeño es congruente con sus intereses. Segundo, el poder de los grupos clave en la organización, por ejemplo, el de la coalición dominante, depende también de una valoración favorable del desempeño de la organización. Como vimos en el capítulo VI, la fuente de este poder descansa en la habilidad de estos grupos de demostrar que pueden habérselas eficazmente con los principales problemas que enfrenta la organización. Por lo tanto, la viabilidad política y económica de la organización, tanto externa como interna, es afectada en gran medida por mediciones de su efectividad y eficiencia.

Tratándose de servicios para el hombre, la valoración del desempeño sondea las siguientes cuestiones (Rossi, 1978): 1) ¿la organización está llegando a su población blanco?; 2) ¿está proporcionando los servicios que debe?; 3) ¿los servicios son eficaces?; 4) ¿se están proporcionando eficientemente? Obviamente, la forma y capacidad de responder a estas preguntas varía muchísimo entre las organizaciones al servicio del hombre. Sin embargo, todas deben ocuparse de ellas de un modo o de otro pues de otra suerte pondrían en peligro su viabilidad. Ciertamente, en los últimos años, con la escalada de costos de los servicios humanos, estas organizaciones se han visto presionadas más y más en cuanto a demostrar su efectividad y su eficiencia y en cuanto a responder por sus actividades. Ha surgido toda una industria "de evaluación de programas", sostenida en gran medida por organismos gubernamentales, que se dedican a valorar los servicios al hombre. La mayor parte de los programas costeados por fondos públicos deben ser hoy día evaluados en cuanto a sus servicios como prerequisitos para seguir recibiendo apoyo.

Paradójicamente este enorme aumento en los esfuerzos por valorar el desempeño de estas organizaciones ha dado pábulo a la condena cada vez mayor de parte del público por no haber podido demostrar su efectividad y eficiencia. Citemos a Rossi (1978: 236): "la mayoría de los programas, al ser evaluados adecuadamente, resultan ser ineficaces o a lo más se ve que cumplen marginalmente sus metas". Varios factores relacionados con el proceso de evaluación propiamente dicho contribuyen a estos resultados tan desalentadores. En primer lugar, los objetivos del servicio para el hombre son múltiples y complejos y por ello no es posible condensarlos en criterios simples de desempeño. Segundo, la indeterminación de las tecnologías de servicio impide una medición exacta. Tercero, es muy difícil aislar los efectos de los servicios sobre los usuarios respecto a factores externos. Cuarto, los efectos de los servicios sobre los usuarios no son fácilmente cuantificables. Finalmente, los resultados de la valoración rara vez son inequívocos, por cuya razón están expuestos a interpretaciones en conflicto.

Por consiguiente, puede afirmarse que las organizaciones al servicio del hombre encuentran problemas en la evaluación de su efectividad y eficiencia que no se encuentran en otros tipos de organizaciones. De este tema nos ocuparemos en este capítulo.

DEFINICIONES DE EFECTIVIDAD Y EFICIENCIA DE LAS ORGANIZACIONES

A pesar de la popularidad de los preceptos de efectividad y eficiencia en teorías de organización y administración, no hay consenso sobre su significado, menos aún sobre su medición (Steers, 1975; Campbell, 1977). Varios factores explican la ambigüedad de estos conceptos. En primer lugar, las organizaciones tienen sus propios conceptos de lo que es efectividad y eficiencia, los que pueden cambiar a lo largo del tiempo. Segundo, aun teniendo conceptos comparables, casi siempre se miden de manera diferente respecto a cada organización. Tercero, las organizaciones emplean medidas múltiples y les atribuyen pesos diferenciales. Cuarto, el análisis de unidades con frecuencia se refiere no sólo a subunidades sino también a la organización considerada como un todo. Para el investigador interesado en el estudio comparativo de las organizaciones, esta situación es exasperante por la sencilla razón de que tanto el significado como la medición de los conceptos carecen de convergencia.

Basándonos en un modelo racional podemos afirmar que la *efectividad* de una organización se refiere al grado en que logra sus metas (Campbell, 1977). Por ejemplo, si suponemos que la meta de los programas correccionales es reducir en el futuro la conducta delictiva, entonces la efectividad podrá medirse mediante índices de reincidencia. Así también, si las metas de las escuelas son mejorar la lectura, la escritura y la aritmética, entonces su efectividad se podrá medir por la mejoría que tengan las puntuaciones de logro de los estudiantes. La *eficiencia,* en este contexto, se refiere a la relación de los resultados (es decir, logro de metas) con los medios empleados (es decir, costos, esfuerzos). En el caso de programas correccionales, podremos calcular los costos de logro de cada programa en cuanto a lograr una cierta reducción en el índice de reincidencia. Con frecuencia a eso se le llama *análisis de costo-efectividad* (Gray y otros, 1978).

El modelo racional reconoce que la organización puede tener metas múltiples, pero en la medida en que se puedan definir y graduar explícitamente, la definición y la medición de la efectividad y de la eficiencia deja de ser ambigua. Ciertamente, un buen número de evaluaciones de programa adoptan este modelo. El primer paso en la evaluación de un programa consiste en definir sus metas y objetivos. Citemos a Rossi, Freeman y Wright (1979: 63):

> ...[la] primera tarea del evaluador es establecer enunciados claros y congruentes de metas por medio de consultas con planeadores, administradores de proyectos y fijadores de normas de política. Acentúa la tesis de que a menos que se aclaren perfectamente las metas y que se operacionalicen los objetivos, es poco probable que se lleve a cabo una evaluación adecuada.

Las objeciones al modelo racional son bien conocidas (cfr. capítulo II) particularmente, la discrepancia entre metas oficiales y operativas, la multiplicidad e inestabilidad de las metas y el conflicto y falta del consenso sobre ellas (véase también el capítulo IV). Deutscher (1976) afirma que, como resultado, la evaluación del programa cae en una "trampa de metas". Dice: "es un mal evaluador el que quiere estudiar un programa en términos de las metas que propuso para obtener fondos. Una evaluación así no mostrará resultados pero sí desvinculará a todas las partes participantes" (p. 252). Hannan y Freeman (1977*b*) concluyen que debido a las dificultades que presenta definir y medir metas organizacionales, el concepto de efectividad no es útil al estudio general de las organizaciones, si bien admiten que es importante para los administradores.

Para vencer las dificultades del modelo racional, los teóricos organizacionales han propuesto que el concepto sea visto desde una *perspectiva de sistemas* (por ejemplo Yuchtman y Seashore, 1967). Desde esta perspectiva, todas las actividades organizacionales son vistas como encauzadas a la sobrevivencia y al crecimiento. Consiguientemente, a la efectividad se la define como "la aptitud de la organización en términos absolutos o relativos, para explotar su medio con el fin de adquirir recursos escasos y valiosos" (Yuchtman y Seashore, 1967: 898). Esta definición entraña que a las organizaciones se las compare en términos de su capacidad relativa para movilizar recursos, y que aquellas que tienen una capacidad mayor sean las más efectivas. Una perspectiva de sistemas requiere que nos centremos en identificar aquellos procesos y actividades organizacionales que contribuyen directamente a su sobrevivencia, a su crecimiento y a mejorar su posición de negociación en el medio. Seashore y Yuchtman (1967), en su estudio de las agencias de seguros, enuncian factores tales como volumen de negocios, costos de producción, productividad de miembros nuevos, juventud de los miembros, variedad de actividades, crecimiento del número de empleados, importancia de la administración, costos de mantenimiento, productividad por miembros, y penetración del mercado. Estos factores se vuelven, de hecho, factores de operacionalización y medición de la efectividad de las organizaciones. Otros investigadores, usando la misma perspectiva, emplean criterios tales como adaptabilidad-flexibilidad, productividad, satisfacción, rendimientos, adquisición de recursos, ausencia de pensiones, etcétera (Steers, 1975). Así, aplicados a hospitales, los criterios de efectividad incluyen factores tales como calidad de la atención de pacientes, satisfacción del personal, disponibilidad de recursos y ubicación de los mismos, grado de coordinación interna, integración social-normativa, tensión organizacional y resolución de conflictos, y adaptación a la comunidad (Georgopoulos y Matejko, 1967). Se dice que los hospitales que recibieron puntuaciones favorables conforme a estos criterios fueron efectivos.

No es posible negar las dificultades de un enfoque así. Primero, prácticamente toda la actividad organizacional puede servir como criterio de efectividad. Por consiguiente, nada tiene de extraño que Campbell (1977) identifique treinta de estos factores que fluctúan entre productividad, capacitación y énfasis en el desarrollo. Segundo, los supuestos normativos deben hacerse tomando en consideración la dirección deseable de estas actividades: ¿un alto grado de satisfacción del personal representa en verdad efectividad? Tercero, como dice Hall (1977), la capacidad de la organización para sobrevivir, crecer y adquirir recursos está relacionada con sus resultados, concretamente, con sus metas. Tratándose de hospitales, la calidad de atención a los pacientes es sin la menor duda cuando menos tan importante como cualquier otro factor para su sobrevivencia.

Una perspectiva de economía política

Tal vez sea preferible contemplar la efectividad organizacional desde una *perspectiva de economía política.* Lo anterior se basa en el supuesto de que la capacidad de la organización para adquirir recursos depende de que puntúe bien los criterios de evaluación usados por quienes controlan su acceso a estos recursos. La efectividad organizacional se define según esto desde la perspectiva de los prestadores de recursos a la organización. Mientras mayor sea la capacidad de la organización para satisfacer sus criterios de evaluación, mayor será su efectividad. Por ejemplo, cuando el financiamiento de fondos a un departamento de asistencia social depende de su habilidad para reducir su índice de errores al procesar solicitantes, entonces su efectividad se define y se mide conforme a esa base. Del mismo modo, cuando la habilidad de los departamentos académicos para conseguir recursos ante los administradores de la universidad depende de la fama y de la productividad de la investigación de su profesorado, esta última se vuelve medida de su efectividad.

Desde esta perspectiva, la efectividad sigue estando vinculada a la adquisición de recursos. Un estudio comparativo de organizaciones medirá la efectividad relativa con base en la capacidad de cada organización para adquirir recursos a lo largo de un cierto lapso (por ejemplo, ingresos totales por cliente en los últimos cinco años). Sin embargo, si queremos entender las dinámicas mediante las cuales cada organización afecta su propia efectividad, o cómo influye en ella el medio ambiente, debemos explorar la definición y medición del concepto en el *contexto político y económico* de la organización. Desde el elevado punto de vista de la organización, la definición de efectividad que tiene significado respecto a su proceso de toma de decisiones es aquella que está determinada por sus patrocinadores de recursos. Por consiguiente, la organización puede perfectamente adoptar criterios múltiples y a menudo en conflicto para satisfacer a sus diversos patrocinadores de recursos. Más todavía, estos criterios pueden cambiar con el tiempo según cambien las necesidades de recursos de la organización, o según se alteren las condiciones del medio ambiente. Debemos destacar que los miembros de la organización han de participar activamente en conformar los criterios de efectividad al mismo tiempo que negocian con los diferentes prestadores de recursos. Más adelante nos ocuparemos de los detalles de esas negociaciones. En este contexto, la eficiencia se refiere a los costos de la organización en su empeño por satisfacer estos criterios.

Tipos de valoración

Si los criterios de efectividad son determinados políticamente, de ahí se sigue que algunos criterios tendrán más importancia que otros para la organización. Dos factores determinarán la importancia relativa de cada criterio: 1) el poder relativo de quienes lo sostienen, y 2) el grado de su observabilidad o medición. Para que un criterio revista importancia, debe ser apoyado por los patrocinadores de recursos clave. Se trata de una condición necesaria pero no suficiente. Si un criterio no puede ser observado o medido, no puede ser puesto en vigor. Por ejemplo, todos los patrocinadores de recursos de un hospital mental aceptarán con toda probabilidad que la calidad de la atención a los pacientes es un criterio primordial de efectividad. Pero como no puede ser explicado y especificado en términos no ambiguos y mucho menos medido confiablemente, este criterio pierde su valor. Las unidades del hospital pueden aducir y justificar una variedad de actividades afirmando que mejoran la calidad de la atención a los pacientes.

Esos dos factores determinarán el tipo de valoración que haga una organización. Cuando el poder de estos patrocinadores está concentrado, o cuando hay consenso entre ellos, cristalizarán los criterios de efectividad. Pero cuando su poder es difuso o cuando no logran consenso, los propios criterios serán difusos. En uno u otro caso, la observabilidad de los criterios puede variar de lo muy alto a lo muy bajo. La clasificación cruzada de estas dos dimensiones genera cuatro tipos principales de valoraciones, según se ve en el cuadro VIII.1 (una tipología similar se encontrará en Thompson, 1967: 86).

Ya nos hemos ocupado de la explicación racional y de los tipos de valoración de sistemas. El tipo racional se puede encontrar en organizaciones en que son impuestos criterios muy observables o aceptados por los más poderosos prestadores de recursos. Por ejemplo, la administración central de una universidad tal vez determine que la efectividad de su oficina de admisiones se puede valorar por las puntuaciones de prueba y los promedios de puntos de los estudiantes admitidos. La efectividad de un hospital mental se podrá evaluar por parte de sus principales patrocinadores de fondos, con base en el índice de pacientes dados de alta durante un lapso especificado después de la admisión, siempre y cuando se queden en la comunidad durante un cierto lapso mínimo (Ullman, 1967). En este mismo orden de ideas, otro criterio clave de efectividad empleado por los patrocinadores de fondos a programas de rehabilitación vocacional ha sido el índice de usuarios colocados en el mercado de trabajo cuando menos por un lapso especificado.

CUADRO VIII.1. *Una tipología de pautas de valoración*

Criterios de evaluación	*Observabilidad de los criterios*	
	altos	*bajos*
Cristalizados	Racionales	Satisfactorios
Difusos	Sistemas	Simbólicos

Cuando los criterios impuestos o aceptados por los patrocinadores principales no pueden ser observados o medidos con facilidad, entonces surgirá una pauta *satisfactoria* (Thompson, 1967). Es decir, aceptarán medidas indirectas o aproximadas. Por ejemplo, como la calidad de la atención no puede ser medida de un modo explícito, los índices de mortalidad o de mortandad, de restablecimiento del funcionamiento o la amplitud del tratamiento pueden servir como medidas de aproximación (Donabedian, 1966). Un comité de educación que quiera "educación de calidad" tal vez se atenga a puntuaciones de logro obtenidas mediante tesis, a número de graduados que entran a la universidad y a testimonios firmados por padres y maestros.

Cuando los prestadores de recursos buscan criterios observables pero no se pueden poner de acuerdo sobre su importancia relativa, surgirá una pauta de *sistemas*: Varios componentes y con frecuencia dispares, así como actividades de la organización, importantes a los diversos patrocinadores, serán valorados simultáneamente. Esto se puede observar, por ejemplo, en la valoración de servicios de empleo que deben considerar a muchos grupos de ciudadanos. Por una parte, estas agencias son valuadas conforme a su productividad, es decir, por el número de clientes colocados por miembros del personal. Por otra parte, son también valoradas por el número de individuos en desventaja que han atendido y colocado. Además, son valuadas por los tipos de trabajos cubiertos, por los sueldos percibidos y por la duración del empleo de los clientes. Es evidente que algunas de estas medidas pueden ser incompatibles con otras. El mejoramiento en la productividad podría chocar con la prestación de servicios a los en desventaja. Ocuparse exclusivamente de aquellos puestos que proporcionan trabajos mejores y sueldos más altos puede afectar adversamente la productividad o la habilidad para servir a los en desventaja.

Finalmente, cuando la organización enfrenta criterios de evaluación competitivos, que no pueden ser medidos u observados con facilidad, optará por la evaluación simbólica. Escogerá símbolos que retraten a la organización del mejor modo posible ante los diversos patrocinadores de recursos. Aunque estos símbolos tal vez sólo tengan una relación tangencial con las actividades y el desempeño reales en la organización, evocarán ciertas imágenes. Dicho en otras palabras, la organización adoptará una miríada de medidas extrínsecas relacionadas con varios componentes y actividades, pero que revelan poco sobre lo que en verdad está haciendo o logrando. Como observaré más adelante, las agencias de salud mental de la comunidad producen informes voluminosos sobre las características sociodemográficas de sus pacientes, de sus gastos por cliente, del contacto de su personal con los usuarios, de sus pautas de uso de diversos servicios, de puntuaciones por satisfacción de usuarios, y de varios testimonios del personal sobre sus programas. La verdad es que todo esto dice poco sobre la calidad de los servicios proporcionados, sobre su efectividad relativa o sobre su aplicabilidad. La evaluación por símbolos tiene lugar también cuando las medidas de eficiencia, tales como costos por cliente u horas de contacto toman el lugar de las medidas de efectividad.

Dilemas de valoración en servicios humanos

No debe sorprender a los lectores que las organizaciones al servicio del hombre tiendan a emplear pautas de valoración simbólicas o por satisfacción. La letanía de dificultades en la valoración de los servicios al hombre, que es un tópico favorito en la literatura sobre evaluación de programas, hace constar el predominio de estas pautas. Factores tanto estructurales como metodológicos contribuyen a este estado de cosas.

Nay y colaboradores (1976), después de revisar estudios de evaluación de programas sociales llegaron a la conclusión de que las dificultades de su valoración se derivan de tres atributos clave:

> [1] el programa carece de objetivos específicos, mensurables relacionados con metas de programa; [2] el programa carece de supuestos plausibles y probables que vinculen actividades de programa con el logro de metas de programa; o [3] los administradores no tienen motivación, habilidad o autoridad para administrar [p. 98].

Gran parte de nuestro estudio sobre las características estructurales de las organizaciones al servicio del hombre confirman, sin la menor duda, su conclusión. Vamos a reiterarlas brevemente: primero, las organizaciones al servicio del hombre se topan con valores e intereses competidores a los cuales deben avenirse, de lo que resultan metas ambiguas y conflictivas. Inclusive cuando la coalición dominante logra cristalizar algunos intereses, éstos no se mantienen estables a lo largo del tiempo debido al influjo de un segundo factor —el medio turbulento. Es decir, las organizaciones al servicio del hombre experimentan cambios frecuentes en condiciones ambientales, tanto políticas como económicas que exigen ajustes en el programa. Como dicen

Weiss y Rein (1970), los programas sociales no pueden controlar las situaciones en que operan. Tercero, las tecnologías de servicio tienden a ser indeterminadas y no pueden proporcionar información satisfactoria sobre relaciones causa-efecto. Cuarto, el acoplamiento holgado de la estructura interna de los servicios humanos desdibuja y oscurece las aportaciones de diversas unidades al desempeño total de la organización.

Trabajar con gentes es causa también de problemas metodológicos en cuanto a desarrollar criterios válidos y confiables de valoración (Campbell, 1969). Primeramente, las interrelaciones complejas y a menudo desconocidas entre atributos humanos dificultan aislar y medir a quienes están sujetos a intervención y cambio. Segundo, factores extraños ajenos a los servicios influyen sobre los usuarios y pueden explicar resultados de los servicios. Más todavía, a lo largo del tiempo la gente madura, de lo cual resultan cambios que no se pueden explicar por medio de los servicios. Tercero, rara vez una organización puede controlar la entrada y salida de sus usuarios, como consecuencia de ello se presentan prejuicios que afectan los resultados. Lerman (1968), descubrió que el éxito muy celebrado de un programa de tratamiento para delincuentes juveniles se disipó cuando los sujetos que no terminaron el programa fueron incluidos en la evaluación. Debido a que la efectividad de la tecnología del servicio depende en gran medida de los atributos de los usuarios, los que entran y los que salen tienen un impacto arrollador sobre los resultados. Además, las condiciones de los clientes a la entrada afectan también muy espectacularmente los resultados. Por último, los mismos instrumentos que se usan para medir el impacto de un programa introducen prejuicios. La gente reacciona a esos instrumentos de modo tal que ponen en tela de juicio su confiabilidad. Esto no significa que sostengamos que no es posible superar estos problemas metodológicos, pero debemos admitir que tal cosa exigirá costos elevados que los servicios al hombre no pueden absorber.

Desplazamiento de criterios de evaluación

Una consecuencia de estas dificultades estructurales y metodológicas es el fenómeno frecuentemente observado del desplazamiento de la organización de los criterios de evaluación. Criterios mensurables de eficiencia y otros testimonios de desempeño toman el lugar de criterios de efectividad (Thompson, 1967). Esta pauta ya la observamos en el estudio sobre el monitoreo del desempeño del personal (véase el capítulo VI). Es decir, la organización sigue un curso doble: primero, busca criterios mensurables, típicamente de eficiencia e independientes de su importancia hacia la efectividad. En segundo lugar, se atiene a los testimonios de varios clientes, del personal y de peritos externos cuyas impresiones constituyen la evaluación de la efectividad de la organización. Estas pautas se observan, por ejemplo, en el sistema de evaluación establecido para valorar centros de salud mental de la comunidad. El sistema tiene dos componentes: el primero consiste en una serie de trece indicadores de desempeño como son: índices "significativos" de admisión de minorías, índices de admisión de menos de dieciocho o más de sesenta y cinco años, de pagos de honorarios-por-servicio como porcentaje de las percepciones totales, de cobros como porcentaje del monto facturado a gastos totales por hora de atención por paciente y a horas de atención por paciente cara-a-cara como porcentaje del total de horas de atención a pacientes (NIMH, 1980). El segundo componente incluye visitas *in situ* por grupos de expertos que examinan informes descriptivos de los diversos programas del centro, que realizan entrevistas con el personal, que examinan expedientes de casos considerados como muestra, y que observan las diversas operaciones. Estas fuentes de información sirven luego como base de puntuaciones de desempeño y efectividad del centro (Secretaría de Salud, Educación y Bienestar de Estados Unidos, 1977). Pautas similares se pueden observar en otros servicios humanos; por ejemplo, a los departamentos se les suele evaluar con base en el número de doctorados que otorgan; el tiempo que necesitan los estudiantes para obtener el grado; su éxito en cuanto a conseguir empleo; y el número de publicaciones que edita el profesorado, su reputación y testimonios de los pares.

Un resultado crítico de este desplazamiento es la tendencia de la organización a dar materialidad a estas medidas como indicadores ciertos de efectividad. La organización adscribe sus recursos y concentra sus esfuerzos para puntuar bien conforme a estos criterios. El centro de salud mental querrá impulsar la admisión de usuarios "deseables", reducir costos de servicios y aumentar horas de contacto cara-a-cara. El departamento académico se esforzará por conseguir profesorado de prestigio, publicaciones remuneradoras y por terminar a más corto plazo la capacitación de los estudiantes. Si bien en varios casos este desplazamiento puede beneficiar de hecho a los usuarios (por ejemplo, haciendo que el programa sea más accesible a las minorías étnicas), en muchos otros casos los resultados pueden ser fatales. Las escuelas que dan importancia capital al ingreso en universidades como medida de efectividad, muy probablemente descuidarán a estudiantes situados en actividades no académicas. Agencias de servicio social que destacan la productividad y eficiencia pueden muy bien aceptar la baja calidad de los servicios o integrar a usuarios difíciles de "tranquilizar".

POLÍTICAS DE EVALUACIÓN

Si la valoración de una organización por los patrocinadores de sus recursos clave afecta significativamente su sobrevivencia futura y su crecimiento, en tal caso, la definición y medición de su efectividad y eficiencia se convierten en materia de polémica política (Cohen, 1972; Weiss, 1975). Grupos de interés, externos e internos, se esfuerzan por influir en la valoración de la organización de tal modo que las adscripciones resultantes de recursos apuntalen sus respectivos intereses. Es decir, la estrategia política de cada grupo de interés consiste en identificar aquellas actividades y desempeños de la organización que apuntalan sus intereses, que requieren la evaluación de estas actividades y desempeños y que vinculan el resultado deseado de la evaluación con la habilidad de la organización para alcanzar y adscribir recursos. Por ejemplo, los grupos de interés que se pronuncian en favor de la ayuda a minorías oprimidas tratan de obligar a la organización a adoptar criterios de valoración que miden servicios a estas minorías, y vinculan los resultados de estas mediciones con la aptitud de la organización para obtener fondos en el futuro. En general, los grupos de interés tratan de influir sobre los componentes siguientes del proceso de valoración: la determinación de criterios de valoración, la selección de población de usuarios que deben ser valorados, la determinación de instrumentos y procedimientos de medición, y la interpretación de los resultados.

Determinación de criterios de valoración

Los patrocinadores de recursos procuran definir sus criterios de valoración con el fin de *controlar* las actividades críticas de la organización de modo tal que estas actividades se avengan a sus intereses. Cuando los fondos federales de asistencia pública son contingentes o dependen de la evaluación del índice de error en el procesamiento de solicitantes, los patrocinadores de fondos evidentemente tratan de inducir a la agencia a defender la norma de merecimiento tal como *ellos* la definen. En contraste, los defensores de los derechos a la asistencia social, que buscan sustituir la norma de merecimiento por una norma de derecho, tratan de obligar a la agencia a adoptar criterios diferentes de efectividad, tales como justicia e índices de rechazo más bajo, mediante instancias ante los tribunales. Igualmente, grupos de defensa del consumidor buscan obligar a las organizaciones al servicio del hombre a incluir en sus criterios de evaluación indicadores de satisfacción de los clientes. Los conflictos, negociaciones y avenencias que son propias de las negociaciones políticas entre estos grupos generan criterios de valoración que reflejan el poder relativo y la influencia de cada uno. Por consiguiente, las organizaciones al servicio del hombre encuentran en su camino criterios múltiples y en conflicto, algunos de los cuales tienen por fin apaciguar a grupos adversos. La coalición dominante trata también de influir sobre estos criterios para apuntalar su posición y reforzar sus intereses. Moviliza los recursos de sus miembros constitutivos y participa activamente en la liza política. Finalmente, los grupos internos tratan de influir sobre estos criterios para desafiar a la coalición dominante y ganar concesiones. Por ejemplo, estudiantes y profesores que creen que la calidad de la enseñanza es tan importante como la investigación y las publicaciones de los profesores, pueden buscar que se adopten como criterios de valoración las puntuaciones de los estudiantes sobre la instrucción que da el profesorado. Igualmente, el personal de atención en los hospitales se esforzará por incluir criterios específicos sobre la calidad de la atención de enfermería con el fin de destacar la importancia que para el hospital tiene su personal.

Estas pugnas sobre criterios de valoración se ejemplifican perfectamente en la evaluación del programa Head Start (Williams y Evans, 1969). La idea de Head Start se originó con la tesis de que la capacitación en la primera niñez podría impulsar significativamente el posterior desarrollo cognoscitivo y afectivo. El programa, una vez puesto en marcha, se popularizó rápida y ampliamente y se convirtió en un adorno del programa de la todavía no muy madura Oficina de Oportunidades Económicas. La evaluación del programa, que se encomendó a la Westinghouse Learning Corporation concluyó, sin embargo, que el programa no producía ningún adelanto cognoscitivo o afectivo que persistiera en los primeros años de la escuela elemental. Haciendo a un lado cuestiones metodológicas, lo cierto es que la controversia que rodeó a estos hallazgos se centró en el hecho de que la evaluación no sirvió para valorar otras metas del programa no enunciadas en su concepción original, tales como salud, nutrición y participación en la comunidad. Los que quisieron eliminar o recortar el programa se valieron de criterios de desarrollo cognoscitivo y afectivo; y aquellos que quisieron mantenerlo esgrimieron otros criterios.

Selección de la población de usuarios

¿Qué porción de la población usuaria que va a valorarse tendrá efectos obvios en los resultados de cualquier evaluación? En general, las organizaciones buscan centrarse en aquellos usuarios que pueden generar resultados favorables sobre los criterios dominantes de valoración. Por ejemplo, como ya mencionamos antes, cuando un programa de tratamiento de delincuentes juveniles trata de mostrar su eficacia, muy "convenientemente" excluirá de la evaluación a quienes no hayan terminado el programa (Lerman, 1968).

El fenómeno de "descremar" —escoger aquellos usuarios que más se presten a mejoría— está relacionado claramente con el deseo de una organización de demostrar su efectividad. Tal cosa se observa, por ejemplo, en la selección de pacientes para psicoterapia, o en el rastreo de estudiantes que entran a cursos académicos y vocacionales (véase el capítulo VII). Así también, los departamentos de policía, cuando se sienten obligados a mostrar su efectividad medida por delitos aclarados mediante arrestos, tienden a centrar su atención en delitos cometidos en lugares públicos, tales como el ejercicio de la prostitución, el juego y la apuesta, el tráfico de narcóticos, y luego hacen gran alharaca en cuanto al encauzamiento exitoso de delitos violentos, digamos homicidios, aun cuando representen una porción muy pequeña de los delitos que han llegado a su conocimiento (Reiss y Bordua, 1967). Del mismo modo, para demostrar su costo-efectividad, la organización debe centrarse en aquellos clientes que necesitan menos recursos, como es el caso de los programas de capacitación de potencial humano. Por otra parte, los censores de alguna organización buscan una definición de la población de usuarios que deje al descubierto su vulnerabilidad. Por ejemplo, por el hecho de pedir que una organización indique el alcance de sus servicios a minorías oprimidas, esperan lograr que la organización no se desentienda de ellos. En pocas palabras, la selección de la población-usuario que debe valorarse se convierte en decisión política, debido a lo cual diversos grupos de interés tratan de influir en las pautas de prestación de servicios de la organización.

Determinación de instrumentos y procedimientos de medición

La selección de métodos e instrumentos usados para valorar a una organización es también motivada políticamente. Las fuentes y el contenido de la información empleada para evaluar a una organización afectan sus puntuaciones en cuanto a criterios de valoración. En términos generales, las organizaciones al servicio del hombre prefieren atenerse a sus propios archivos como fuentes de organización porque pueden controlar el contenido. Debido a su sistema de archivo, una organización puede escoger el tipo y contenido de información de sus diversas actividades. En ese sentido, el archivo no es un instrumento neutro. Los hechos que contiene están determinados organizacionalmente porque están conformados por el acoplamiento de su información, su procesamiento y su interpretación (Zimmerman, 1986*b*; Wilensky, 1967). En mi estudio sobre servicios de colocación de empleos (1975), mostré, por ejemplo, que el personal no había registrado alguna información crítica de antecedentes de empleo de algunos solicitantes porque tal cosa complicaría sus decisiones de colocación. Por otra parte, tendieron a exagerar los elementos adversos de los solicitantes para justificar sus decisiones. En términos similares, McLeary (1977) observó la forma en que los funcionarios encargados de la libertad bajo palabra manipulan los archivos con objeto de satisfacer las expectativas de la organización. En otras palabras, los archivos pueden proporcionar la *justificación* de medidas tomadas por diversos miembros de una organización.

Cuando los criterios de efectividad no son fácilmente observables, las organizaciones al servicio del hombre prefieren atenerse a los juicios de su propio personal y no ven con buenos ojos las valoraciones independientes. En particular, las organizaciones dominadas por los profesionales insisten en el derecho a la autoevaluación o a la evaluación por sus colegas. Estas tácticas son ejemplificadas mediante diversas escalas y protocolos de puntuación, por medio de las cuales el personal puede registrar el proceso de sus clientes. Como en el caso de los archivos, una organización puede controlar los valores de estas puntuaciones. Esto no quiere decir que el personal deforme deliberadamente sus juicios; más bien entraña que los escantillones que se usan y la información acopiada e interpretada están determinados organizacionalmente, y por tanto, son parciales, predispuestos. Por ejemplo, un instrumento de puntuación muy usado en los centros de salud mental de la comunidad es la Escala de Consecución y Logro de Metas (Goal Attainment Scaling), por medio de la cual el personal estimó los progresos reales y calculados de los pacientes hacia la consecución de metas de tratamiento previamente convenidas. (Kiresuk y Lund, 1978). Con todo, un examen cuidadoso indica que tanto la validez como la confiabilidad del instrumento son de ponerse en duda porque pueden ser afectadas por prejuicios organizacionales e individuales (Cytrynbaum y otros, 1979). Objeciones similares se pueden plantear sobre la eficacia de procedimientos populares de evaluación de los pares, tales como Organizaciones Profesionales de Normas de Valoración (Professional Standards Review Organization (PSRO), o la valoración de la calidad (por ejemplo, Morehead, 1976). Aunque estos procedimientos pueden detectar fuertes violaciones de los estándares profesionales, su efectividad en cuanto a realzar la calidad de la atención es muy dudosa, exactamente por razón de sus características de autoevaluación, de autovigilancia.

De un modo más general, la producción de datos con propósitos de valoración está preñada también de prejuicios inherentes porque se la usa para medir desempeño. Cochran (1978) ha identificado cuatro fuentes de corrupción de datos, a saber: 1) los datos adquieren aura de autenticidad, a pesar de ser falsos; 2) un volumen mayor de datos se producirá cuando se trate de servicios sujetos a revisión, lo cual les dará apariencia de ser más importantes; 3) cuando se establecen normas mínimas o máximas de desempeño, suelen invertirse en la realidad; y 4) cuando se establece una norma cuantificable, satisfacerla se convierte en su propio fin.

Interpretación de resultados

Finalmente, la valoración de resultados rara vez se puede interpretar inequívocamente, puesto que están sujetos a influencias políticas en competencia. La imagen de si el vaso está medio lleno o medio vacío epitomiza esta cuestión. Quienes deseen mantener el *statu quo* destacarán lo positivo; quienes traten de desacreditar a la organización apuntarán hacia los resultados negativos. Neubeck y Roach (1981) hacen ver que los resultados muy ambiguos de diversos experimentos de mantenimiento del ingreso, particularmente sus efectos sobre empeños de trabajo y sobre disolución marital, fueron aprovechados por opositores para apuntalar su propia posición. Afirman:

> Es probable que las élites políticas consideren significativos y útiles aquellos resultados de la investigación que encajan en sus predisposiciones ideológicas formadas con anterioridad y se desentiendan o pongan en tela de juicio las que se oponen a ellos [p. 315].

Esto mismo es aplicable al nivel organizacional, ejemplificado por el caso práctico de una innovación educacional bien conocida (Levine y Levine, 1977). Más o menos al finalizar el siglo, la población de Gary, en el estado de Indiana, se había hecho famosa por tener uno de los sistemas escolares más eficaces y eficientes de los Estados Unidos. El sistema Gary, creado por William Wirt, se ganó el reconocimiento nacional e internacional, y fue adoptado por muchos distritos escolares. "La fama de Gary descansaba en su combinación eficiente de 'trabajo, estudio y juego'. A los niños se les dividió en 'pelotones', y se les alternó conforme a un programa que destacaba la educación vocacional, física y expresiva, así como los temas escolares usuales", (p. 517). Tiempo después, en 1913, grupos prominentes de la ciudad de Nueva York rogaron al alcalde recién electo introducir el sistema Gary en las escuelas de la población, que estaban cargadas de deudas, y apiñadas. Sin embargo, se opusieron a la innovación el superintendente escolar y algunos miembros del comité de educación. Al superintendente adjunto se le envió a Gary para evaluar el sistema; se escribió un informe altamente detallado que fue atacado con vehemencia por Wirt y sus partidarios. A final de cuentas, el plan se puso en marcha en varias escuelas y luego fue evaluado por el departamento de investigación del distrito. Los resultados mostraron que las puntuaciones de logro de los estudiantes de estas escuelas eran inferiores a las de los estudiantes de las escuelas tradicionales. Nuevamente, la evaluación fue puesta en duda tanto por la prensa como por las publicaciones profesionales, y el plan siguió contando con el apoyo del alcalde. Uno de los principales defensores del plan auspició un nuevo estudio de las escuelas Gary y al mismo tiempo se pronunció en favor de su propio plan educacional. Los resultados de este segundo estudio resultaron también negativos, y fueron publicados justamente antes de la elección del alcalde en cuya campaña el plan figuró prominentemente. Muy poco después de la elección, el nuevo alcalde, que en la campaña se opuso al plan, empezó a desmantelarlo.

Es obvio que en general, las organizaciones al servicio del hombre se desentienden de muchos datos sobre el desempeño (Weiss, 1981). En primer lugar, ideologías y valores dominantes tienden a descartar información amenazadora o adversa. En segundo lugar, como veremos en el capítulo IX, las organizaciones enfrentan presiones formidables cuando tratan de cambiar. Por tanto, quienes toman decisiones en ellas tienden a restar importancia a datos de desempeño que amenazan el *statu quo*. Tercero, dadas las características de los servicios humanos, en particular la ambigüedad de las relaciones de causa-efecto, la información tal vez no indique soluciones eficaces. Finalmente, la utilidad de la información será juzgada, como indicamos antes, conforme a criterios y términos políticos. Será descartada aquella información que no tenga valor político.

Además, con frecuencia los datos de desempeño sobre la responsabilidad de una organización, quedan en nada. Los usuarios carecen de influencia política para lograr destacar sus criterios ante la organización; y, a su vez, la organización carece del saber o de la capacidad para alterar su sistema de prestación de servicios y responder así a datos de desempeño. Con frecuencia las organizaciones encuentran que es mucho más expedito adscribir varios beneficios de los usuarios, a pautas ya existentes.

Las organizaciones responden a datos de desempeño únicamente cuando éstos han cobrado importancia suficiente para abrirse paso por entre las barreras que hemos descrito. Lo anterior ocurrirá muy probablemente cuando las consecuencias de una valoración de desempeño amenacen la sobrevivencia y el crecimiento de una organización.

Conclusión

Debido a que las organizaciones al servicio del hombre se atienen principalmente a pautas de valoración simbólicas y de satisfacción, carecen de una retroalimentación fiel y sensitiva sobre sus modos de operación. La retroalimentación de información, particularmente la de tipo negativo, permite a una organización corregir sus deficiencias operacionales y por esta razón le es vital para su supervivencia. Como Miller (1955) ha propuesto: "Cuando se descontinúa un sistema adverso de retroalimentación, se desvanece su estado de firmeza, y al mismo tiempo su límite desaparece y termina el sistema" (p. 529). Esto significa que un sistema de valoración de validez y confiabilidad dudosas, como es el caso de muchos servicios al hombre, disminuye la capacidad de la organización para cambiar y adaptarse.

Las organizaciones al servicio del hombre enfrentan problemas particularmente agudos cuando encuentran un medio crecientemente turbulento cuyas instituciones políticas exigen mayor responsabilidad y efectividad. Por reconocer que los criterios de efectividad y eficiencia son determinados políticamente, dan forma a sus sistemas de valoración para que respondan de conformidad a quienes tienen el poder, pero en el proceso enfrentan el peligro de quedar cautivas de ellos. Un sistema de valoración no es un simple instrumento que sirva para apaciguar a grupos de interés poderosos. Puede servir también como instrumento para movilizar poderío por medio de la organización que lo controla y usa. Un enfoque multifacético o de valoración de sistemas que sea atractivo a muchos grupos puede ensanchar potencialmente la base de apoyo político de la organización. En otras palabras, la autonomía de una organización descansa en su aptitud para adoptar una posición activa en la formulación de sus criterios de evaluación.

En último análisis, los servicios al hombre se encuentran atrapados en un dilema dialéctico al definir sus sistemas de valoración. Por una parte, la búsqueda de medidas válidas y confiables probablemente dejará al descubierto sus debilidades y vulnerabilidades. Por otra, sólo por medio de tales medidas puede proporcionar a final de cuentas servicios efectivos a sus usuarios.

IX. PROCESO DE CAMBIO EN LAS ORGANIZACIONES AL SERVICIO DEL HOMBRE

PARA acrecentar su responsividad hacia los usuarios la organización debe tener la capacidad suficiente para cambiar tanto sus programas como su estructura. Las organizaciones al servicio del hombre han sido censuradas una y otra vez por su aparente incapacidad de cambiar. Por ejemplo, en el decenio de 1960 se presentaron varias innovaciones tendientes a proporcionar buena instrucción a los pobres. Sin embargo, cuando volvió la calma, el resultado fue, según Janowitz (1969), "muchísima información y poquísimos cambios".

La mayoría de las escuelas, después de experimentar varias innovaciones, acabaron descartando la mayoría de ellas y regresaron "al trabajo como siempre". Los esfuerzos por reformar la asistencia pública tuvieron un destino similar. Al revisar estos esfuerzos Street, Martin y Gordon (1979: 117-118), llegaron a la conclusión de que "tras una década de esfuerzos para lograr un cambio básico, no se llegó a nada, y los principios fundamentales de operación de la asistencia pública cambiaron poquísimo, incluso a pesar de las actividades del periodo de la guerra contra la pobreza". Afirmaciones similares se han hecho sobre hospitales mentales y programas correccionales.

Han sido sugeridos varios factores que inhiben el cambio en los servicios al hombre. En primer lugar, al igual que las burocracias públicas, las organizaciones al servicio del hombre están controladas por grupos de interés poderosos que buscan mantener el *statu quo*. Segundo, dado que los usuarios están tan indefensos, es muy probable que no se tomen en cuenta sus necesidades e intereses, lo que significa que no se estimulará el cambio. Tercero, la estructura burocrática de estas organizaciones es rígida e inflexible lo cual hace que el cambio resulte muy costoso. Cuarto, los profesionistas y burócratas que trabajan en estas organizaciones buscan promover sus propios intereses y resisten cualquier cambio que afecte su posición relativa.

A pesar de todos estos razonamientos, hay otras evidencias que sugieren que las organizaciones al servicio del hombre son capaces de cambiar y que de hecho cambian. Ohlin y colaboradores (1977), demuestran con documentos, profundas reformas en las escuelas correccionales de Massachusetts. Zald (1970*b*) rastrea los cambios radicales habidos en la YMCA en cuanto a sus servicios y programas, en tanto que Milio (1971) ha estudiado una nueva forma de proporcionar atención de la salud por parte de centros de atención del vecindario. Salta, pues, a la vista que las organizaciones al servicio del hombre pueden cambiar.

Este capítulo examina las dinámicas de cambio de las organizaciones al servicio del hombre, muy en particular las condiciones que inhiben el cambio y las fuerzas que promueven la innovación.

INNOVACIÓN Y CAMBIOS EN LAS ORGANIZACIONES

Se ha definido a la *innovación* organizacional como "cualquier idea, práctica o artefacto material que es visto como nuevo por la unidad apropiada de adopción" (Zaltman, Duncan y Holbek, 1971: 10). Esta definición es muy amplia y abarca nuevas ideas y prácticas relacionadas con el producto, la tecnología, la estructura y las relaciones interpersonales de la organización. El acento recae en la novedad *vista por la organización*, aunque es muy probable que la idea en sí haya existido en otra forma y que haya sido conocida por otras organizaciones. Este punto lo subrayan muy en particular Downs y Mohr (1979: 385), que definen la innovación como "la presteza o amplitud de uso de una organización determinada respecto a una idea nueva, en la cual 'nuevo' significa que sea únicamente a la gente adoptante, y no necesariamente para el mundo en general". Sin embargo, yo prefiero un concepto más limitado. Aquí la innovación es definida como la adopción de un servicio, producto o tecnología que la organización ve como nuevo (Hage, 1980). Limitando de este modo la definición de innovación podremos evitar la confusión entre innovación y otros cambios que pueden presentarse en una organización, en particular los relacionados con la estructura interna.

En contraste con la innovación, el *cambio* organizacional se refiere a alteraciones en la ubicación de recursos, en la distribución del poder y en la estructura interna de una organización. Por ejemplo, una redirección en la misión de una organización que entraña cambios en la distribución de recursos de un conjunto de actividades a otro, o el ascenso al poder de grupos hasta ese momento sin influencia, son cambios organizacionales. Así, al establecimiento de un nuevo programa que requiere inversión de recursos y reestructuración interna de la división del trabajo lo llamaremos cambio organizacional. Nótese que la sucesión ejecutiva puede no significar cambio a menos que entrañe recomposición significativa de la coalición dominante, que refleje cambios en la distribución del poder. El cambio organizacional se refiere a la transformación de la política interna y la economía de la organización, en tanto que la innovación se limita a alteraciones en el producto y componentes tecnológicos de la economía interna.

Los *atributos* de una innovación son variables importantes que ayudan a explicar respuestas organizacionales a ella. Zaltman, Duncan y Holbek (1971), revisaron gran parte de la literatura sobre los atributos de la innovación e identificaron dimensiones tales como costos, rendimientos de inversión, eficiencia, riesgo e incertidumbre, comunicabilidad, compatibilidad, complejidad, ventaja relativa percibida, impacto sobre relaciones interpersonales, etcétera. Sin embargo, como Downs y Mohr (1979) señalan, esta lista puede acrecentarse infinitamente. El caso es que los diversos atributos de una innovación se pueden reducir a una cuestión básica: los costos y los beneficios, tanto políticos como económicos, que una organización espera lograr por medio de una innovación. Como veremos después, este cálculo es la determinante clave en la adopción de una innovación.

Desde esta perspectiva, la innovación se vuelve *radical* cuando su implantación requiere cambios en las adscripciones de recursos, en la distribución del poder y en la estructura interna de la organización. Por ejemplo, cuando una agencia de servicios a la familia adopta una nueva tecnología de tratamiento basada en modificación de la conducta, resultado de una declinación significativa de los trabajadores capacitados psicoanalíticamente, cambios en la distribución de recursos para apoyar la tecnología nueva, así como alteraciones en la división interna del trabajo, habrá ocurrido una innovación radical y, por lo tanto, un cambio organizacional.

En este contexto es importante distinguir entre *cambio simbólico* y *cambio real*. Cuando una organización reorganiza su estructura interna —altera posiciones, establece nuevos canales de comunicación y coordinación, crea nuevos agrupamientos de unidades de trabajo— pero no reubica recursos y poder, habrá sufrido únicamente un cambio simbólico. Es decir, esta reorganización afectará el modo de trabajar, pero no su contenido e importancia. Por ejemplo, cuando una agencia agrupa trabajadores en equipos pero sin alterar las relaciones de poder entre sus miembros, no habrá sufrido un cambio real. Del mismo modo, cuando una agencia amalgama servicios en una división para promover su coordinación, pero no altera significativamente las pautas de supervisión de autoridad, habrá sufrido solamente un cambio simbólico. Con frecuencia estas tácticas las usa el liderazgo ejecutivo para producir una aura de cambio y de responsividad a presiones del personal de línea o de clientes, pero no habrá afectado las relaciones de poder existentes.

El "ajuste" organizacional deberá distinguirse del cambio organizacional. El ajuste se refiere a un conjunto de procesos cuyo fin es preservar la homeostasis de la organización, equilibrando las relaciones entre la entrada de usuarios y servicios, su transformación interna y las salidas de una organización. Por ejemplo, un aumento en el número de solicitantes que buscan servicios, aumenta la presión sobre una organización. A fin de conservar su estructura y su forma básica de operación deberá recurrir a listas de espera o bien reducir el tiempo destinado a cada usuario. Tal vez necesite contratar personal adicional. Estos procesos no alteran la economía ni la política internas, más bien constituyen ajustes a situaciones en el flujo de recursos, en las operaciones de tecnología de servicios y en la disposición de resultados. Por supuesto, si estas situaciones resultan una amenaza grave que no se pueda resolver mediante ajustes, se producirá un ímpetu para innovar pautas de servicios o realizar cambios internos.

Fuentes de estabilidad y de cambio

La tendencia general de las organizaciones —y las dedicadas al servicio del hombre no son excepción— es hacia la estabilidad y el mantenimiento del *statu quo*. Kaufman (1971:39-40) lo ha dicho sucintamente:

> Así pues, un conjunto de fuerzas tienden a mantener a las organizaciones haciendo aquellas cosas que han hecho en el pasado reciente, y haciéndolas del modo en que las han venido haciendo. Los beneficios de la estabilidad generalmente reconocidos y la oposición al cambio basados ambos en cálculos sobre las ventajas existentes, sobre protección de calidad y costos de modificación, proporcionan un fundamento firme para enfrentar todos los esfuerzos tendientes a dar nueva forma a las organizaciones o a alterar su conducta... Es tan formidable el poderío del conjunto de fuerzas que mantienen a las organizaciones en sus sendas familiares que causa sorpresa que uno u otro cambio se las arregle para salir airoso de semejantes pruebas.

¿Cuáles son algunas de las fuerzas externas e internas que causan estabilidad e inercia?:

Ubicaciones en una red

Para asegurar la legitimación de sus dominios y la fluidez constante de recursos, las organizaciones al servicio del hombre crean un "nicho" para ellas, en el medio circundante. Tal cosa la logran estableciendo relaciones de intercambio con diversos elementos clave en su medio de trabajo, como lo vimos en el capítulo III. La predecibilidad y estabilidad del flujo de estos recursos hacia una organización dependen de que se establezcan y mantengan relaciones mutuamente aceptables y deseables con estos elementos. Es decir, es ventajoso para la organización tener relaciones estables, firmes y predecibles con sus patrocinadores clave de legitimación y recursos. Por consiguiente, la organización negocia relaciones de intercambio que se basan en entendimientos y acuerdos que son benéficos a ambas partes y al mismo tiempo evita actos que los pueden poner en peligro. Por ejemplo, un centro de salud mental de la comunidad puede establecer relaciones contractuales formales e informales con el departamento de salud mental del Estado, que es quien proporciona el grueso de los fondos de sus servicios; con el gobierno municipal, que es quien le proporciona legitimación política; con el hospital estatal regional del cual recibe pacientes; con diversas agencias locales que proporcionan servicios complementarios a sus usuarios; y con el establecimiento psiquiátrico local que proporciona consulta y legitimación profesional. Con el fin de estabilizar estas relaciones la agencia establece diversos acuerdos y entendimientos con cada uno de estos elementos, los cuales se reflejan en su modo de operación. Por ejemplo, para obtener legitimación profesional de parte del establecimiento psiquiátrico, la agencia deberá contratar psiquiatras para que ocupen las posiciones dominantes y adoptar una tecnología psicoanalítica de tratamiento. Para facilitar su relación con la agencia estatal y con el hospital regional estatal, el centro habrá de crear un programa importante de atención posterior. Resulta benéfico para la agencia continuar sus modos de operación ya establecidos y no violentar estas relaciones y arriesgarse a perder su apoyo.

Además, algunos miembros de la red interorganizacional pueden usar sus propios recursos y amenazar e inclusive castigar a una organización por querer alterar sus programas de un modo que enfrente sus propios intereses. Warren, Rose y Bergunder (1974), descubrieron que cuando las agencias Model Cities trataron de establecer programas que iban contra los intereses de los elementos clave de su medio, por ejemplo el comité de la escuela pública, el departamento de salud, la agencia de renovación urbana y la agencia de planeación de salud mental, éstos usaron su poderío y sus recursos para amenazar y a fin de cuentas retirar su apoyo a las agencias Model Cities. Del mismo modo, las escuelas públicas encuentran que es más ventajoso mantener el *statu quo* porque tienen miedo de provocar la ira de los grupos políticos dominantes en la comunidad (Rogers, 1969).

Falta de recursos y costos enterrados

Invariablemente, una innovación significa costos para una organización. Entre éstos figurarán los costos de compra de equipo y de adquisición de experiencia y de personal; el costo de hacer a un lado formas de servicios; costos administrativos adicionales; la inversión de tiempo y mano de obra en la implantación; y los costos normales de mantenimiento de la innovación. Costos similares están relacionados con el cambio organizacional. Por consiguiente, la renuencia de las organizaciones a innovar y a cambiar gira alrededor de limitaciones en los recursos (Kaufman, 1971). Lo anterior se evidencia con particularidad en los servicios para el hombre. En primer lugar, dado que la mayor parte de las organizaciones al servicio del hombre carecen de la capacidad para generar utilidades, constantemente buscan fuentes de financiamiento y subvenciones para cubrir los costos siempre crecientes de sus servicios, que por lo general están por arriba de sus recursos disponibles. Esto es particularmente cierto en aquellas agencias que sirven a los pobres. La consecuencia es que son renuentes a introducir innovaciones y cambios que tal vez resulten costosos. Segundo, los recursos destinados a estas organizaciones llegan acompañados de muchísimas restricciones y regulaciones en cuanto a su uso, lo cual limita considerablemente la autonomía fiscal de las organizaciones, las cuales deben cruzar un difícil proceso para superar las limitaciones que acompañan a las innovaciones.

Inclusive cuando una organización no experimenta graves limitaciones de recursos, tal vez opte por mantener el *statu quo* debido a los costos enterrados asociados con sus programas existentes. Los *costos enterrados* son inversiones de recursos que no se pueden recuperar con facilidad ni usar con otros propósitos. Por ejemplo, un programa correccional que ha invertido en una gran instalación y en un personal de custodia numeroso hallará que es difícil cambiar a un programa basado en la comunidad, porque no puede deshacerse con facilidad de sus instalaciones ni recapacitar o despedir al personal de custodia. Ambos representan costos enterrados para la organización. Desde hace mucho se ha reconocido la influencia adversa de los costos enterrados en la innovación. Scull (1977: 125) cita la *Edinburgh Review* de 1870 en relación con lo difícil que resulta cerrar manicomios: "El enorme capital enterrado en los costosos palacios de los locos se está convirtiendo en un impedimento cada vez mayor. Tanto dinero enterrado produce conservadurismo en sus constructores... que consiguientemente se oponen al cambio".

Los costos enterrados se manifiestan en las tecnologías de servicio de las organizaciones, en particular, en la organización técnica y en la pericia del personal. Mientras más elevado sea el nivel de especialización y mientras más estrecha sea la pericia técnica del personal, más elevados serán los costos enterrados debido a la dificultad mayor que significa recapacitar a este personal para que pueda hacerse cargo de otras actividades. Concomitantemente, un alto grado de especialización tiende a generar una división del trabajo compleja y rígida que en sí contribuye a los costos enterrados. Nada tiene de extraño, pues, que muchas innovaciones fallen porque la organización no puede alterar su personal para adaptarlo a nuevas funciones, y mucho menos vencer su resistencia al cambio.

Es interesante observar que el plan de reforma correccional juvenil de Massachusetts procuró, inicialmente, convertir las escuelas existentes de capacitación en comunidades terapéuticas y recapacitar a su personal de custodia. Cuando estos esfuerzos para reducir costos enterrados fallaron, los reformadores reconocieron que la única alternativa que les quedaba era cerrar totalmente las escuelas (Ohlin y otros, 1977). Igualmente, el cierre de hospitales mentales estatales empieza típicamete con aquellas instituciones que se han deteriorado a tal grado que la renovación significaría costos elevadísimos (Scull, 1977; Segal y Aviram, 1978). Estas instalaciones representan costos enterrados más bajos que aquellas que se encuentran en buen estado. Ciertamente, una estrategia importante para reducir costos enterrados consiste en dejar que las instalaciones y el equipo se deterioren y en permitir que el personal se vaya o se jubile sin reemplazarlo antes de embarcarse en una innovación.

Esto significa que mientras más grande sea el monto de los costos enterrados asociados con programas y servicios, mayor será el incentivo para mantener la estabilidad. Por el contrario, cuando los recursos se pueden cambiar con facilidad de una meta a otra, mayor será la apertura, la inclinación de una organización a la innovación y al cambio.

Ideologías organizacionales

Se ha destacado una y otra vez la importancia de las ideologías en cuanto a dar forma al carácter de las organizaciones al servicio del hombre. A su vez, estas ideologías sirven como fuente poderosa de estabilidad organizacional. Las ideologías proporcionan una base normativa para justificar y racionalizar prácticas de prestación de servicios, lo que a su vez significa dar credibilidad a los intereses de la coalición dominante. Además, proporcionan coherencia a las tecnologías de servicio y son una guía valiosísima para los practicantes en cuanto a escoger cursos de acción; esto reduce la incertidumbre. Como tales, las ideologías sirven de filtros por medio de los cuales los acontecimientos e información que podrían amenazar la estabilidad de una organización son desechados o son interpretados de modo tal que justifiquen las modalidades de servicio existentes.

Además, las ideologías permiten a los miembros de una organización justificar incongruencias y discrepancias en sus pautas de práctica y minimizar las brechas entre lo que procesan y lo que hacen en la realidad. Por consiguiente, las presiones para cambiar provenientes de estas contradicciones se reducen considerablemente. Esto se ve a la perfección en el estudio de Scott (1967*b*), sobre talleres de trabajo protegidos para los ciegos. Haciendo a un lado su misión original de integrar a los ciegos en el mercado de trabajo regular, debido a la necesidad de preservar la viabilidad económica de los talleres de trabajo, los administradores crearon una ideología que apoyó la opinión de que los ciegos estarían mejor en un ambiente de trabajo protegido. Además, los administradores arguyeron que los sentimientos de las personas con vista hacia los ciegos presentaban barreras insuperables a su integración a la industria comercial. Como dice Scott, "estos sentimientos servían para minimizar las tensiones que acompañan a las discrepancias entre metas oficiales y de operación" (p. 173), a lo cual yo podría agregar que reducían la presión hacia el cambio.

En este mismo orden de ideas, ideologías tenazmente sostenidas por los practicantes en el seno de una organización representan un grave obstáculo a la innovación y al cambio. Como hemos observado ya, las características automaterializadoras de estas ideologías refuerzan la adhesión de los practicantes a las prácticas que justifican, lo cual afecta adversamente la consideración de tecnologías de servicio alternas. Por ejemplo, en un caso práctico de innovación clínica en el campo de la salud mental, Graziano (1929) observó que el personal profesional de una clínica para niños autísticos estaba totalmente entregado a "los métodos verdaderos y comprobados de psicoanálisis" y que rechazaba con vehemencia cualesquiera ideas que significaran experimentar con una tecnología de tratamiento basada en principios de modificación de la conducta.

Equilibrios de poder internos

Como vimos en el capítulo VI, las organizaciones evolucionan a lo largo del tiempo y crean una estructura que refleja las relaciones de poder entre sus grupos internos. Estas relaciones de poder acaban siendo equilibradas en el sentido de que cada grupo obtiene ventajas relacionadas con su poder relativo. Mediante el sistema de premios que existe en la organización se mantiene un equilibrio. El cambio organizacional, tal como lo he definido, invariablemente amenaza a este equilibrio. En la medida en que diversos grupos están relativamente satisfechos con el sistema de premios existente tendrán pocos incentivos para pronunciarse en favor de cambios organizacionales. En particular, para la coalición dominante, los acuerdos estructurales internos mantienen y refuerzan su posición de poder; esto significa que sus miembros están motivados para preservarlos. McCleery (1966), en su estudio sobre la reforma carcelaria, comprobó con documentos que la coalición dominante compuesta por el celador, su suplente y el capitán sénior de la fuerza de la guardia establecían una estructura interna merced a la cual monopolizaban todos los canales de comunicación y obligaban a los líderes del sistema de internos a mantener su control sobre los prisioneros. Los esfuerzos tendientes a reformar la prisión elevando para ello la importancia del tratamiento y de las aptitudes de trabajo fueron recibidos con una resistencia tozuda proveniente de la "vieja guardia"; el grupo dominante manipuló deliberadamente al sistema de los internos, de lo cual resultó una erupción de violencia que le permitió reconquistar su monopolio. A mayor longevidad de la coalición dominante, más firme la motivación de sus miembros para mantener la estabilidad interna. No es de sorprender, por consiguiente, que el cambio organizacional sea estimulado por el surgimiento de un liderazgo ejecutivo nuevo que no representa a la vieja guardia (Carlson, 1961).

Por el hecho de reconocer que el cambio probablemente trastocará el equilibrio de poder en una organización, individuos y grupos acaban preocupándose por las consecuencias impredecibles e inciertas de alianzas y coaliciones cambiantes, y concretamente por su incapacidad para controlar las consecuencias finales de estos procesos. Por lo tanto, es muy probable que se inclinen a sostener el *statu quo*, a no ser que prevean ventajas visibles en el cambio o la innovación propuestos. En general, a los miembros del personal les interesan más las pérdidas potenciales que pueda traer la innovación o el cambio que las ventajas potenciales, debido principalmente a que las primeras son más visibles que las últimas. Por ejemplo, los costos de introducir un sistema computarizado de información sobre clientes en una agencia son mucho más obvios al personal, en términos de pérdida de autonomía, de monitoreo creciente y de amenazas a la confidencialidad, que las ventajas potenciales en cuanto a eficiencia (Albrecht, 1979).

Aunque las organizaciones al servicio del hombre no se prestan al cambio, no siempre se pueden aislar de las fuerzas y condiciones que minan su estabilidad y que las inducen a alterar programas y servicios. Debido al grado de dependencia generalmente elevado de las organizaciones al servicio del hombre en relación con sus medios de trabajo, sus fuentes primarias de cambio emanan de su economía y de su situación política externa (por ejemplo, Zald, 1970*b*; Ohlin y otros, 1977; Baldridge y Burnham, 1975). En particular, estas fuerzas incluyen alteraciones en sentimientos políticos, en normas legislativas y gubernamentales, en pautas de financiamiento, en características y necesidades de los clientes y en tecnologías de servicio.

Cambios en los sentimientos políticos

Debido a que las actividades centrales de las organizaciones al servicio del hombre expresan los sistemas morales y de valores de los grupos de interés dominantes que controlan el flujo del poder y la legitimación, estas organizaciones son particularmente sensibles a los cambios que se presenten en los modos de ver las cosas. Los cambios en la composición de los grupos de interés o en sus normas y valores desestabilizarán la legitimación de la organización y alentarán medidas correctivas.

A los servicios para el hombre los afectan, y no poco, los "empresarios morales" que se empeñan en sostener o en transformar ciertos valores morales. Por ejemplo, el movimiento de fines del siglo XIX encauzado a ayudar a los niños, cuyos miembros incluyeron al Jane Addams y Julia Lathrop, fue responsable en gran medida del establecimiento de los tribunales para menores. Como dice Platt (1969), este movimiento fue activado no solamente por intereses humanitarios en los niños, sino también por el deseo de sostener y proteger valores anglosajones de clase media que ponían en entredicho las oleadas de inmigrantes de clases bajas. El resultado fue que los nuevos tribunales juveniles se fundaron en la doctrina *parens patriae*, que atribuía al Estado la responsabilidad general de los niños que se suponía carecían de controles paternos efectivos. Esto significó que los tribunales pudieran ejercer muy amplia discreción sobre estos niños y que tuvieran muy pocas restricciones legales. En los años 1960, con el surgimiento del movimiento de derechos civiles y el nuevo estilo de vida de la juventud, surgió un movimiento en favor de "los derechos de los niños"; este movimiento se compuso casi exclusivamente de peritos en leyes, abogados del interés público y científicos sociales que no estaban muy de acuerdo con el sistema de justicia juvenil. Se pronunciaron en favor de más restricciones legales y de más acento a las normas procesales en los tribunales para menores. Esto se ejemplifica en la decisión de la Suprema Corte pronunciada en 1967 en *In re Gault*.

Los años 1970 fueron testigos de nuevos cambios en el sentir del público sobre delincuentes juveniles. El miedo a los delitos violentos y la desilusión de la rehabilitación trajeron consigo la percepción de que se necesitaban el castigo y la aplicación de la justicia retributiva. Varios estados modificaron sus legislaciones para exigir el pronunciamiento de una sentencia mandatoria para ciertos delitos. Los críticos tanto conservadores como radicales de los tribunales para menores, han pedido su desaparición. Bajo tales presiones, los tribunales para menores en varios estados han acabado pareciéndose a los tribunales penales para adultos (Rubin, 1979).

Pautas similares se pueden encontrar en terrenos tales como la adopción, en la que actitudes cambiantes hacia los hijos ilegítimos y hacia el aborto han reducido considerablemente el número de niños susceptibles de adopción; en el terreno de la violencia doméstica, en donde el movimiento en favor de los derechos de las mujeres ha alterado considerablemente los enfoques de las agencias de los servicios sociales; y en la educación de los incapacitados en cuanto a su desarrollo, terreno en el cual a estos niños se les inserta en la "corriente principal" y se les pone en aulas ordinarias, todo lo cual ocurre merced a los esfuerzos de asociaciones de padres. En estos y en otros campos, los grupos de interés surgen y movilizan recursos suficientes como para poner en jaque a la organización y disputar su legitimidad, a menos que acepte y adopte algunos de sus más caros valores. Al mismo tiempo, los grupos de interés existentes en los cuales confía la organización, en cuanto a lograr apoyo social, pueden perder parte de su predominio político, o bien adoptar los nuevos valores para retener su posición política dominante. Más todavía, este espíritu empresarial moral a menudo desemboca en nuevas medidas legislativas y en políticas gubernamentales que, por sí mismas, proporcionan un ímpetu vigoroso al cambio.

Cambios en las políticas legislativas y gubernamentales

La mayoría de las organizaciones al servicio del hombre están controladas o auxiliadas públicamente, y son particularmente sensibles a medidas y cambios legislativos en políticas gubernamentales sobre su dominio y mandato, aun cuando no vayan acompañados por presiones económicas. Por ejemplo, varios estados han promulgado leyes que requieren que los distritos escolares encaucen a niños en desventaja en la corriente principal de aulas regulares. La Ley de Educación Especial General de Massachusetts (Massachusetts Comprehensive Special Education Law), aprobada en 1972, responsabilizó a los distritos escolares locales de la instrucción de todas las personas en desventaja, de tres a veintiún años, independientemente de la naturaleza y severidad de su afección, y exigió la mayor integración posible de estos niños en las aulas regulares. El cumplimiento de esta ley obligó a las escuelas públicas a introducir cambios profundos en sus programas (Weatherley y Lipsky, 1977). Así también, varios estados han promulgado leyes que prohíben a los tribunales para menores detener a los transgresores o enviarlos a instituciones, lo cual ha obligado a los tribunales a alterar añejas pautas de servicio (Hellum, 1979). Cambios frecuentes en la legislación sobre la administración de asistencia social o de empleo público y programas de capacitación causan verdadera consternación en sus administradores y en el personal, porque crean presiones para alterar pautas y procedimientos de prestación de servicios.

En términos generales, las políticas legislativas y gubernamentales estimulan la innovación y el cambio organizacionales de varios modos. En primer lugar, pueden identificar ciertos grupos de usuarios para que reciban atención de la organización, que hasta antes de ese momento no habían caído bajo su dominio, como fue el caso de los niños en desventaja. En segundo lugar, pueden definir la naturaleza de los servicios y los procedimientos de prestación de servicios que deberá adoptar la organización. Por ejemplo, algunas políticas enunciarán tal vez las condiciones conforme a las cuales a los trastornados mentalmente se les asignará a instalaciones de la comunidad y también determinarán la naturaleza de la atención que deban recibir (Segal y Aviram, 1978). Tercero, estas políticas pueden especificar las características organizacionales que deban satisfacer al servir a ciertos tipos de usuarios, tales como los niveles de pericia del personal, proporción entre el personal y los usuarios, y requisitos de supervisión y responsabilidad. Por ejemplo, es evidente que buena parte del ímpetu de la introducción de sistemas computarizados de registro de clientes ha provenido de requerimientos gubernamentales de responsabilidad cada vez mayores.

Debido a que las organizaciones al servicio del hombre trabajan con gentes y para gentes, tropiezan con una amplia variedad de regulaciones que rigen y controlan sus respuestas a los usuarios. Pero rara vez estas regulaciones son estáticas; cambian para reflejar los sistemas y normas de creencias siempre cambiantes y con frecuencia impugnados sobre asistencia social y bienestar humano. Por consiguiente, las organizaciones al servicio del hombre funcionan en el seno de un sistema normativo relativamente inestable, que nunca puede asegurar plenamente la legitimación de sus actividades organizacionales. La organización nunca puede dar por seguras sus bases de legitimación, pues está sometida a presiones periódicas para redefinir sus dominios y su misión.

Procesos de cambio en las pautas de financiamiento

La fortuna de los servicios para el hombre sube y baja de acuerdo a sus necesidades de financiamiento, particularmente porque casi todas dependen de donantes (privados y públicos) para hacerse de dinero. Tres fuentes de inestabilidad afectan la adquisición de fondos (Brager y Holloway, 1978): 1) la disponibilidad cambiante de fondos, 2) las condiciones vinculadas con su uso, y 3) la dependencia de la organización de fuentes de financiamiento. Conforme la disponibilidad de fondos pasa de un programa a otro, los incentivos y desincentivos de la organización para emprender cambios en los programas, se alteran. Ciertos programas o servicios se tornan más atractivos debido a los beneficios financieros potenciales, en tanto que otros pierden su atracción. El movimiento hacia la desinstitucionalización de los mentalmente enfermos y el establecimiento de centros de atención de la comunidad en que se les dé atención ilustran lo anterior. Cambios en la Ley del Seguro Social, que determinaron que los pacientes mentales tenían derecho a ayuda financiera y a Medicare y Medicaid, proporcionaron los incentivos económicos para establecer instalaciones locales, en las cuales los costos de atención por paciente eran considerablemente menores que en los hospitales mentales del Estado (Scull, 1977; Segal y Aviram, 1978). Igualmente, la rápida expansión en el decenio de 1960 de las agencias de atención de enfermería en los hogares se atribuye directamente a la aprobación de la legislación Medicare y Medicaid, y de un programa federal de financiamiento con intereses bajos para construir hogares de atención (Vladeck, 1980). En estos dos casos, las oportunidades para "sacudir al árbol del dinero", proporcionaron alicientes vigorosos para emprender innovaciones al programa, aun cuando, según han revelado varios estudios, las innovaciones fueron con frecuencia más simbólicas que sustantivas (*v.gr.*, Donicht y Everhart, 1976).

La reducción de la disponibilidad de fondos puede amenazar la sobrevivencia de una organización o de sus componentes de servicios, lo cual generará presiones a favor del cambio. Por ejemplo, en el caso de Movilización por la Juventud, que es una agencia precursora al servicio de los pobres, una reducción en los fondos destinados a la actividad y al desarrollo comunitario junto con una mayor concentración de fondos en el terreno de la capacitación de mano de obra orillaron a la agencia a cambiar sus metas: dejó a un lado la porción social y se entregó al mejoramiento de la "patología personal" (Helfgot, 1974).

Es probable que la búsqueda de fuentes de financiamiento alternas transforme el medio de trabajo de una organización, pues quizá altere la red de unidades externas que le proporcionan recursos fiscales. A su vez, esto produce un nuevo intercambio de relaciones, que fuerza a la organización a cambiar su radio de acción para acomodar las contingencias resultantes de los nuevos donantes. En su estudio de la transformación de la YMCA, que data de fines del siglo XIX, Zald (1970*b*) observó que a medida que las contribuciones de organizaciones eclesiásticas disminuían, la YMCA se empeñaba en diversificar sus fuentes de apoyo. Tal cosa la logró creando gimnasios (por cuyo uso se cobraron cuotas de membresía), construyendo residencias y estableciendo otros servicios de paga. Como resultado, la YMCA gradualmente entró en una "economía de inscripción o matrícula", en la cual la mayor parte de sus recursos provenía de cuotas de los miembros, y eso elevó la importancia de los miembros en la conformación de programas.

Así pues, a medida que una organización tropieza con contingencias y frenos diferentes de los ya existentes o con nuevas fuentes de financiamiento, necesitará renegociar o desarrollar nuevas relaciones de intercambio con ellos. Hacer tal cosa tal vez exija introducir profundas transformaciones estructurales y de programa. Por ejemplo, los fondos federales para capacitación de mano de obra pueden llegar acompañados por normas sobre la población que se debe atender con ellos, sobre la gama de servicios que han de proporcionarse y sobre las políticas obligatorias de personal. Así también, los hospitales que acepten pagos Medicare y Medicaid están sujetos a diversas normas de contención de costos y al control de calidad, todo ello establecido por la inspección de sus pares.

Finalmente, mientras mayor sea la dependencia de una organización de las fuentes externas de fondos, mayores serán las presiones que se ejerzan sobre ella para introducir cambios cuando estas fuentes se vuelven inestables o cuando alteran sus condiciones. Debido a su gran dependencia, las organizaciones no pueden aislarse de las vicisitudes de quienes les dan fondos. Así por ejemplo, la declinación en los fondos federales y estatales para servicios de salud mental obligan a las agencias comunitarias de salud mental a concentrar sus servicios en pacientes que ya habían recibido atención, para los cuales se destinan fondos perfectamente delimitados, en tanto que se reducen los de otros programas.

Transformaciones en las características y necesidades de los usuarios

Las características y la composición de la población de usuarios sometidos a la jurisdicción de una organización determinan las pautas conjuntas de demanda de sus servicios. Por consiguiente, las características sociodemográficas cambiantes se presentan acompañadas por demandas cambiantes de servicio. Por ejemplo, Zald (1977: 116) observó aumentos recientes y continuados en las siguientes poblaciones en riesgo: "mujeres divorciadas y viudas, madres con hijos nacidos fuera del matrimonio, y ancianos situados fuera de la fuerza de trabajo que viven cada vez más en casas separadas, solos". Esto significa que las agencias de servicio social enfrentan nuevas demandas de servicios tales como atención a los niños, oportunidades de empleo y capacitación para las mujeres, apoyo al ingreso para familias de un solo sostén, y servicios de atención médica y en el hogar para ancianos. Los hospitales se encuentran con que necesitan crear dispositivos especiales de servicios para atender a un número cada vez mayor de ancianos. Las agencias de rehabilitación están sometidas a presiones cada vez mayores para servir al número también cada vez mayor de enfermos crónicos que se les envíen. Las agencias para servicios a la familia enfrentan la exigencia de establecer servicios más pertinentes y apropiados para madres solteras. Estas tendencias, por consiguiente, afectan tanto el volumen como la naturaleza de las demandas de servicios. Algunas organizaciones al servicio del hombre descubren que probablemente hay una congruencia cada vez menor entre los servicios que ofrecen y la demanda de servicios, lo cual las obliga a contemplar innovaciones y cambios.

Un buen ejemplo es el movimiento en favor del establecimiento fijo, iniciado a fines del siglo XIX como respuesta a las oleadas de inmigrantes que se establecían en las grandes ciudades, su meta fue socializar y educar a los inmigrantes conforme al "modo de vida norteamericano". Los centros pusieron en marcha amplias actividades educativas informales con el fin de lograr una transición cultural tersa. A medida que los vecindarios se estabilizaban demográficamente y que la inmigración declinaba, las casas de establecimiento restaron importancia a sus actividades educativas pero aumentaron las de recreación y socialización, particularmente para los jóvenes, y se orientaron hacia la familia y hacia el trabajo social comunitario. Los programas educativos cambiaron su centro y lo pusieron en el enriquecimiento cultural. Sin embargo, después de la segunda Guerra Mundial, la rápida inmigración de no blancos hacia el centro de las ciudades y el éxodo de grupos étnicos blancos establecidos generaron una grave crisis para las casas de establecimiento, que ahora se encontraron con una población nueva cuyas características sociodemográficas y sus necesidades de asistencia social no eran congruentes con sus pautas de servicio. Los centros se vieron obligados a volverse más activos en cuanto a ofrecer servicios básicos de asistencia social, servicios de atención a los niños, así como participación en actividades comunitarias, tales como trabajo a favor de los derechos a la asistencia social, visitas a la policía, y negociaciones con el ayuntamiento para proteger los derechos de sus clientes (Switzer, 1973).

Nuevos avances en las tecnologías de servicio

Como ya indicamos, una gran fuente de la innovación es la invención de nuevas tecnologías y programas de servicio. En términos generales las organizaciones se comparan a sí mismas con otras de su ramo. La adopción de nuevas tecnologías por organismos equivalentes tiende a crear la percepción de una "brecha en el desempeño" (Zaltman, Duncan y Holbeck, 1973), y es entonces cuando los que toman las decisiones clave se dan cuenta de que su organización está quedándose tecnológicamente rezagada. Percibir estò puede ocasionar preocupación sobre la reputación de su organización y sobre su postura competitiva en cuanto a atraer clientes, personal y fondos. Esto se evidencia todavía más en el ramo de la atención médica, en el cual los administradores de hospitales responden rápidamente a los últimos adelantos tecnológicos, porque la mayor parte de los reembolsos por causa de los costos de tales innovaciones proviene de terceras personas o directamente de los pacientes (Grossman, 1974). Además, en muchos casos, las innovaciones tecnológicas y de servicio acaban siendo "normas"; en este caso se espera que todas las organizaciones sigan sus pasos para que así se les puedan dar autorizaciones, licencias o aprobaciones.

Las innovaciones tecnológicas pueden orillar a las organizaciones a cambiar radicalmente su sistema de prestación de servicios. El descubrimiento y el uso de drogas psicoactivas, introducidas en 1953, fueron anunciados como innovaciones importantísimas en el terreno de la salud mental; proporcionaron medios nuevos de controlar la conducta de los pacientes lo cual facilitó la desinstitucionalización de los mentalmente enfermos. Aunque mucho menos espectacular, el desarrollo de la comunidad terapéutica como sistema más humano del manejo de los pacientes ha ejercido mucha presión sobre los hospitales mentales para alterar su estructura de salas y sus pautas de interacción entre personal y pacientes. Un ejemplo similar se puede encontrar en la adopción rápida del sostenimiento a base de metadona como forma de atención predominante en la atención de los adictos a la heroína.

Las modas y novedades también estimulan significativamente la innovación en los servicios al hombre. Debido a que muchas tecnologías de servicios humanos son indeterminadas y de efectividad cuestionable, a las organizaciones de servicios humanos les atraen los empresarios tecnológicos que lanzan al mercado tecnologías de servicio aparentemente nuevas que prometen resolver problemas. Las promesas de éxito atraen también a los miembros o grupos de poder que toman las decisiones de la organización, en particular si las nuevas tecnologías están sostenidas por líderes de opinión de la industria. El surgimiento de la terapia del medio, descrita como el dechado del tratamiento psiquiátrico, es un buen ejemplo de lo anterior. A pesar de que no había evidencias concluyentes sobre su efectividad, y a pesar de su aplicabilidad circunscrita, muchos hospitales se precipitaron a adoptarla simplemente para acabar descubriendo que en unos cuantos años había pasado la novedad, y que su fama había quedado lastimada. De un modo similar, las técnicas de modificación de la conducta, en especial la economía simbólica, capturaron la imaginación de administradores de instituciones tales como prisiones, hospitales mentales y escuelas de capacitación, debido a la eficacia que prometían en cuanto al manejo de los internos. Sin embargo, costos y problemas de implantación, efectos adversos sobre las relaciones personal-internos, y los problemas legales que plantean han disminuido parte del entusiasmo que las acompañó inicialmente.

Capacidad organizacional para innovar

Aunque las organizaciones al servicio del hombre puedan encontrar presiones y oportunidades similares para innovar, algunas tendrán una mayor capacidad para innovar que otras. La capacidad de innovar es un determinante claramente crítico de la sobrevivencia a largo plazo de la organización. Tiene particular significación en las organizaciones al servicio del hombre porque en muchos casos la innovación y el cambio que se les pide implanten son ordenados por patrocinadores externos de fondos y por unidades reguladoras; la falta de capacidad de respuesta puede amenazar su viabilidad y su vitalidad.

Según Mohr (1969: 114), la capacidad de innovar es una función de la motivación que se correlaciona con la fuerza de los obstáculos que se oponen a la innovación y con la disponibilidad de recursos para sobrepujar los obstáculos. Todo esto es afectado por una serie de factores estructurales tanto internos como externos a la organización. Específicamente, la motivación para innovar será determinada por los valores del liderazgo ejecutivo y por la postura proactiva que adopten hacia su medio. Los obstáculos a la innovación serán afectados por la receptividad u hostilidad del medio hacia la organización, y por la rigidez o flexibilidad de su estructura interna. La disponibilidad de recursos será influida por la aptitud de la organización para explotar su medio ambiente, y por su capacidad interna para traspasar recursos de un campo a otro.

Factores ambientales

Las organizaciones situadas en un medio heterogéneo, pero rico en recursos, tienen un gran potencial de innovación (Baldridge y Burnham, 1975) porque pueden movilizar con más presteza sus recursos y obtener el apoyo que necesitan para innovar. Turk (1977) halló que los servicios al hombre en comunidades en que había muchas actividades económicas y gran diversidad de asociaciones voluntarias y agencias gubernamentales tenían una capacidad mayor para innovar.

Sin embargo, la habilidad de una organización para explotar su medio o para vencer obstáculos depende de la efectividad de sus relaciones interorganizacionales, específicamente de las actividades que cruzan sus límites de un lado a otro (Corwin, 1972). Estas actividades permiten a las organizaciones procesar información estratégicamente importante y negociar relaciones y transacciones sobre recursos con unidades externas importantes (Aldrich, 1979). En muchos sentidos, el personal que la cruce de un extremo a otro sirve como agente de cambio de una organización. Y aumenta su motivación para innovar, pues aporta información sobre nuevas oportunidades e ideas y también ayuda a salvar obstáculos que facilitan las relaciones con el medio. Corwin (1972), descubrió que el índice de innovación educacional en escuelas que participaron en el programa llamado Teacher Corps, que es un proyecto conjunto entre universidades y escuelas del centro de las ciudades, fue determinado por la calidad e interdependencia del personal que iba de un extremo a otro, el cual estuvo compuesto de maestros y alumnos universitarios.

Valores del liderazgo ejecutivo

Independientemente de lo mucho que apoye el medio, la verdad es que la motivación a favor de la innovación es influida en gran medida por los valores de la coalición dominante de una organización (Hage, 1980). Los ejecutivos que se entregan a mantener y a realzar las elevadas normas de desempeño de una organización y que están inconformes con el *statu quo*, encauzarán energía y recursos hacia la importación de nuevas ideas y programas (Daft y Becker, 1978). De este modo, realzan la capacidad de la organización para innovar; para ello le proporcionan legitimación y poder respecto a dichas actividades. Hage y Dewar (1973), en su estudio sobre las agencias de salud y asistencia social, hallaron que la entrega de los ejecutivos hacia el cambio era el predecidor clave del índice de innovación del programa. Por su parte, Kaluzney, Veney y Gentry (1974) comprobaron que los hospitales y los departamentos de salud que tenían administradores con una vigorosa orientación cosmopolita tenían un índice de innovación más alto. De estos estudios se deducen dos consecuencias importantes. Primera, por el hecho de sostener tales valores, los ejecutivos alientan su aceptación por otros miembros de la organización. En particular, la estructura de incentivos y de premios o recompensas, que refleja la influencia de estos valores, obrará en favor de los miembros innovadores. Segundo, estos valores de la élite se traducirán, con toda probabilidad, en el destino o entrega real de recursos para ideas y programas innovadores.

Recursos

En términos generales, las organizaciones que son ricas en recursos, lo cual con frecuencia es indicado por su propio tamaño, tienen una capacidad mayor de innovación. En particular, como ya vimos, la disponibilidad de recursos sueltos permite a la organización vencer resistencias a la innovación minimizando sus costos potenciales en varias unidades. Sin embargo, la riqueza de recursos, *per se,* no garantiza la innovación; concretamente, la capacidad de la organización para innovar se acrecienta cuando los recursos se adscriben a los servicios y al personal profesional y de apoyo (Daft y Becker, 1978). La innovación se promueve por medio de las aptitudes y de la pericia del personal y de los recursos y el apoyo que se da a éste para buscar nuevas ideas y programas. Esto explica por qué las grandes organizaciones, a pesar de sus muchos recursos, carecen en ocasiones de esta capacidad de innovar: no han invertido lo suficiente en tomar personal con aptitudes y pericias diferentes, o en lograr el apoyo necesario en cuanto a personal y servicios. Dicho en otros términos, la capacidad de la organización para innovar está relacionada directamente con la proporción de los recursos que destina a investigación y desarrollo.

La aptitud de las organizaciones al servicio del hombre para invertir en experimentación y en desarrollo con frecuencia es constreñida. En primer lugar, las agencias que dependen de donantes externos no siempre tienen la capacidad para destinar esos fondos a la experimentación y al desarrollo si no cuentan con la aprobación previa de los donantes, a los cuales tal vez no sea fácil persuadir en cuanto a su importancia. En segundo lugar, debido a que estos fondos están casi siempre controlados por unidades externas, las organizaciones al servicio del hombre deben competir por ellos lo cual, a su vez, requiere destinar recursos internos que no siempre están a la mano. Por ello no debe sorprender que brotes de innovación en servicios al hombre hayan ocurrido durante periodos de aumento de fondos federales para nuevos programas. Tercero, debido a que los servicios a los usuarios suelen requerir llamamientos adicionales para lograr apoyo externo o bien recortes de otros servicios, la organización no justifica con facilidad la distracción de recursos a fines de experimentación y desarrollo.

Estructura interna

En términos generales se da por sentado que las organizaciones caracterizadas por una estructura interna descentralizada, de poca formalización, y con aptitudes y conocimientos muy diversos, tienen una mayor capacidad para innovar (Hage, 1980). Sin embargo, estudios empíricos ofrecen resultados más bien contradictorios (por ejemplo Corwin, 1972; Zaltman, Duncan y Holbek, 1973). Se diría que la estructura interna apropiada se relaciona con la *radicalidad* de la innovación; es decir, respecto al grado conforme al cual es costosa y requiere cambios organizacionales de significación. Una estructura interna descentralizada, de poca formalización y muy compleja parece ser un buen terreno para implantar innovaciones no radicales. Estos tipos de innovación, en su mayoría tecnológicos e incrementales, se logran mejor cuando al personal se le da flexibilidad y autonomía para satisfacer objetivos de servicio confiando en su saber y en sus aptitudes, y experimentando con ideas nuevas. En contraste, las innovaciones radicales no se pueden adoptar efectivamente en una estructura así, debido a su abrumador impacto sobre toda la organización. La descentralización y la dispersión del poder de hecho erigirán barreras a la aceptación de tales innovaciones porque cada unidad tendrá una voz independiente sobre su deseabilidad. Citemos a Hage (1980: 193): "La descentralización es una fuerza estabilizadora que al mismo tiempo que alienta tasas más altas de innovación tiene menos probabilidades de ser asociada con alejamientos radicales o con grandes estallidos de cambio." Más bien, las innovaciones radicales requieren unidad y concentración de poder en la organización. Por consiguiente, una estructura interna centralizada y formal se presta mucho más a la adopción de tal innovación (Corwin, 1972; Daft y Becker, 1978).

El proceso de decisión para introducir cambios

La adopción de una innovación, sobre todo si es radical, es un proceso complejo en el que durante un tiempo largo intervienen muchos participantes. Se trata de un proceso que exige *toma de decisiones* sobre cuestiones tales como la necesidad de innovar, los participantes en el proceso, la atracción de ideas y programas nuevos, la receptivididad y resistencia de varios miembros de la organización, los costos y resultados asociados con cada alternativa, y la facilidad o dificultad de su implantación.

Se han propuesto varias etapas del proceso de innovación. Por ejemplo, Zaltman, Duncan y Holbeck (1972), sugieren que hay dos etapas primarias, iniciación e implantación. La etapa de iniciación tiene tres subcomponentes: 1) conocimiento-percepción; 2) formación de actitudes hacia la innovación; y 3) decisión. La etapa de implantación se compone de: 1) implantación inicial; y 2) implantación continuada-sostenida. En cambio, Hage (1980) sugiere cuatro etapas: 1) evaluación; 2) iniciación; 3) implantación; y 4) habituación. Estas y otras enunciaciones de las etapas de cambio se basan en el supuesto de que el proceso de decisión de la innovación es racional y sigue una secuencia lógica de pasos, a saber: de reconocimiento de la existencia de un problema, valoración de alternativas, adopción de una solución. Sin embargo, estudios empíricos de procesos de cambio en servicios humanos sugieren que no siempre ocurren las cosas así, particularmente cuando se trata de innovaciones radicales. La turbulencia que caracteriza estas innovaciones y la aparente repetición de muchos de estos pasos desafía la lógica propuesta por los autores citados. Por ejemplo, las reformas correccionales para jóvenes (Ohlin y otros, 1977) o las reformas educacionales (March y Olsen, 1976) con frecuencia entrañan procesos desorganizados de toma de decisiones de innovación y cambio.

Estas dos imágenes contrastantes de procesos de cambio sugieren que cada una puede pertenecer a un contexto organizacional particular. El modelo racional parece ser más apropiado a organizaciones en las cuales las metas de salida y la tecnología son determinadas y no ambiguas. En estas condiciones, existe una relación causal clara entre el desempeño de la tecnología de servicio y los resultados de la organización. Así pues, la organización puede evaluar confiablemente sus resultados, compararlos con algún conjunto de normas o metas e identificar los cambios necesitados en su tecnología para determinar si hay alguna brecha entre los resultados reales y los deseados. En caso de identificar una brecha en el desempeño (Zaltman, Duncan y Holbek, 1973), la organización en cuestión empezará valorando su magnitud y su impacto potencial sobre el futuro de la organización. Por ejemplo, un hospital puede evaluar el índice de amigdalectomías entre los niños admitidos en el hospital y comparar ese índice con normas establecidas, nacionales o regionales. En caso de que el índice del hospital sea considerablemente superior a estas normas, se destacará una brecha en el desempeño, lo cual pedirá que se tomen medidas al respecto. La información sobre la brecha del desempeño es procesada en seguida por decididores clave, que pueden explorar sus causas. Tal vez descubran que los médicos no se están apegando a las normas aceptadas para las amigdalectomías, o que no han tomado conocimiento de nuevos adelantos y procedimientos médicos. Sea lo que fuere, la brecha del desempeño pone en marcha una percepción sobre el problema que desemboca en una búsqueda de causas y de soluciones alternas. En cuanto se hayan identificado estas alternativas, la organización puede tomar una decisión sobre la base de cálculos costos-resultados. Por ejemplo, el hospital puede decidir comprar un nuevo equipo de diagnóstico o bien realizar un seminario interno sobre los últimos adelantos en el campo. O bien, puede concluir que circunstancias muy especiales explican su desviación de normas establecidas. En caso de que se tome la decisión de introducir alguna innovación o cambio, la organización se encargará de establecer los mecanismos para implantarla.

Por supuesto, este proceso "racional" es posible porque es completo el conocimiento de relaciones de causa y efecto tanto dentro de la tecnología de servicio como entre ella y las metas de resultados de la organización. Con todo, aun en un proceso así son muchos los factores políticos y económicos que influyen en su desenvolvimiento y su resultado final. Por ejemplo, aun cuando se cuente de inmediato con medidas de salida, los decididores clave pueden preferir no tomarlas en cuenta porque quizá amenacen y minen su posición y su situación relativa (Wilensky, 1967). Así también, la falta de recursos o del deseo de invertir en actividades que abarquen los linderos disminuirán la percepción de la organización de nuevos adelantos en el campo. Más todavía, en caso de que la organización tuviera el monopolio de sus servicios, tal vez careciera del incentivo para percibir brechas en el desempeño. Aun suponiendo que se perciba una brecha en el desempeño probablemente se estorbe la iniciación del proceso de cambio. Primero, quizá la organización no tenga los recursos suficientes de sobra para destinarlos al proceso de cambio. Segundo, es probable que los que quieran iniciar el cambio no tengan la influencia suficiente para lograr el apoyo de la coalición dominante.

Tercero, otros miembros de la organización tal vez se opongan al proceso de cambio porque lo ven como amenaza potencial a su posición. Por ejemplo, en el caso del hospital, los médicos afectados pueden oponerse a cualquier cosa que altere la pauta de su práctica alegando que ello amenazaría su autonomía profesional.

Reconociendo esos obstáculos, Delbecq (1978) ha identificado las siguientes condiciones para la introducción exitosa de cambios en una organización:

1) Conseguir un mandato de la élite organizacional sobre los objetivos generales de la innovación, y acuerdo o avenencia sobre el proceso de planeación.
2) Fundamentación cuidadosa de la brecha del desempeño.
3) Una búsqueda amplia y técnicamente bien fundada de datos sobre posibles soluciones y sobre su efectividad relativa.
4) Desarrollo de una propuesta que pueda movilizar el apoyo de una coalición fuerte en el seno de la organización.
5) Capacidad para crear una prueba piloto de la innovación para demostrar su efectividad.

El propósito de estas medidas es obtener, por una parte, el apoyo de la élite organizacional, y por otro, neutralizar fuentes de resistencia. Ciertamente, buena parte del interés en este modelo de proceso de cambio es precisamente identificar estrategias y técnicas para movilizar apoyo a la innovación y para vencer resistencias a ella.

Cuando, no obstante todo esto, las metas de salida y la tecnología de servicio de una organización son ambiguas e indeterminadas, el proceso de decisión del cambio se parecerá probablemente al modelo de "lata de basura" (Cohen, March y Olsen, 1972; Daft y Becker, 1978; véase también el capítulo II). En un caso así, la percepción de brechas de desempeño, la presentación de ideas y programas nuevos, las ocasiones para tomar decisiones, y las pautas de participación por diversos decididores están conectadas sueltamente entre sí y no se presentan en un orden o pauta específica. Como hemos dicho una y otra vez, sucede que muchas organizaciones al servicio del hombre se caracterizan por metas ambiguas y por tecnologías de servicio indeterminadas. Más todavía, sus estructuras internas están acopladas de un modo tan suelto que las actividades que ocurren en una unidad de trabajo se coordinan débilmente con las de otras unidades. Por consiguiente, el proceso de toma de decisiones sobre innovaciones y cambios adopta un carácter distintivo propio. En primer lugar, unidades e individuos diferentes, miembros de la organización, inician procesos de cambio múltiple en forma punto menos que independiente unos de otros, lo cual refleja el acoplamiento suelto de su estructura interna. Segundo, las pautas de toma de decisiones que caracterizan a estos procesos se parecen mucho al modelo de "lata de basura", pues reflejan las ambigüedades, incongruencias y falta de determinación en las metas y en la tecnología de la organización. Tercero, pese a todo, estos procesos están ligados e influidos por las motivaciones económicas externas e internas de la organización, que reflejan las limitaciones y las contingencias propias del medio externo y de la distribución interna del poder y de los recursos.

La percepción de una brecha de desempeño en estas organizaciones es un fenómeno muy fragmentado y muy lleno de dificultades. La ausencia de mediciones confiables y válidas de desempeño, la existencia de medidas múltiples y a veces en conflicto, y la frecuencia intermitente de la medición dificultan que la organización perciba una brecha de desempeño (Hage, 1980). Además, diversas unidades de la organización tienen sus propias opiniones sobre la efectividad de su desempeño en particular, muy independientemente de las de otras unidades. Así también, cada unidad tiene su propio conjunto de relaciones con los componentes apropiados del medio, y es especialmente perceptiva de innovaciones y fenómenos relacionados con sus propias actividades. Por ejemplo, un centro de salud mental de la comunidad contará con diversas medidas competidoras de efectividad entre las cuales figurarán la satisfacción de sus clientes, índices de readmisión a hospitales, puntuaciones generales de avances clínicos de usuarios y muchas mediciones de costo-efectividad (Attkisson y otros, 1978). Debido a que los diversos componentes de servicios del centro están acoplados holgadamente, la unidad de servicios clínicos podrá, por ejemplo, estar muy satisfecha con su desempeño, en tanto que la unidad de atención posterior estará presionada para reducir el índice de readmisión. Además, los miembros del personal clínico están sintonizados con ideas y con prácticas clínicas, en tanto que el personal de atención posterior está sintonizado con problemas y prácticas en el manejo de pacientes crónicos. Por otra parte, los administradores de altura perciben costos por unidad de servicio por cada componente, e ideas nuevas sobre reducción de costos. El resultado es que la percepción de la necesidad del cambio puede surgir diferencialmente en varios segmentos de la agencia y relacionarse con aspectos totalmente diferentes de las actividades de la organización.

Conforme surgen estímulos variados y hasta cierto punto diferentes en pro del cambio en el seno de la organización, evocan un proceso de toma de decisiones tenue en su contenido y estructura, pero sujeto a retorcimientos y vueltas impredecibles —por diversas razones. En primer lugar, no está muy claro quién participará en el proceso, debido a que los eslabones entre las unidades son débiles. Segundo, no se conocen las causas del problema, y no está muy en claro a quién beneficiarán las ideas nuevas. Tercero, no hay relación causal determinada entre problemas y soluciones propuestas; varios problemas diferentes pueden atraer la misma solución y viceversa. Finalmente, son muchas las áreas organizacionales potenciales que pueden resultar apropiadas para adoptar una decisión sobre el problema o para proponer una idea nueva. Es decir, tal vez el problema pueda ser visto como materia del departamento de presupuestos, de personal, de desarrollo del programa, o de servicios directos.

El resultado de todo esto es que algunos problemas y brechas no atraen ningún interés ni búsqueda de soluciones (Daft y Becker, 1980). Otros pueden atraer el interés de alguna parte del personal porque representan para sus miembros una oportunidad para dar brío a su propio programa. Del mismo modo, individuos y unidades pueden tener ideas y soluciones que les gustaría presentar, pero están en espera de la oportunidad de unirlas a algún otro problema que se pueda presentar. Los miembros de la organización pueden valerse de diversas situaciones de decisión como oportunidades para presentar problemas o ideas innovadoras y soluciones. Los participantes en el proceso de toma de decisiones derivarán hacia adentro o hacia afuera de conformidad con sus intereses, con el tiempo de que dispongan, y con la actitud hacia otros participantes. March y Olsen (1976) analizaron varios casos prácticos de innovación y cambio en el seno de una universidad, inclusive la eliminación de un departamento, la transferencia de un programa académico, cambios en un sistema de calificación, y el desarrollo de un nuevo programa doctoral. En todos los casos, hacen ver, el ímpetu en favor del cambio se alteró varias veces y reflejó intereses diversos, tan variados como fortalecer la fama de la universidad, ahorrar dinero, deshacerse de profesores no productivos, promover ideologías personales y otras cosas similares. Más todavía, en cada caso los intérpretes, los actores del proceso de toma de decisiones, cambiaron; al mismo tiempo algunas personas que podían resultar afectadas directamente con el cambio, participaron sólo mínimamente. En cada caso se contó con varios programas que estuvieron a cargo de diferentes participantes, los cuales aprovecharon la coyuntura para promover sus propios intereses. Lo cierto es que las decisiones finales no fueron totalmente impredecibles o inesperadas porque todo el proceso estuvo vinculado a la economía política de la universidad, concretamente, a la distribución de sus recursos, a sus ideas dominantes y a su distribución interna del poder.

Las limitaciones ambientales y la distribución del poder y los recursos dentro de la organización proporcionan ciertamente direcciones predecibles al proceso de toma de decisiones. Primero, sean cuales fueren los cambios contemplados, deberán ser congruentes con los compromisos y las obligaciones externos, pues de no ser así habrá que renegociar las obligaciones externas. Igualmente, los cambios propuestos no pueden poner en jaque a las fuentes críticas de legitimación de la organización. En lo interno, el proceso de cambio habrá de tomar en cuenta el poder relativo y la influencia de los diversos participantes, simplemente porque quienes tienen más poder son quienes tienen el dinero y los medios para quedarse con el proceso, para invertir sus energías en él y para influir sobre él de acuerdo con sus intereses. Además, el proceso de cambio está unido también a las ideologías dominantes de la organización y a su historia, las cuales sirven como filtros, pues con su ayuda son interpretados problemas e ideas nuevas.

Los límites de la economía política de la organización tienden, pues, a favorecer innovaciones incrementales, más que radicales. Derthik (1979) demuestra esto de un modo elocuente en su estudio sobre los cambios de programa en el Seguro Social. A lo largo de varios decenios la entidad buscó una estrategia de incremento, porque su liderazgo percibía la necesidad de adaptarse a las realidades políticas del Congreso y del Poder Ejecutivo. Los directores del organismo

> habían aprendido a no pedir todo de golpe, por lo cual pedían una porción cada vez, y luego acomodaban las porciones. Prescindieron de aquellas metas que no eran urgentes o inmediatamente viables... Asimilaron cambios en el programa que a juicio del Congreso eran valiosos aun a costa de la congruencia doctrinaria... Los líderes ejecutivos concibieron propuestas y las presentaron de modo tal que realizaban su aceptabilidad por parte del público, por parte de los representantes electos del público y también por diversos intereses privados [Derthik, 1979:206-207].

Por consiguiente, la adopción de una innovación radical, casi siempre exige un cambio en la política económica externa de la organización, un cambio en su liderazgo ejecutivo y el descongelamiento de recursos clave (Hage, 1980). La reforma correccional para menores que se estableció en Massachusetts (Ohlin y otros, 1977) satisfizo las tres condiciones. La reforma tuvo que iniciarse cuando el Estado empezó a ser gobernado por un republicano, el cual nombró un nuevo director de la agencia correccional de menores. A su vez, el director movilizó una nueva coalición de apoyo y usó fondos disponibles conforme a la Administración de Ayuda para el Cumplimiento de la Ley, todo lo cual ocurrió al mismo tiempo que el cierre de varias instituciones, con lo que se dio un buen empujón a la reforma.

El carácter único del proceso de toma de decisiones de innovación y cambio en los servicios para el hombre brota también de su causación que frecuentemente es involuntaria, pues le ha sido impuesta a la agencia por el financiamiento externo y por organizaciones reguladoras. La corriente principal para poner a los minusválidos en aulas regulares o la desinstitucionalización de los mentalmente enfermos para ubicarlos en lugares protegidos de la comunidad, son ejemplos apropiados. Para los miembros de la organización es probable que estos cambios no tengan relación con sus percepciones de brechas en el desempeño o con sus conceptos de ideas nuevas y de innovaciones. Por lo tanto, dichos cambios tienden a intranquilizar y a evocar resentimientos. Sin embargo, para algunos miembros el cambio forzado significa una oportunidad para ensanchar sus planes y para avanzar sus propias ideas. Por ejemplo, el corte de fondos externos a uno o más programas de una agencia tal vez induzca al liderazgo ejecutivo a lanzarse a hacer sus propios cambios, digamos a deshacerse de servicios o de personal no deseables, a reestructurar diversas unidades de trabajo o a implantar un sistema nuevo de monitoreo y de delimitación. Otros miembros de la organización pueden aprovechar la ocasión para lanzarse en busca de una posición o para realzar sus propias ideas e intereses. Por ejemplo, cuando la Universidad de Nueva York se vio obligada a introducir cambios drásticos debido a la declinación en la matrícula y a déficit cada vez mayores, los administradores centrales y diversas unidades académicas se valieron de la ocasión para incrementar sus propios intereses. La Escuela Superior de Administración de Empresas, que quería llegar a ser un centro de investigación y educación de alcance nacional, unió sus fuerzas con la administración central con el fin de reducir la importancia de la Escuela de Comercio para Subgraduados, deshaciéndose de algunos profesores, cambiando normas de admisión y revitalizando su plan de estudios (Baldridge, 1975). Vemos, pues, que al mismo tiempo que cambios impuestos orillan a una organización a buscar medidas específicas, descongelan el *statu quo* y permiten que corrientes relativamente independientes de problemas, soluciones, participantes y oportunidades de decisión se vuelquen en la "lata de basura" de la toma de decisiones.

Implantación del cambio*

Una vez que la organización ha decidido adoptar una innovación o someterse a un cambio, entra en la *fase de implantación.* No hay razón alguna para suponer que una vez que se ha tomado la decisión sea cosa segura su implantación; todo lo contrario. Es durante la fase de implantación que se perciben con toda su agudeza las realidades políticas y económicas, las cuales pueden llevar a consecuencias no previstas o anticipadas en la fase de decisión. Esto se evidencia con más claridad cuando se trata de innovaciones radicales, las cuales, como ya sabemos, requieren una modificación significativa de las normas de adscripción de recursos de la organización. Es durante la fase de implantación que se percibe la verdadera magnitud de estos cambios.

Centrándonos, pues, en las innovaciones y cambios radicales, veremos que la implantación exitosa exige el despliegue de estrategias que realcen el poder de los partidarios del cambio y su acceso a los recursos necesarios. En el nivel político, las estrategias para la movilización del poder pueden incluir negociación, formar coaliciones, conjuntar élites, y también enfrentar rompimientos (Wilson, 1973; Benson, 1975). En el nivel económico, la movilización de recursos puede depender de fundamentar la demanda del programa nuevo, en minimizar los costos del cambio, en acrecentar la competitividad de la organización por medio del cambio, echando mano de nuevos recursos fiscales y proporcionando incentivos para el cambio. El caso es que del despliegue exitoso de estas estrategias pueden resultar desviaciones de los objetivos originales de cambio. A menos que los defensores del cambio tengan amplio acceso a recursos fiscales y de poder, la modificación e inclusive el abandono de ciertos objetivos de cambio es punto menos que inevitable, porque para atraer recursos controlados por otros grupos de interés, los defensores del plan deben avenir sus propios valores.

Nada tiene de sorprendente, pues, que en muchos casos los resultados finales de los esfuerzos hacia el cambio se parezcan sólo vagamente a los objetivos originales. Pressman y Wildavsky (1973) señalan que la probabilidad de implantar exitosamente un cambio es muy reducida. Por ejemplo, supo-

* Esta sección está adaptada de Hasenfeld (1980).

niendo que los defensores del cambio necesitan tener el acuerdo de solamente cuatro decididores clave y la probabilidad de obtener el consenso de cada uno es de 0.80, entonces la probabilidad de implantación exitosa es de 0.40. Y con seis decididores, la probabilidad de implantación exitosa cae a 0.26.

La eficacia de los esfuerzos tendientes a la implantación depende de: la aptitud de los defensores del cambio para movilizar recursos y legitimación externos para contrarrestar la resistencia interna y externa al cambio; contar con experiencia y conocimientos técnicos suficientes para poner en operación el cambio propuesto; ocupar una posición centralmente funcional en la división del trabajo de la organización; ofrecer alicientes suficientes para vencer la resistencia interna. Por consiguiente, los defensores del cambio deberán dominar tres agrupamientos de variables organizacionales: 1) relaciones organización-medio, 2) factores tecnológicos, y 3) poder interno y modelos de incentivos[1] (véase la gráfica IX. I).

Relaciones organización-medio

Los cambios en el programa que modifican el dominio de una organización afectan inevitablemente las relaciones entre ella y su medio. Por consiguiente, la reacción de elementos diferentes del medio al cambio propuesto y las respuestas de la organización a ellos influirán en el proceso de implantación y en los resultados.

La efectividad de los esfuerzos hacia el cambio dependerá en parte de la movilización de dos recursos clave del ambiente: legitimación y dinero. Aunque el ímpetu hacia el cambio pueda provenir de la disponibilidad potencial de nuevos recursos fiscales externos, la movilización de ellos y el asegurar su flujo constante son retos grandes a su implantación exitosa. En primer lugar, la utilización de estos recursos puede estar constreñida por regulaciones legales y de política, lo cual elevará muchísimo los costos de utilización, particularmente si limitan la autonomía de la organización o si amenazan la posición de poder de sus grupos clave. Segundo, asegurar un flujo constante de recursos fiscales puede aumentar la dependencia de la organización respecto a agencias externas patrocinadoras de fondos, por lo cual la implantación y la continuación del programa de innovación quedarán sujetas a esas incertidumbres. Por ejemplo, en tanto que la desinstitucionalización de los transgresores juveniles se pudo hacer en Massachusetts movilizando partidas federales, estas partidas crearon barreras y obstáculos muy graves al proceso de reforma. Los reembolsos a las agencias respectivas que proporcionaron la atención en la comunidad se demoraron, amenazando su propia existencia; por otra parte, las cláusulas del financiamiento y los procedimientos contables estorbaron bastante los esfuerzos del Departamento de Atención a Jóvenes para establecer alternativas suficientes en lugar de la

[1] Como vimos antes, estas variables afectan también la *capacidad* de la organización para innovar.

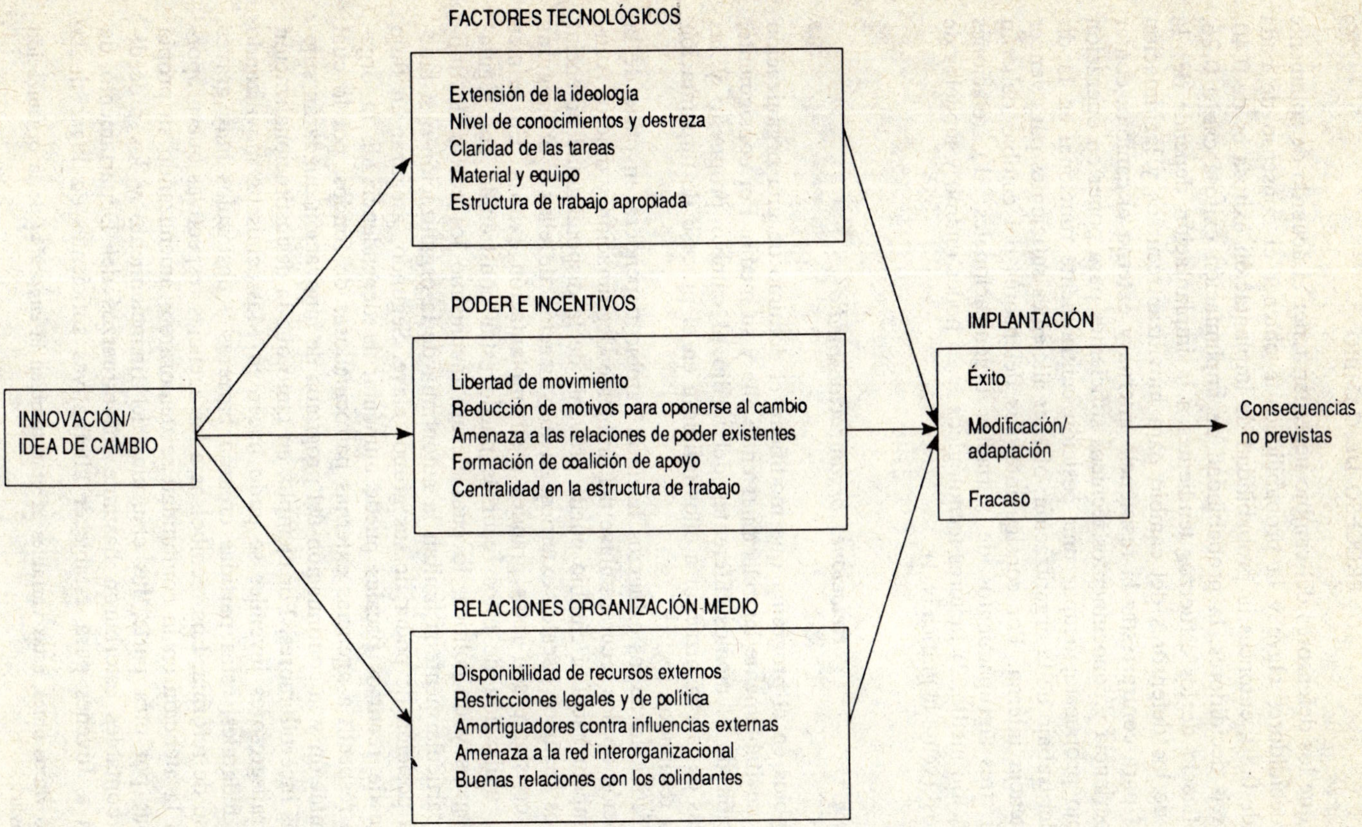

GRÁFICA IX.1. *Determinantes de la implantación exitosa de cambios en organizaciones al servicio del hombre*

institucionalización. Al declinar el financiamiento federal, el Departamento de Atención a Jóvenes se volvió más dependiente de los recursos del gobierno estatal, cuyas partidas quedaron sujetas a amplias auditorías, todo lo cual redujo la autonomía de la agencia; se instó también al departamento a establecer algunas instalaciones cerradas y seguras, que fueron en contra del espíritu de la reforma (Ohlin y otros, 1977).

Otra precondición importante para la implantación exitosa del cambio es la aptitud de sus defensores para movilizar fuentes externas de legitimación. Mientras más grande sea el apoyo externo hacia el cambio, mayor deberá ser la capacidad para neutralizar la resistencia hacia él. Estudios hechos sobre reformas a correccionales de menores muestran, por ejemplo, que el éxito de una reforma depende con frecuencia de la habilidad de los reformadores para hacerse del apoyo de grupos interesados en menores, de coaliciones políticas liberales y de los medios de comunicación (Empey y Erickson, 1972). La legitimación proporciona a los partidarios del cambio armas eficaces para defender la validez y el valor del cambio propuesto. Sin embargo, para contar con esa legitimación es probable que sus defensores tengan que modificar objetivos, a fin de darles congruencia con los valores e intereses de los legitimadores.

Cambios en el programa que alteran el dominio de una organización perturban también el equilibrio de relaciones en la red interorganizacional. El cambio puede ser de tal fuste que amenace los dominios de otras organizaciones al servicio del hombre, o que exija modificaciones en el flujo de recursos en la red. Por consiguiente, el éxito de los esfuerzos por lograrlo dependerá de la habilidad de sus defensores para demostrar a la red interorganizacional que el nuevo programa le traerá beneficios y que no amenazará seriamente sus dominios. Por otra parte, sus defensores deben ser capaces de vincularse a una red organizacional diferente que pueda neutralizar amenazas de otras organizaciones. Por ejemplo, un programa nuevo de rehabilitación de drogadictos tal vez quiera enlazarse con el sistema de justicia penal en vez de dar la impresión de que amenaza la red de salud mental; pero al lograr esto tal vez comprometa sus objetivos de cambio.

Todo lo cual significa que las relaciones interorganizacionales son un factor crítico en la implantación exitosa del cambio. Este factor tuvo gran relevancia en un estudio de Corwin (1972), sobre la promoción de innovaciones educativas en escuelas de ingresos bajos por medio del programa llamado Teacher Corps. El predecidor más seguro del grado de cambio en las escuelas fue la calidad de las relaciones y el grado de cooperación entre ellas y las escuelas superiores que proporcionaron los internos. No es posible subestimar la importancia de las buenas relaciones con los colindantes; es debido a estas relaciones que los defensores del cambio pueden mitigar los temores de otras organizaciones, negociar acuerdos de intercambio con los cuales se obtenga su apoyo, y predecir en qué direcciones podrá surgir la oposición. Además, las buenas relaciones con los colindantes ayudarán a la organización a suavizar los efectos de influencias externas sobre el cambio, controlando para ello la información diseminada y enviándola hacia otras organizaciones.

Factores tecnológicos

El mejoramiento de la prestación de servicios a los usuarios se encuentra en el corazón mismo de cualquier cambio organizacional importante. En último análisis, este objetivo es la razón de ser de todos los esfuerzos de cambio en los servicios para el hombre. Desde un punto de vista sustantivo, significa que los esfuerzos hacia la transformación modificarán o aumentarán, al menos en parte, la tecnología de servicio de la organización agregándole procedimientos de servicio nuevos y diferentes. La implantación positiva del cambio planeado depende también de la habilidad de sus partidarios para poner en operación los componentes tecnológicos identificados en el plan (Gross, Giacquinta y Bernstein, 1971).

Sin embargo, esto puede plantear graves dificultades debido a que con cierta frecuencia en los servicios humanos las ideologías son exhibidas como tecnologías viables de servicio. Es decir, las ideas y sistemas de creencias que definen nuevos modos del servicio no pueden ser trasladados con facilidad, o simplemente trasladados, hacia conjuntos explícitos y específicos de técnicas y procedimientos. Cabe recordar, por ejemplo, que la nueva tecnología aplicada en la comunidad terapéutica consideró que la democratización, la autorización, el comunalismo y la confrontación con la realidad son los principios clave que fundamentan las relaciones personal-pacientes. La puesta en práctica de estos principios resultó ser, sin embargo, extremadamente difícil porque su abstracción y vaguedad generaron interpretaciones en conflicto, y porque no pudieron considerar y responder a las muchas cuestiones derivadas de la atención y manejo diarios de los pacientes (Rapoport, 1960). Además, la altivez de estas nuevas ideologías de servicio, junto con sus significados ambiguos, permite de hecho que los practicantes justifiquen las mismas técnicas y procedimientos que buscan sustituir.

Cuando un cambio planeado está preñado de ideología no podrá proporcionar normas de acción específicas y claras que prohiban a los miembros de la organización atenerse a procedimientos familiares y antiguos, a la vez que se conserva la ilusión o el engaño de la innovación. Además, la ausencia de una tecnología bien definida da por resultado incertidumbre, confusión y ambigüedad en las tareas que han de cumplirse. Esto sube mensurablemente los costos de los esfuerzos de cambio y refuerza la resistencia al cambio. En su estudio de innovaciones en la educación, Gross, Giacquinta y Bernstein (1971) sugieren que para implantar exitosamente un nuevo programa son necesarios tres prerrequisitos tecnológicos básicos: 1) disponibilidad de un nivel suficiente de experiencia y de conocimientos sobre los componentes tecnológicos del nuevo programa, 2) claridad y especificidad de las nuevas tareas que deberá realizar el personal, y 3) disponibilidad del equipo, materiales y elementos necesarios. Conclusiones similares alcanzaron

Fairweather, Sanders y Tornatzky (1974) en su estudio sobre innovaciones en el campo de la salud mental, y Bogdan y colaboradores (1974) en su análisis sobre innovaciones al programa en instituciones para retrasados mentales tales. Estos y otros estudios demuestran que una causa importante de fracaso, cuando se trata de cambiar programas, se debe a la dificultad para articular conjuntos de aptitudes y trabajos concretos definidos específicamente, y relacionados con enunciaciones ideológicas y sistemas de creencias.

En este contexto, cuando un cambio planeado requiere nuevas tareas y cambios en la definición de papeles, habrán de ocurrir cambios correspondientes en las divisiones del trabajo, que podrán incluir modificaciones en relaciones de autoridad y de supervisión y en pautas de comunicación y mecanismos de coordinación. La implantación exitosa de programas nuevos requiere el establecimiento de estructuras apropiadas de trabajo congruentes con los requerimientos de las nuevas tareas. Por ejemplo, si un programa nuevo requiere tareas muy complejas y variables, el personal no podrá funcionar adecuadamente si su trabajo está estructurado mediante pautas de autoridad jerárquica y de comunicación vertical, y por mecanismos rígidos de coordinación (Van de Ven, Delbecq y Koenig, 1976; Litwak, 1978).

Poder interno y modelos de incentivos

Una fuente importante de resistencia la presentan los miembros de la organización que temen perder recompensas o que se les niegue acceso a alicientes conforme al programa nuevo. Por tal razón los planeadores del cambio deben buscar estrategias que reduzcan este tipo de resistencia (Kaufman, 1971). Estas estrategias podrán abarcar seguridades de que ningún miembro del personal perderá ingresos o resentirá condiciones de trabajo degradadas; que el personal tendrá voz en la implantación del cambio, o que el cambio vigorizará y reforzará valores y normas profesionales. Con muchísima frecuencia, el éxito de un programa nuevo depende de la aceptación del personal de nivel inferior que está en contacto con los clientes. Al igual que los burócratas al nivel de la calle, el personal de nivel inferior tendrá mucha discreción en sus encuentros con los clientes y la capacidad de esquivar una supervisión rigurosa; con frecuencia podrá minar un programa nuevo a pesar de haber sido sancionado por el liderazgo ejecutivo. Por consiguiente, los planeadores del cambio deben hacer ver sin la menor duda a este personal que no será afectado adversamente por el nuevo programa. Cuando se necesite su aceptación activa, se les deberán proporcionar incentivos directos para que la den. Indudablemente, reducir la resistencia al cambio requerirá modificaciones y avenencias significativas en los objetivos del cambio.

El cambio organizacional perturba también las relaciones de poder existentes, lo cual produce resistencia a su implantación. Mientras mayor sea la probabilidad de que éste amenace las relaciones existentes, mayor será la necesidad de contar con el apoyo de fuentes de poder. Una y otra vez, los estudios sobre el cambio organizacional señalan la importancia del apoyo de los ejecutivos como precondición fundamental para el éxito de su implantación (Delbecq, 1978; Hage y Dewar, 1973). El apoyo de los ejecutivos se suele lograr mediante la votación o al proporcionarles papeles de participación formal en los procesos de toma de decisiones respecto al programa nuevo.

Sin embargo, la votación no es la única estrategia para movilizar recursos de poder. En verdad no sería nada recomendable si el cambio propuesto se contrapone a los intereses y valores del grupo ejecutivo. Más bien, los partidarios del cambio podrán formar coaliciones con otros grupos clave de la organización para hacerse de poder suficiente por medio del cual neutralizar la resistencia al cambio. Sin embargo, formar coaliciones entraña riesgos. Primero, para forjar una coalición, los defensores del cambio tal vez deban modificar sustancialmente los objetivos del mismo para ofrecer incentivos a los diversos miembros de la coalición. Segundo, la coalición tal vez sea inestable, en cuyo caso en aspectos importantes algunos miembros destacados pueden abandonarla. Finalmente, una coalición puede inducir la formación de contracoaliciones.

En una estrategia alterna para hacerse de poder en una organización, los actores se desplazan en terrenos de mucha incertidumbre pero los enfrentan exitosamente (Hinnings y otros, 1974). Por ejemplo, en una agencia que muestra graves incertidumbres presupuestales, quienes tengan las soluciones eficaces a los problemas fiscales ascenderán al poder, suponiendo que en esa posición de poder no hay nadie con iguales aptitudes y talentos. Una agencia preocupada por una baja en la demanda de sus servicios dará poder a quienes ofrezcan nuevos y eficaces modos de atraer clientes. Así pues, la implantación exitosa de un programa nuevo se realizará si sus promotores pueden demostrar —como ningún otro en la organización podrá demostrar— su efectividad en campos de mucha incertidumbre. Y también los defensores del cambio que han adquirido poderes por obra de esta estrategia pueden valerse de su prestigio y credibilidad recién adquiridos para neutralizar resistencias al cambio.

Los practicantes de servicios al hombre que deseen introducir cambios no deben perder de vista lo complejo que es implantarlos. Su aptitud para influir en todas las variables relacionadas con la implantación puede ser bastante limitada. Pero lo más importante es que, sin la menor duda, deberán transigir y modificar sus objetivos de cambio, y aceptar que los cambios que finalmente se implanten se parecerán sólo vagamente a los propuestos originalmente.

Conclusión

Aunque es verdad que muchos practicantes de servicios al hombre tal vez estén orientados hacia el cambio y prestos a intervenir en nombre y a favor de los usuarios, es común que sus organizaciones resistan cambios e innovaciones. En conjunto, las fuerzas que sustentan la estabilidad tienen mayor peso que las que empujan hacia la innovación y el cambio. Las organizaciones al servicio del hombre parecen transformarse únicamente cuando son sometidas o coaccionadas, es decir, cuando las condiciones externas han llegado a un punto tal en que no se puede negar su existencia. Raros en verdad son los casos en que la organización tiene la previsión, la motivación y el dinero necesarios para emprender la innovación y el cambio sin que en su decisión medien presiones externas. Sin embargo, la sobrevivencia y la vitalidad a largo plazo de una organización dependen de su capacidad para cambiar antes de que se presente una crisis. Es muy probable que un periodo de crisis sea el peor momento para iniciar innovaciones, porque es entonces cuando la capacidad de la organización está en su nivel más bajo. Tal vez el medio sea inhóspito; el liderazgo ejecutivo quizá se aferre a viejos conceptos; los recursos pueden estar sometidos a tensiones, en tanto que la estructura interna estará demasiado aferrada a pautas pasadas de moda.

Los servicios humanos están entrando en una era de mucha incertidumbre, en la cual siempre estarán presentes presiones en favor del cambio. Los costos cada vez mayores de estos servicios junto con la baja en el financiamiento público pondrán a estas organizaciones ante graves presiones fiscales. El empeño de los gobiernos —federal, estatales y municipales— para reducir los costos de operación y los recursos minarán la sobrevivencia de estas organizaciones, a menos que introduzcan cambios radicales en sus sistemas de prestación de servicios. Al mismo tiempo, seguirán aumentando las demandas de servicios humanos, por dos razones. Primero, como observó Zald (1977), los cambios sociodemográficos tales como el número mayor de ancianos en la población y el aumento constante de hogares de un solo sostén, crearán una necesidad cada vez mayor de servicios sociales. Segundo, un número cada vez mayor de ciudadanos acabarán reclamando estos servicios como un derecho.

Presionadas entre demandas cada vez mayores y recursos en declinación, las organizaciones al servicio del hombre se verán obligadas, por una parte, a encauzar sus esfuerzos hacia los miembros de la población más necesitados, y por otra, a aumentar los costos de los servicios a los menos necesitados. El resultado es que los servicios al hombre enfrentan el peligro de una bifurcación cada vez mayor de sus servicios por razón de la clase social. Más todavía, concentrar los servicios públicos en los muy necesitados elevará en realidad los costos de los servicios por usuario y menguará su eficacia. Sin embargo, la exigencia por parte del público de eficacia y de efectividad y eficiencia se tornará más persistente.

El futuro guarda también oportunidades emocionantes para los servicios humanos. Habrá nuevos adelantos en las tecnologías de servicio conforme crezca nuestro saber sobre el funcionamiento del hombre. Nuestro saber, que crece rápidamente en campos tan diversos como la biología, el aprendizaje y la cognición humanas, en cambios en el ciclo de vida y en el envejecimiento, generará nuevas tecnologías de servicio más eficaces. Además, conforme cambien las necesidades, se abrirán nuevos terrenos en los servicios para el hombre, por ejemplo, en asesoría genética, en trabajo social industrial, y en atención de los minusválidos crónicos. Los adelantos revolucionarios en la tecnología de la información tendrán un profundísimo impacto en la administración y prestación de servicios al hombre.

Por consiguiente, una organización efectiva deberá tener capacidad para innovar y cambiar *con regularidad* y para ser particularmente sensible a las nuevas situaciones y tendencias del medio (Hedberg, Nystrom y Starbuck, 1976). Las organizaciones necesitan liberarse de ideologías estancadas, de metas inflexibles y de estructuras rígidas. Paradójicamente, las organizaciones al servicio del hombre, por razón de su misma naturaleza, poseen características que potencialmente pueden realzar su capacidad para cambiar. Es decir, tienen metas múltiples y en conflicto; operan conforme a tecnologías indeterminadas; y acoplan holgadamente sus estructuras internas. Pero en su búsqueda de estabilidad, de certeza y de control, al igual que otros tipos de organizaciones, establecen mecanismos tales como ideologías dominantes, tecnologías de rutina y controles burocráticos, lo cual mengua su capacidad para innovar. Como dicen Hedberg, Nystrom y Starbuck (1976: 45): "Los organismos en medios cambiantes necesitan protección. La protección de una organización acentúa mucho más la flexibilidad, la creatividad, la inmediatez y la iniciativa que la autoridad, la claridad, la decisión o la responsividad." Para realzar la capacidad de innovación y de cambio proponen que las organizaciones: 1) alienten la diversidad de opiniones y objetivos con base en consensos mínimos; 2) promuevan una buena dosis de satisfacción para que el personal permanezca en la organización, pero no la bastante para que se sientan felices con el *statu quo*; 3) mantengan suficientes recursos no restringidos para que puedan absorber gastos de experimentación, pero que no manejen dinero de sobra pues tal cosa desalienta la búsqueda de ideas nuevas y mejores; 4) no se opongan a la sustitución de planes a largo plazo cuando se presenten nuevos fenómenos en el medio ambiente; y 5) sostengan una estructura acoplada holgadamente. A la larga, la responsividad de una organización a las necesidades de sus usuarios dependerá de que desarrolle y mejore su capacidad para innovar y cambiar.

BIBLIOGRAFÍA

Ackoff, R. L., y P. Rivett. *A Manager's Guide to Operations Research*. Nueva York: Wiley, 1963.

Adrian, C. R., y C. Press. "Decision Costs in Coalition Formulation", *American Political Science Review*, 62 (1968), 556-63.

Aiken, M., R. Dewar, N. Di Tomaso, J. Hage, y G. Zeitz. *Coordinating Human Services*. San Francisco: Jossey-Bass, 1975.

Albrecht, G. L. "Defusing Technological Change in Juvenile Courts: The Probation Officer's Struggle for Professional Autonomy", *Sociology of Work and Occupations*, 6 (1979), 259-82.

Aldrich, H. "Cooperation and Conflict Between Organizations in the Manpower Training System: An Organization-Environment Perspective". En *Conflict and Power in Complex Organizations*, ed. A. R. Negandhi. Kent, Ohio: Center for Business and Economic Research, Kent State University, 1972, pp. 11-27.

——. *Organizations and Environments*. Englewood Cliffs, Nueva Jersey: Prentice-Hall, 1979.

Aldrich, H. E., y J. Pfeffer. "Environments of Organizations". En *The Annual Review of Sociology*, ed. A. Inkeles. Palo Alto: Annual Reviews, Inc., 1976. II: 79-105.

Alford, R. R. *Health Care Politics*. Chicago: University of Chicago Press, 1975.

Allen, M. P. "The Structure of Interorganizational Elite Cooptation: Interlocking Corporate Directorates", *American Sociological Review*. 39 (1974), 393-496.

Álvarez, R., K. G. Lutterman, y asociados. *Discrimination in Organizations*. San Francisco: Jossey-Bass, 1979.

Arnold, W. R. "Race and Ethnicity Relative to Other Factors in Juvenile Court Dispositions", *American Journal of Sociology*, 77 (1971), 211-27.

Astrachan, B. M. "Changing Institutional Direction: The Connecticut Mental Health Center". En *Innovation and Implementation in Public Organizations*, eds. R. Nelson y D. Yates. Lexington, Massachusetts: Lexington Books, 1978, pp. 1-18.

Attkisson, C. C., W. Hargraves, M. J. Horowitz, y J. E. Sorensen, eds. *Evaluation of Human Service Programs*. Nueva York: Academic Press, 1979.

Aviram, U., y S. Segal. "Exclusion of the Mentally Ill: Reflections on an Old Problem in a New Context", *Archives of General Psychiatry*, 29 (1973), 120-31.

Avnet, H. H. *Psychiatric Insurance: Financing Short-Term Ambulatory Treatment*. Nueva York: Group Health Insurance, 1962.

Baldridge, V. J. "Organizational Change: Institutional Sagas, External Challenges, and Internal Politics". En *Managing Change in Educational Organizations*, eds. J. V. Baldridge y T. E. Deal. Berkeley, California: McCutcham, 1975, pp. 427-48.

——, y R. A. Burnham. "Organizational Innovation: Individual, Organizational, and Environmental Impacts", *Administrative Science Quarterly*, 20 (1975), 165-76.

Balint, M. *The Doctor, His Patient, and the Illness*. Londres: Pitman, 1964.

Barker, L., y D. Jansiewicz. "Coalitions in the Civil Rights Movement". En *The Study of Coalition Behavior*, eds. S. Groennings, E. W. Kelley, y M. Leirserson. Nueva York: Holt, Rinehart and Winston, 1970, pp. 192-208.

Barnard, C. *The Functions of the Executive*. Cambridge, Massachusetts: Harvard University Press, 1938.

Beckhard, A. R. *Strategies of Organizational Development*. Reading, Massachusetts: Addison-Wesley, 1969.

Belknap, I. *Human Problems of a State Mental Hospital*. Nueva York: McGraw-Hill, 1956.

Bendix, R. *Work and Authority in Industry*. Nueva York: Wiley, 1956.

Benson, J. K. "The Interorganizational Network as a Political Economy", *Administrative Science Quarterly*, 20 (1975), 229-49.

——. "Organizations: A Dialectic View", *Administrative Science Quarterly*, 22 (1977), 1-21.

Bergin, A., y M. Lambert. "The Evaluation of Therapeutic Outcomes". En *Handbook of Psychoterapy and Behavior Change*, 2a. ed., eds. S. Garfield y A. Bergin. Nueva York: Wiley, 1978, pp. 139-89.

Berkanovic, E., y L. G. Reeder. "Can Money Buy the Appropiate Use of Services?" *Journal of Health and Social Behavior*, 15 (1974), 93-99.

Bernard, S., E. Kurtagh, y H. Johnson. "The Neighborhood Service Organization: Specialist in Social Welfare Innovation", *Social Work*, 13 (1968), 76-84.

Bidwell, C. "Students and Schools: Some Observations on Client Trust in Client-Serving Organizations". En *Organizations and Clients*, eds. W. Rosengren y R. Lefton. Columbus, Ohio: Charles E. Merrill, 1970, pp. 37-70.

——. "The Social Psychology of Teaching". En *Second Handbook of Research on Teaching*, ed. R. Travers. Chicago: Rand McNally, 1973, pp. 413-49.

Bigelow, R. "Changing Classroom Interaction Through Organizational Development". En *Organizational Development in Schools*, eds. R. A. Schmuck y M. B. Miles. Palo Alto: National Press Books, 1971, pp. 71-85.

Blake, R. R., y J. S. Mouton. *The Management Grid*. Houston: Gulf, 1964.

Blau, P. M. *The Dynamics of Bureaucracy*. Chicago: University of Chicago Press, 1955.

——. *Exchange and Power in Social Life*. Nueva York: Wiley, 1964.

——, y R. Schoenherr. *The Structure of Organizations*. Nueva York: Basic Books, 1971.

Bogdan, R., S. Taylor, B. De Grandpre, y S. Haynes. "Let Them Eat Programs: Attendants' Perspectives and Programming on Wards in State Schools", *Journal of Health and Social Behavior*, 15 (1974), 142-51.

Bossert, S. T. *Tasks and Social Relations in Classrooms* (The Arnold and Caroline Rose Monograph Series of the American Sociological Association). Cambridge, Inglaterra: Cambridge University Press, 1979.

Bowles, S., y H. Gintis. *Schooling in Capitalist America*. Nueva York: Basic Books, 1976.

Brager, G., y S. Holloway. *Changing Human Service Organizations*. Nueva York: Free Press, 1978.

Braginsky, B., D. Braginsky, y K. Ring. *Methods of Madness: The Mental Hospital as Last Resort*. Nueva York: Holt, Rinehart and Winston, 1969.

Brenner, H. *Mental Illness and the Economy*. Cambridge, Massachusetts: Harvard University Press, 1973.

Briar, S., y H. Miller. *Problems and Issues in Social Casework*. Nueva York Columbia University Press, 1971.

Campbell, D. "Reform as Experiments", *American Psychologist*, 24 (1969), 409-29.

Campbell, J. "On the Nature of Organizational Effectiveness". En *New Perspectives on Organizational Effectiveness*, eds. P. S. Goodman, J. M. Pennings, y asociados. San Francisco: Jossey-Bass, 1977, pp. 13-55.

Carlson, R. O. "Succession and Performance Among School Superintendents", *Administrative Science Quarterly*, 6 (1961), 210-27.

——. "Environmental Constraints and Organizational Consequences: The Public School and Its Clients". En *Behavioral Science and Educational Administration*, Chicago: National Society for the Study of Education, 1964, pp. 262-76.

Caudill, W. *The Psychiatric Hospital as a Small Society*. Cambridge, Massachusetts: Harvard University Press, 1958.

Clark, B. R. *Adult Education in Transition*. Berkeley: University of California Press, 1956.

——. "The Cooling-out Function in Higher Education", *American Journal of Sociology*, 65 (1960), 569-76.

——. *The Distinctive College: Antioch, Reed, and Swarthmore*. Chicago: Aldine, 1970.

Cloward, R., e I. Epstein. "Private Social Welfare's Disengagement from the Poor: The Case of Family Adjustment Agencies". En *Social Welfare Institutions*, ed. M. N. Zald. Nueva York: Wiley, 1965, pp. 623-45.

Coch, L., y J. R. P. French, Jr. "Overcoming Resistance to Change", *Human Relations*, 1 (1948), 512-32.

Cochran, N. "Grandma Moses and the 'Corruption' of Data", *Evaluation Quarterly*, 2 (1978), 363-73.

Coe, R. *Sociology of Medicine*. Nueva York: McGraw-Hill, 1970.

Cohen, D. K. "Politics and Research: Evaluation of Social Action Programs in Education". En *Evaluating Action Programs*, ed. C. H. Weiss. Boston: Allyn and Bacon, 1972, pp. 137-65.

Cohen, M. D., J. G. March, y J. P. Olsen. "A Garbage-Can Model of Organizational Choice", *Administrative Science Quarterly*, 17 (1972), 1-25.

Coleman, J. "Loss of Power", *American Sociological Review*, 38 (1973), 1-17.

Connery, R. H. *The Politics of Mental Health*. Nueva York: Columbia University Press, 1968.

Cook, K. S. "Exchange and Power in Networks of Interorganizational Relations", *The Sociological Quarterly*, 18 (1977), 62-82.

——, y R. H. Emerson. "Power, Equity, Commitment in Exchange Networks", *American Sociological Review*, 43 (1978), 721-39.

Corwin, R. *Militant Professionalism*. Nueva York: Appleton-Century-Crofts, 1970.

——. Strategies for Organizational Innovation: An Empirical Comparison", *American Sociological Review*, 37 (1972), 441-54.

Coser, L. R. "Authority and Decision Making in a Hospital", *American Sociological Review*, 23 (1958), 56-64.

Coser, L. R. "Alienation and the Social Structure: Case Analysis of a Hospital". En *The Hospital in Modern Society,* ed. E. Freidson, Nueva York: Free Press, 1963, pp. 231-65.

Crain, R. L. *The Politics of School Desegregation.* Chicago: Aldine, 1968.

Cressey, D. "Prison Organizations". En *Handbook of Organizations,* ed. J. G. March. Chicago: Rand McNally, pp. 1023-70.

Cummings, E., y J. Cumming. *Closed Ranks: An Experiment in Mental Health Education.* Cambridge, Massachusetts: Harvard University Press, 1957.

Cyert, R. M. *The Management of the Nonprofit Organization.* Lexington, Massachusetts: D. C. Heat, 1975.

——, y. J. G. March. *The Behavioral Theory of the Firm.* Englewood Cliffs, Nueva Jersey: Prentice-Hall, 1963.

Cytrynbaum, S., Y. Ginoth, J. Birdwell, y L. Brandt. "Goal Attainment Scaling: A Critical Review". *Evaluation Quarterly,* 31 (1979), 5-40.

Child, J. "Organizational Structure, Environment, and Performance: The Role of Strategic Choices", *Sociology,* 6 (1972), 2-22.

——. "Predicting and Understanding Organizational Structure", *Administrative Science Quarterly,* 18 (1973), 168-85.

Chu, F., y S. Trotter. *The Madness Establishment.* Nueva York: Grossman, 1974.

Daft, R., y S. Becker. *Innovation in Organizations.* Nueva York: Elsevier, 1978.

Danet, B. "Giving the Underdog a Break: Latent Particularism Among Custom Officials". En *Bureaucracy and the Public,* eds. E. Katz y B. Danet. Nueva York: Basic Books, 1973, pp. 329-37.

David, M. S. "Variations in Patients 'Compliance with Doctors" Advice: An Empirical Analysis of Patterns of Communication", *American Journal of Public Health,* 58 (1968), 279-86.

Delbecq, A. L. "The Social Political Process of Introducing Innovation in Human Services". En *The Management of Human Services,* eds. R. C. Sarri y Y. Hasenfeld. Nueva York: Columbia University Press, 1978, pp. 309-39.

Derthick, M. *Uncontrollable Spending for Social Services Grants.* Washington D. C.: The Brookings Institution, 1975.

——. *Policymaking for Social Security.* Washington D. C.: The Brookings Institution, 1979.

Deutsch, A. *The Shame of the States.* Nueva York: Harcourt, Brace, 1948.

Deutscher, I. "Toward Avoiding the Goal-trap in Evaluation Research". En *The Evaluation of Social Programs,* ed. C. C. Abt. Beverly Hills, California: Sage, 1976, pp. 249-68.

Dickson, D. T. "Bureaucracy and Morality: An Organizational Perspective on a Moral Crusade", *Social Problems,* 16 (1968), 143-56.

Diehr, P., K. O. Jackson, y M. V. Boscha. "Access to Medical Care: The Impact of Outreach Services on Enrollees of Prepaid Health Insurance Program", *Journal of Health and Social Behavior,* 16 (1975), 326-340.

Dingwall, R. "Problems of Teamwork in Primary Care". En *Social Services and Health Care,* eds. S. Londsdale, A. Webb, y T. L. Briggs. Syracuse, Nueva York: Syracuse University School of Social Work, 1980, pp. 111-37.

Dohrenwend, B. P. "Sociocultural and Social-psychological Factors in the Genesis of Mental Disorders", *Journal of Health and Social Behavior,* 16 (1975), 365-92.

Donabedian, A. "Evaluating the Quality of Medical Care". *The Milbank Memorial Fund Quarterly*, 44 (1966), 166-88.

Donicht, T. L., y R. B. Everhart. "Harvesting the Money Tree: Educational Innovations as Revenue Sharing", *Social Problems*, 24 (1976), 247-58.

Dornbusch, S., y W. R. Scott. *Evaluation and the Exercise of Authority*. San Francisco: Jossey-Bass, 1975.

Downey, H. K., D. Hellriegel, y J. W. Slocum, Jr. "Environmental Uncertainty: The Construct and Its Application", *Administrative Science Quarterly*, 20 (1975), 613-29.

Downs, G. *Bureaucracy, Innovation, and Public Policy*. Lexington, Massachusetts: D. C. Heath, 1976.

——, y L. Mohr. "Toward a Theory of Innovation", *Administration and Society*, 10 (1979), 379-408.

Drucker, P. F. *The Practice of Management*. Nueva York: Harper, 1954.

Duff, R. S., y A. B. Hollingshead. *Sickness and Society*, Nueva York: Harper & Row, 1968.

Dunham, H. W., y S. K. Weinberg. *The Culture of the State Mental Hospital*. Detroit: Wayne State University, 1960.

Durman, E. "Have the Poor Been Regulated? Toward a Multivariate Understanding of Welfare Growth", *Social Service Review*, 47 (1973), 339-59.

Dutton, D. "The Use of Health Services by the Poor", *American Sociological Review*, 43 (1978), 348-67.

Elesh, D. "Organization Sets and the Structure of Competition for New Members", *Sociology of Education*, 46 (1973), 371-95.

——, y P. T. Schollaert. "Race and Urban Medicine: Factors Affecting the Distribution of Physicians in Chicago", *Journal of Health and Social Behavior*, 13 (1972), 236-30.

Emerson, R. M. "Power-dependence Relations", *American Sociological Review*, 27 (1962), 31-41.

——. "Exchange Theory, Part II: Exchange Relations and Network Structures". En *Sociological Theories in Progress*, eds. J. Berger, M. Zelditch, y B. Anderson. Boston: Houghton Mifflin, 1972. II: 58-87.

——. "Social Exchange Theory". En *The Annual Review of Sociology*, ed. A. Inkeles. Palo Alto, California: Annual Reviews Inc., 1975. I: 335-62.

Emerson, R. M. *Judging Juvenile Delinquents*. Chicago: Aldine, 1969.

——, y M. Pollner. "Dirty Work Designations: Their Features and Consequences in a Psychiatric Setting", *Social Problems*, 23 (1976), 243-54.

Empey, L., y M. Erickson. *The Provo Experiment*. Lexington, Massachusetts: Lexington Press, 1972.

Epstein, I. "Professionalization, Professionalism, and Social Work Radicalism", *Journal of Health and Social Behavior* 11 (1970), 67-77.

Etzioni, A., ed. *The Semi-professions and Their Organization*. Nueva York: Free Press, 1969.

Fairweather, G. W., D. H. Sanders, y L. G. Tornatzky. *Creating Change in Mental Health Organizations*. Nueva York: Pergamon Press, 1974.

Fischer, J. *The Effectiveness of Casework*. Springfield, Illinois: Charles C. Thomas, 1976.

——, y H. Miller. "The Effects of Client Race and Social Class on Clinical Judgments", *Clinical Social Work Journal*, 1 (1973), 100-109.

Fontana, A. F. "Machiavellianism and Manipulation in the Mental Patient Role", *Journal of Personality*, 39 (1971), 252-63.

Fox, R. C. "Advanced Medical Technology-Social and Ethical Implications". En *Annual Review of Sociology*, ed. A. Inkeles. Palo Alto, California: Annual Reviews, Inc., 1976, pp. 231-68.

Franke, R. H., y J. D. Kaul. "The Hawthorn Experiments: First Statiscal Interpretation", *American Sociological Review*, 43 (1978), 623-42.

Freidson, E. *Patients' Views of Medical Practice*. Nueva York: Russell Sage Foundation, 1961.

——. "Disability as Social Deviance". En *Sociology and Rehabilitation*, ed. M. Sussman. Washington D. C.: American Sociological Association, 1965, pp. 71-99.

——. *Profession of Medicine*. Nueva York: Dodd, Mead Co., 1970.

——. "Professions and the Occupational Principle". En *The Professions and Their Prospects*, ed. E. Freidson. Beverly Hills, California: Sage, 1973, pp. 19-38.

French, W. B., y G. H. Bell. *Organizational Development*. Englewood Cliffs, Nueva Jersey: Prentice-Hall, 1973.

Galbraith, J. R. *Organization Design*. Reading, Massachusetts: Addison-Wesley, 1977.

Galper, J. H. *The Politics of Social Services*. Englewood Cliffs, Nueva Jersey: Prentice-Hall, 1975.

Gambrill, E. D. *Behavior Modification: Handbook of Assessment, Intervention, and Evaluation*. San Francisco: Jossey-Bass, 1977.

Gamson, W. A. *Power and Discontent*. Homewood, Illinois: Dorsey Press, 1968.

Georgiou, P. "The Goal Paradigm and Notes Toward A Counter Paradigm", *Administrative Science Quarterly*, 18 (1973), 291-310.

Georgopoulos, B. S., y A. Matejko, "The American General Hospital as a Complex Social System", *Health Services Research*, 2 (1967), 76-112.

Gilbert, N. "The Transformation of Social Services", *Social Service Review*, 51 (1977), 624-41.

——, y H. Specht. *Dimensions of Social Welfare Policy*. Englewood Cliffs, Nueva Jersey: Prentice-Hall, 1974.

Glasser, I. "Prisioners of Benevolence: Power Versus Liberty in the Welfare State". En *Doing Good*, eds. W. Gayling, I. Glasser, S. Marcus, y D. Rothman. Nueva York: Pantheon, 1978, pp. 97-168.

Goffman, E. *Asylums*. Garden City, Nueva York: Anchor Books, 1961.

Gordon, L. K. "Bureaucratic Competence and Success in Dealing with Public Bureaucracies", *Social Problems*, 23 (1975), 197-208.

Goss, M. "Patterns of Bureaucracy Among Hospital Staff Physicians". En *The Hospital in Modern Society*, ed. E. Freidson, Nueva York: Free Press, 1963, pp. 170-94.

Gouldner, A. W., "Organizational Analysis". En *Sociology Today*, eds. R. K. Merton, L. Broom, y L. S. Cottrell, hijo. Nueva York: Basic Books, 1959, pp. 400-428.

Gray, C. M., C. J. Conover, y T. M. Hennessey. Cost-effectiveness of Residential Community Corrections: An Analytical Prototype", *Evaluation Quarterly*, 2 (1978), 375-400.

Graziano, A. "A Clinical Innovation and the Mental Health Power Structure", *American Psychologist*, 24 (1969), 10-18.

Greenblatt, M., D Levinson, y R. Williams, eds. *The Patient and the Mental Hospital.* Glencoe, Illinois: Free Press, 1957.

Greenley, J. R., y S. A. Kirk. "Organizational Characteristics of Agencies and the Distribution of Services to Applicants", *Journal of Health and Social Behavior*, 14 (1973), 70-79.

Greenwood, E. *The Practice of Science and the Science of Practice.* Papers in Social Welfare No. 1. Waltham, Massachusetts: Brandeis University, Florence Heller School for Advanced Studies in Social Welfare, 1960.

Griffin, L., y K. L. Alexander. "Schooling and Socioeconomic Attainment: High School and College Influences", *American Journal of Sociology*, 84 (1978), 319-47.

Gross, N., J. B. Giacquinta, y M. Bernstein. *Implementing Organizational Innovation.* Nueva York: Basic Books, 1971.

Grossman, J. "Shifting Patterns in the Nature of Technological Innovations in Health Care Delivery". En *The Management of Health Care*, eds. W. J. Abernathy, A. Sheldon, y C. K. Prahalad. Cambridge, Massachusetts: Ballinger, 1974, pp. 63-66.

Gruber, M. "Inequality in the Social Services". *Social Service Review*, 54 (1980), 59-75.

Gummer, B. "On Helping and Helplessness: The Structure of Discretion in the American Welfare System", *Social Service Review*, 53 (1979), 214-28.

Gusfield, J. R. "Moral Passage: The Symbolic Process in Public Designations of Deviance", *Social Problems*, 15 (1967), 175-88.

Hage, J. *Communication and Organizational Control.* Nueva York: Wiley, 1974.

——. *Theories of Organizations.* Nueva York: Wiley, 1980.

——, y M. Aiken. "Routine Technology, Social Structure, and Organizational Goals", *Administrative Science Quarterly*, 14 (1969), 366-77.

——. "Relationship of Centralization to Other Structural Properties". *Administrative Science Quarterly*, 12 (1967), 72-91.

——, y R. Dewar. "Elite Values vs. Organizational Structure in Predicting Innovation", *Administrative Science Quarterly*, 18 (1973), 279-90.

Hall, R. H. "Professionalization and Bureaucratization", *American Sociological Review*, 33 (1968), 94-104.

——. *Organizations: Structure and Process*, 2a. ed. Englewood Cliffs, Nueva Jersey: Prentice-Hall, 1977.

Hall, S. *The Point of Entry: A Study of Client Reception in the Social Services.* Londres: George Allen and Unwin, 1974.

Hampson, D. "Curriculum Change at the Local Level: A Case Study". En *Managing Change in Educational Organizations*, eds. J. V. Baldridge y T. E. Deal. Berkeley, California: McCutchan Publishing Co., 1975, pp. 355-77.

Handler, J. F. *Reforming the Poor.* Nueva York: Basic Books, 1972.

——. *The Coercive Social Worker.* Chicago: Markham, 1973.

——. *Protecting the Social Service Client: Legal and Structural Controls on Official Discretion.* Nueva York: Academic Press, 1979.

Hannan, H. T., y J. Freeman. "The Population Ecology of Organizations", *American Journal of Sociology*, 82 (1977*a*), 929-64.

——. "Obstacles to Comparative Studies". En *New Perspectives on Organizational Effectiveness*, eds. P. S. Goodman, J. M. Penning y asociados. San Francisco: Jossey-Bass, 1977*b*, pp. 106-31.

Hasenfeld, Y. "Organizational Dilemmas in Innovating Social Services: The Case of Community Action Centers", *Journal of Health and Social Behavior*, 12 (1971), 208-16.

——. "People-Processing Organizations: An Exchange Approach", *American Sociological Review*, 37 (1972), 256-63.

——. "Organizational Factors in Services to Groups". En *Individual Change Through Groups*, eds. P. Glasser, R. C. Sarri y R. D. Vinter. Nueva York: Free Press, 1974, pp. 307-22.

——. "The Role of Employment Placement Services in Maintaining Poverty". *Social Service Review*, 49 (1975), 569-87.

——. "The Juvenile Court and Its Environment". En *Brought to Justice? Juveniles, the Courts, and the Law*, eds. R. C. Sarri y Y. Hasenfeld. Ann Arbor, Michigan: National Assessment of Juvenile Corrections, 1976, pp. 72-95.

——. "Client-Organization Relations. A Systems Perspective". En *The Management of Human Services*, eds. R. C. Sarri y Y. Hasenfeld. Nueva York: Columbia University Press, 1978, pp. 184-206.

——. "Implementation of Change in Human Service Organizations: A Political Economy Perspective", *Social Service Review*, 54 (1980), 508-20.

——, y D. Steinmetz. "Client-Official Encounters in Social Service Agencies". En *The Public Encounters*, ed. C. T. Goodsell. Bloomington: Indiana University Press, 1981, pp. 83-101.

Hedberg, B. L., P. C. Nystrom, y W. H. Starbuck. "Camping on Seesaws: Prescription for a Self-designing Organization", *Administrative Science Quarterly*, 21 (1976), 41-65.

Helfgot, J. "Professional Reform Organizations and the Symbolic Representation of the Poor", *American Sociological Review*, 39 (1974), 475-91.

Hellum, F. "Juvenile Justice: The Second Revolution", *Crime and Delinquency*, 25 (1979), 299-317.

Henry, J. "Types of Institutional Structure". En *The Patient and the Mental Hospital*, eds. M. Greenblatt, D. Levinson, y R. Williams. Glencoe, Illinois: Free Press, 1957, pp. 73-90.

Herriott, R. E., y B. J. Hodgkins. *The Environment of Schooling: Formal Education as an Open Social System*. Englewood Cliffs, Nueva Jersey: Prentice-Hall, 1973.

Hickson, D. J., D. S. Pugh, y D. C. Pheysey. "Operations Technology and Organizational Structure: An Empirical Appraisal", *Administrative Science Quarterly*, 14 (1969), 378-97.

Hinings, C. R., D. J. Hickson, J. M. Penning, y R. E. Schneck. "Structural Conditions of Intraorganizational Power", *Administrative Science Quarterly*, 19 (1974), 22-44.

Hirschman, A. O. *Exit, Voice, and Loyalty*. Cambridge, Massachusetts: Harvard University Press, 1970. [Edición en español: *Salida, voz y lealtad*, Fondo de Cultura Económica, México.]

Hoos, I. R. *Systems Analysis in Public Policy*. Berkeley: University of Caliornia Press, 1972.

Howard, J. "Humanization and Dehumanization of Health Care". En *Humanizing Health Care*, eds. J. Howard y A. Strauss. Nueva York: Wiley, 1975, pp. 57-102.

Hughes, E. C. *The Sociological Eye: Selected Papers*. Chicago: Aldine, 1971.

Indik, B. P. "Organization Size and Member Participation: Some Empirical Tests of Alternative Explanations", *Human Relations*, 18 (1965), 339-50.

Jackson, L. R., y W. A. Johnson. *Protest by the Poor*. Lexington, Massachusetts: D. C. Heath, 1974.

Jacobs, D. "Dependency and Vulnerability: An Exchange Approach to the Control of Organizations", *Administrative Science Quarterly*, 19 (1974), 45-59.

Jacobs, J. B. *Stateville: The Penitentiary in Mass Society*. Chicago: University of Chicago Press, 1977.

Janowitz, M. *Institution Building in Urban Education*. Nueva York: Russell Sage Foundation, 1969.

———. *Social Control of the Welfare State*. Nueva York: Elsevier, 1976.

———. *The Last Half-Century*. Chicago: University of Chicago Press, 1978.

Johns, R. L., y R. B. Kimbrough, *The Relationship of Socioeconomic Factors, Educational Leadership Patterns, and Elements of Community Power Structure to the Local School Fiscal Policy*. Washington D. C.: Bureau of Research, Office of Education, 1968.

Johnson, T. *Professions and Power*. Londres: Macmillan, 1972.

Kadushin, C. *Why People Go to Psychiatrists*. Nueva York: Atherton Press, 1969.

Kaluzny, A., J. Veney, y J. Gentry. "Innovations of Health Services: Hospitals and Health Departments", *Milbank Memorial Fund Quarterly*, 52 (1974), 51-82.

Kanter, R. M. *Men and Women of the Corporation*. Nueva York: Basic Books, 1977.

Kaplan, H. R., y C. Tausky. "Humanism in Organizations: A Critical Appraisal", *Public Administration Review*, 37 (1977), 171-80.

Kassenbaum, G., D. Ward, y D. Wilner. *Prison Treatment and Parole Survival*. Nueva York: Wiley, 1971.

Katz, D., B. A. Gutek, R. L. Kahn, y E. Barton. *Bureaucratic Encounters*. Ann Arbor, Michigan: Survey Research Center, Institute for Social Research, The University of Michigan, 1975.

———, y R. L. Kahn. *The Social Psychology of Organizations*, 2a. ed. Nueva York: Wiley, 1978.

Katz, E., y B. Danet, Eds. *Bureaucracy and the Public*. Nueva York: Basic Books, 1973.

Kaufman, H. *The Limits of Organizational Change*. Universidad de Alabama: University of Alabama Press, 1971.

Kiresuk, T., y S. H. Lund. "Goal Attainment Scaling". En *Evaluation of Human Service Programs*, eds. C. C. Attkisson, W. A. Hargreaves, M. J. Horowitz, y J. Sorensen. Nueva York: Academic Press, 1978, pp. 341-70.

Klatsky, S. R. "Organizational Inequality: The Case of the Public Employment Agencies", *American Journal of Sociology*, 76 (1970), 474-91.

Koontz, H., y C. O'Donnell. *Principles of Management*. Nueva York: Knopf, 1959.

Kosberg, J. I. "Differences in Proprietary Institutions Care for Affluent and Nonaffluent Elderly", *Gerontologist*, 13 (1973), 299-304.

Kramer, R. M. "Public Fiscal Policy and Voluntary Agencies in the Welfare States", *Social Service Review*, 53 (1979), 1-14.

Krause, E. A. "After the Rehabilitation Center", *Social Problems*, 14 (1966), 197-206.

Krause, E. A. *Power and Illness: The Political Sociology of Health and Medical Care*. Nueva York: Elsevier, 1977.

Krebs, R. L. "Some Effects of a White Institution on Black Psychiatric Outpatients", *American Journal of Orthopsychiatry*, 41 (1971), 589-97.

Kroeger, N. "Bureaucracy, Social Exchange, and Benefits Received in a Public Assistance Agency", *Social Problems*, 23 (1975), 182-96.

Larkin, R. W. "Social Exchange in the Elementary School Classroom: The Problem of Teacher Legitimation of Social Power", *Sociology of Education*, 48 (1975), 400-410.

Lawrence, P. R., y J. W. Lorsch. *Organization and Environment*. Boston: Harvard Business School, Division of Research, 1967.

Lee, S. M., y L. J. Moore. "Multicriteria School Busing Models", *Management Science*, 23 (1977), 703-18.

Lefton, M. "Client Characteristics and Structural Outcomes". En *Organizations and Clients*, eds. W. R. Rosengren y M. Lefton. Columbus, Ohio: Charles E. Merrill, 1970, pp. 17-36.

——, y W. R. Rosengren. "Organizations and Clients: Lateral and Longitudinal Dimensions", *American Sociological Review*, 31 (1966), 802-10.

Leonard, P. "Toward a Paradogm for Radical Practice", en *Radical Social Work*, eds. P. Bailey y M. Brake. Nueva York: Pantheon, 1975, pp. 46-61.

Lerman, P. "Evaluative Studies of Institutions for Delinquents: Implications for Research and Social Policy", *Social Work*, 13 (1968), 55-64.

——. *Community Treatment and Social Control*. Chicago: University of Chicago Press, 1975.

Lerner, B., y D. W. Fisk. "Client Attributes and the Eyes of the Beholder", *Journal of Consulting and Clinical Psychology*, 40 (1973), 272-77.

Levine, A., y M. Levine "The Social Context of Evaluative Research", *Evaluation Quarterly*, 1 (1977), 515-42.

Levine, S., y P. E. White. "Exchange as a Conceptual Framework for the Study of Interorganizational Relationships", *Administrative Science Quarterly*, 5 (1961), 583-601.

Likert, R. *New Patterns of Management*. Nueva York: McGraw-Hill, 1961.

——. *The Human Organization*. Nueva York: McGraw-Hill, 1967.

Link, B., y B. Milcarek. "Selection Factors in the Dispensation of Therapy: The Matthew Effect in the Allocation of Mental Health Resources", *Journal of Health and Social Behavior*, 21 (1980), 279-90.

Lipsky, M. *Protest in City Politics*. Chicago: Rand McNally, 1970.

——. "Toward a Theory of Street-level Bureaucracy". En *Theoretical Perspectives on Urban Politics*, eds. W. D. Hawley y M. Lipsky. Englewood Cliffs, Nueva Jersey: Prentice-Hall, 1976, pp. 196-213.

——. *Street-level Bureaucracy*. Nueva York: Russell Sage Foundation, 1980.

Lipton, D., R. Martinson, y J. Wilks. *The Effectiveness of Correctional Treatment*. Nueva York: Praeger Publishers, 1975.

Litwak, E. "Models of Bureaucracy which Permit Conflict", *American Journal of Sociology*. 67 (1961), 177-84.

——. "Organizational Constructs and Mega Bureaucracy". En *The Management of Human Services*, eds. R. C. Sarri y Y. Hasenfeld. Nueva York: Columbia University Press, 1978, pp. 123-62.

Lizotte, A. J. "Extra-legal Factors in Chicago's Criminal Courts", *Social Problems*, 25 (1978), 564-80.

Lorber, J. "Good Patients and Problem Patients: Conformity and Deviance in a General Hospital", *Journal of Health and Social Behavior* 16 (1975), 213-25.

——, y R. Satow. "Creating a Company of Equals: Sources of Occupational Stratification in a Ghetto Community Mental Health Center", *Sociology of Work and Occupations*, 4 (1977), 281-302.

Lorion, R. P. "Socioeconomic Status and Traditional Treatment Approaches Reconsidered", *Psychological Bulletin*, 79 (1973), 263-70.

Lorti, D. *School-Teacher*. Chicago: University of Chicago Press, 1975.

Ludwig, E. G., y S. D. Adams. "Patient Cooperation in a Rehabilitation Center: Assumption of the Client Role", *Journal of Health and Social Behavior*, 9 (1968), 328-36.

Lynch, B. P. "An Empirical Assessment of Perrow's Technology Construct", *Administrative Science Quarterly*, 19 (1974), 338-56.

Mandell, B. "Welfare and Totalitarianism. Part I; Theoretical Issues", *Social Work*, 16 (1971), 17-26.

Manning, N. "Values and Practice in the Therapeutic Community", *Human Relations*, 29 (1976), 125-38.

Manser, E. "Further Thoughts on Purchase of Service", *Social Casework*, 55 (1974), 421-74.

——, J. Jones, y S. Ortof. "An Overview of Project Enable", *Social Casework*, 48 (1967), 609-17.

March, J. G., y H. Simon. *Organizations*. Nueva York: Wiley, 1958.

——, y J. P. Olsen. *Ambiguity and Choise in Organizations*. Bergen, Noruega: Universitetsforlaget, 1976.

Marris, P., y M. Rein. *Dilemmas of Social Reform*. Nueva York: Atherton Press, 1967.

Martinson, R. "What Works? Questions and Answers about Prison Reform", *Public Interest*, 35 (1974), 22-54.

Massie, J. L. "Management Theory". En *Handbook of Organizations*, ed. J. G. March. Chicago: Rand McNally, 1965, pp. 387-422.

Mayer, R., R. Moroney, y R. Morris. *Centrally Planned Change*. Urbana, Illinois: University of Illinois Press, 1974.

McCleary, R. "How Structural Variables Constrain the Parole Officer's Use of Discretionary Power", *Social Problems*, 23 (1975), 209-25.

——. "How Parole Officers Use Records", *Social Problems* 24 (1977), 576-89.

McCleerly, R. "Policy Change in Prison Management", En *Complex Organizations*, ed. A. Etzioni. Nueva York: Holt, Rinehart and Winston, 1966, pp. 376-400.

McGregor, D. *The Human Side of Enterprise*. Nueva York: McGraw-Hill, 1960.

McKinlay, J. "Some Approaches and Problems in the Study of the Use of Services-An overview", *Journal of Health and Social Behavior*, 13 (1972), 115-52.

——, y S. M. McKinlay. "Some Social Characteristics of Lower Working-Class Utilizers of Maternity Care Services", *Journal of Health and Social Behavior*, 13 (1972), 369-81.

McNeil J., y W. J. Popham. "The Assessment of Teacher Competence". En *Second Handbook of Research on Teaching*, ed. R. Travers. Chicago: Rand McNally, 1973, pp. 218-44.

McNeil, K. "Understanding Organizational Power: Building on the Weberian Legacy", *Administrative Science Quarterly*, 23 (1978), 65-90.

Mechanic, D. *Mental Health and Social Policy*, 2a. ed. Englewood Cliffs, Nueva Jersey: Prentice-Hall, 1980.

Merton, R. K. "Bureaucratic Structure and Personality", *Social Forces*, 18 (1940), 560-68.

——. *Social Theory and Social Structure*, edición revisada. Nueva York: Free Press, 1957. [Edición en español: *Teoría y estructura sociales*, Fondo de Cultura Económica, México.]

Meyer, J., y B. Rowan. "Institutionalized Organizations: Formal Structure as Myth and Ceremony", *American Journal of Sociology* 83 (1977), 340-63.

——. "The Structure of Educational Organizations". En *Environments and Organizations*, eds. M. Meyer y asoc. San Francisco: Jossey-Bass, 1978, pp. 78-109.

Miller, J. G. "Toward a General Theory for the Behavioral Sciences". *American Psychologist*, 10 (1955), 513-31.

Milio, N. "Health Care Organizations and Innovation", *Journal of Health and Social Behavior*, 12 (1971), 163-73.

Milton, O., y J. W. Edgerly. *The Testing and Grading of Students*, USA: Change Magazine and Educational Change, 1976.

Mishler, E. G., y N. E. Waxler. "Decision Process in Psychiatric Hospitalization: Patients Referred, Accepted and Admitted to a Psychiatric Hospital", *American Sociological Review*, 28 (1963), 576-87.

Mohr, L. "Determinants of Innovation in Organizations", *American Political Science Review*, 63 (1969), 111-26.

——. "Organizational Technology and Organizational Structure". *Administrative Science Quarterly*, 16 (1971), 444-59.

——. "The Concept of Organizational Goal", *American Political Science Review*, 67 (1973), 470-81.

Mooney, J. D., y A. C. Reiley. *The Principles of Organization*. Nueva York: Harper, 1939.

Morehead, M. A. "P.S.R.O. —Problems and Possibilities", *Man and Medicine*, 1 (1976), 113-32.

Morris, R., e I. Hirsch Lescohier. "Service Integration: Real Versus Illusory Solution to Welfare Dilemmas". En *The Management of Human Services*, eds. R. C. Sarri, y Y. Hasenfeld. Nueva York: Columbia University Press, 1978, pp. 23-50.

Mouzelis, N. P. *Organization and Bureaucracy*. Chicago: Aldine, 1968.

Muraskin, W. "Review of Piven and Cloward: Regulating the Poor", *Contemporary Sociology*, 4 (1975), 607-13.

Murphy, R. D. *Political Entrepreneurs and Urban Poverty*. Lexington, Massachusetts: D. C. Heath, 1971.

National Institute of Mental Health. "A Description of the Revised 1981 Management System for Federally Funded Community Mental Health Centers". Rockville, Maryland: Division of Biometry and Epidemiology, 1980.

Nay, J. N., J. W. Scalon, R. E. Schmidt, y J. Wholey. "If You Don't Care Where You Get To, Then It Doesn't Matter Which Way You Go". En *The Evaluation of Social Programs*, ed. C. C. Abt. Beverly Hills: Sage, 1976, pp. 97-120.

Nelson, B. J. "Client Evaluations of Social Programs". En *The Public Encounter*, ed. C. Goodsell. Bloomington: Indiana University Press, 1981, pp. 42-74.

Neubeck K., y J. L. Roach. "Income Maintenance Experiments, Politics, and the Perpetuation of Poverty", *Social Problems,* 28 (1981), 308-320.

Nilson, L. B. "The Application of the Occupational 'Uncertainty Principle' to the Professions", *Social Problems,* 26 (1979), 570-81.

Nuthall, G., e I. Snook. "Contemporary Models of Teaching". En *Second Handbook of Research on Teaching,* ed. R. Travers. Chicago: Rand McNally, 1973, pp. 47-76.

Ohlin, L. E., A. D. Miller y R. A. Coates. *Juvenile Correctional Reform in Massachusetts.* Washington D. C.: National Institute of Juvenile Justice and Delinquency Prevention, 1977.

Orlinsky, D. E., y K. I. Howard. "The Relation of Process to Outcome in Psychotherapy". En *Handbook of Psychotherapy and Behavior Change,* 2a. ed., eds. S. Garfield y A. Bergin. Nueva York: Wiley, 1978, pp. 283-329.

Ouchi, W. "Relationship between Organizational Structure and Organizational Control", *Administrative Science Quarterly,* 22 (1977), 95-113.

Overton, P., R. Schneck, y C. B. Hazlett. "An Empirical Study of the Technology of Nursing Subunits", *Administrative Science Quarterly,* 22 (1977), 203-19.

Parloff, M., I. E. Waskow, y B. E. Wolfe. "Research on Therapist Variables in Relation to Process and Outcome". En *Handbook of Psychotherapy and Behavior Change,* 2a. ed., eds. S. Garfield y A. Bergin. Nueva York: Wiley, 1978, pp. 223-82.

Parsons, T. "The Mental Hospital as a Type of Organization". En *The Patient and the Mental Hospital,* eds. M. Greenblatt, D. J. Levinson, y R. Williams. Glencoe, Illinois: Free Press, 1957, pp. 108-29.

——. "How Are Clients Integrated Into Service Organizations". En *Organizations and Clients,* eds. W. Rosengreen y M. Lefton. Columbus. Ohio: Charles E. Merrill, 1970, pp. 1-16.

Patton, M. Q. *Utilization-Focused Evaluation.* Beverly Hills, California: Sage, 1978.

Peabody, R. L. *Organizational Authority.* Nueva York: Atherton Press, 1964.

Pearl, G., y D. H. Barr. "Agencies Advocating Together", *Social Casework,* 57 (1976), 611-18.

Perlman, R. *Consumers and Social Services.* Nueva York: Wiley, 1975.

Perrow, C. "The Analysis of Goals in Complex Organizations", *American Sociological Review,* 26 (1961), 856-66.

——. "Goals and Power Structures". En *The Hospital in Modern Society,* ed. E. Freidson. Nueva York: Free Press, 1963, pp. 112-46.

——. "Hospitals: Technology, Structure and Goals". En *Handbook of Organizations,* ed. J. G. March. Chicago: Rand McNally, 1965, pp. 910-71.

——. "A Framework for the Comparative Analysis of Organizations", *American Sociological Review,* 32 (1967), 194-208.

——. *Organizational Analysis: A Sociological View.* Belmont, California: Wadsworth Publishing Co., 1970.

——. *Complex Organizations: A Critical Essay.* Chicago: Scott Foresman, 1972.

Pfeffer, J. "The Micropolitics of Organizations". En *Environments and Organizations,* eds. M. Meyer y asoc. San Francisco: Jossey-Bass, 1978, pp. 29-50

——, y A. Long. "Resource Allocations in United Funds: Examination of Power and Dependence", *Social Forces,* 55 (1977), 775-90.

Piliavin, I. "Organizational Factors Involved in the Processing of AFDC Eligibility and Budgetary Decisions". Trabajo presentado en la 75a. reunión del programa anual de la Asociación Norteamericana de Sociología, Nueva York, 1980.

——, y A. E. Gross. "The Effects of Separation of Services and Income Maintenance on AFDC Recipients", *Social Service Review* 51 (1977), 389-405.

Piven, F. F., y R. A. Cloward. *Regulating the Poor*. Nueva York: Pantheon Books, 1971.

——. *Poor People's Movements*, Nueva York: Pantheon Books, 1977.

Platt, A. M. *The Child Savers*. Chicago: University of Chicago Press, 1969.

Polk, K., y W. Schafer. *Schools and Delinquency*. Englewood Cliffs, Nueva Jersey: Prentice-Hall, 1972.

Porter, L. W., E. E. Lawler, III, y J. R. Hackman. *Behavior in Organizations*. Nueva York: McGraw-Hill, 1975.

Pressman, J., y A. Wildavsky. *Implementation*. Berkeley: University of California Press, 1973.

Prottas, J. M. *People-Processing*. Lexington, Massachusetts: D.C. Heath, 1979.

Ranson, S., B. Hinings, y R. Greenwood. "The Structuring of Organizational Structure", *Administrative Science Quarterly*, 25 (1980), 1-17.

Rapoport, R. *Community as a Doctor*. Londres: Tavistock Publications, 1960.

Reeder, S. J., y H. Mauksch. "Nursing: Continuing Change". En *Handbook of Medical Sociology*, 3a. ed., eds. H. E. Freeman, S. Levine y L. G. Reeder. Englewood Cliffs, Nueva Jersey: Prentice-Hall, 1979, pp. 209-29. [Edición en español: *Manual de sociología médica*, Fondo de Cultura Económica, México (en prensa).]

Rein, M., T. E. Nutt, y H. Weiss. "Foster Family Care: Myth and Reality". En *Children and Decent People*, ed. A. L. Schorr. Nueva York: Basic Books, 1974, pp. 24-52.

Reiss, A. J., hijo. *The Police and the Public*. New Haven: Yale University Press, 1971.

——, y D. J. Bordua. "Environment and Organizations: A Perspective on the Police". En *The Police*, ed. D. Bordua. Nueva York: Wiley, 1967, pp. 25-55.

Rist, R. C. "Student Social Class and Teacher Expectations: The Self-fulfilling Prophecy in Ghetto Education", *Harvard Educational Review*, 40 (1970), 411-51.

Ritti, R. R., y D. W. Hyman. "The Administration of Poverty: Lessons from the Welfare Explosion 1967-1973", *Social Problems*, 25 (1977), 157-75.

Roethlisberger, F. J., y W. J. Dickson. *Management and the Worker*. Cambridge, Massachusetts: Harvard University Press, 1939.

Rogers, D. *110 Livingston Street: Politics in the New York School System*. Nueva York: Vintage Books, 1969.

Rosen, B. M. "Mental Health of the Poor: Has the Gap Between the Poor and the 'Nonpoor' Narrowed in the Last Decade?" *Medical Care*, 15 (1977), 647-61.

Rosenbaum, J. E. *Making Inequality*. Nueva York: Wiley, 1976.

Rosenberg M., y L. I. Pearlin. "Power-Orientations in the Mental Hospital", *Human Relations*, 15 (1962), 335-50.

Rosenhan, D. L. "On Being Sane in Insane Places", *Science*, 179 (1973), 250-58.

Rossi, P. H. "Some Issues in the Evaluation of Human Services Delivery". En *The Management of Human Services*, eds. R. C. Sarri y Y. Hasenfeld. Nueva York: Columbia University Press, 1978, pp. 235-61.

Rossi, P. H., H. E. Freeman, y S. R. Wright. *Evaluation*. Beverly Hills, California: Sage, 1979.

Roth, J. A. "Some Contingencies of the Moral Evaluation and Control of Clientele: The Case of the Hospital Emergency Service", *American Journal of Sociology*, 77 (1972), 839-56.

——, y E. Eddy. *Rehabilitation of the Unwanted*. Nueva York: Atherton, 1967.

Rothman, D. *The Discovery of the Asylum*. Boston: Little, Brown, 1971.

Rubin, H. T. "Retain the Juvenile Court?" *Crime and Delinquency*, 25 (1979), 281-98.

Rushing, W. A. "Status Resources, Societal Reactions, and Mental Hospital Admissions", *American Sociological Review*, 43 (1978), 521-33.

Ruzek, S. K. "Making Social Work Accountable". En *The Professions and their Prospects*, ed. E. Freidson. Beverly Hills, California: Sage, 1973, pp. 217-43.

Salancik, G. R., y J. Pfeffer. "The Bases and Uses of Power in Organizational Decision Making: The Case of a University", *Administrative Science Quarterly*, 19 (1974), 453-73.

Sarason, S. B., C. F. Carroll, K. Maton, S. Cohen y E. Lorentz. *Human Services and Resource Networks*. San Francisco: Jossey-Bass, 1977.

Sarri, R. C., y Y. Hasenfeld, eds. *Brought to Justice? Juveniles, the Courts and the Law*. Ann Arbor, Michigan: National Assessment of Juvenile Corrections, 1976.

Schafer, W., y C. Olexa. *Tracking and Opportunity*. Scranton, Pennsylvania: Chandler, 1971.

Scheff, T. J. "Typification in the Diagnostic Practices of Rehabilitation Agencies". En *Sociology and Rehabilitation*, ed. M. Sussman. Washington D. C.: American Sociological Association, 1965, pp. 139-47.

——. *Being Mentally Ill: A Sociological Theory*. Chicago: Aldine, 1966.

——. "Negotiating Reality: Notes on Power in the Assessment of Responsibility", *Social Problems*, 16 (1968), 3-17.

Schmuck, R. H., P. Runkel y D. Longmeyer. "Using Group Problem Solving Procedures", en *Organization Development in the School*, eds. R. A. Schmuk, y M. B. Miles. Palo Alto, California: National Press Books, 1971, pp. 51-69.

——, y M. B. Miles, eds. Organization Development in the Schools. Palo Alto, California: National Press Book, 1971.

Schofield, W. *Psychotherapy: The Purchase of Friendship*. Englewood Cliffs, Nueva Jersey: Prentice-Hall, 1964.

Schulberg, H., y F. Baker. *The Mental Hospital and Human Services*. Nueva York: Behavioral Publications, 1975.

Schwartz, B. *Queuing and Waiting: Studies in the Social Organization of Access and Delay*. Chicago: University of Chicago Press, 1975.

Scott, R. A. "The Selection of Clients by Social Welfare Agencies: The Case of the Blind", *Social Problems*, 14 (1967*a*), 248-57.

——. "The Factory as a Social Service Organization: Goal Displacement in Workshops for the Blind", *Social Problems*, 15 (1967*b*), 160-75.

——. *The Making of Blind Men*. Nueva York: Russell Sage Foundation, 1969.

Scott, W. R. "Effectiveness of Organizational Effectiveness Studies". En *Perspectives on Organizational Effectiveness*, eds. P. S. Goodman, J. M. Penning y asociados. San Francisco: Jossey-Bass, 1977, pp. 63-95.

Scull, A. T. *Decarceration*. Englewood Cliffs, Nueva Jersey: Prentice-Hall, 1977.

Seashore, S. E. y E. Yuchtman. "Factorial Analysis of Organizational Performance", *Administrative Science Quarterly*, 12 (1967), 377-95.

Seeley, J. R., B. H. Junker, R. W. Jones, hijo. *Community Chest*. Toronto: University of Toronto Press, 1957.

Segal, S. P., y U. Aviram. *The Mentally Ill in Community-based Sheltered Care*. Nueva York: Wiley, 1978.

Selznick, P. "Foundation for the Theory of Organization", *American Sociological Review* 13 (1948), 25-35.

——. *TVA and the Grass Roots*. Berkeley: University of California Press, 1949.

——. *Leadership in Administration*. Nueva York: Harper et Row, 1957.

Sexton, P. *Education and Income*. Nueva York: Viking Press, 1961.

Sills, D. L. *The Volunteers*. Nueva York: Free Press, 1957.

Simon, H. A. "On the Concept of Organizational Goal", *Administrative Science Quarterly*, 9 (1964), 1-22.

Smith, C. G., y J. A. King. *Mental Hospitals*. Lexington, Massachusetts: D. C. Heath, 1975.

Smith, D. E. "The Logic of Custodial Organizations", *Psychiatry*, 28 (1965), 311-23.

——. "Front-line Organization of the State Mental Hospital", *Administrative Science Quarterly*, 10 (1965), 381-99.

——. *Administrative Behavior*, 3a. ed. Nueva York: Free Press, 1976.

Steers, R. M. "Problems in the Measurement of Organizational Effectiveness", *Administrative Science Quarterly*, 20 (1975), 546-58.

Stimson, H. D., y R. H. Stimson. *Operations Research in Hospital: Diagnosis and Prognosis*. Chicago: Hospital Research and Educational Trust, 1972.

——, y R. P. Thompson. "The Importance of 'Weltanschauung' in Operations Research: The Case of the School Busing Problem", *Management Science*, 21 (1975), 1123-31.

Stinchcombe, A. L. "Social Structure and Organizations". En *Handbook of Organizations*, ed. J. G. March. Chicago: Rand McNally, 1965, pp. 142-93.

Stogdill, R. M. "Dimensions of Organizational Theory". En *Organizational Design and Research*, eds. J. D. Thompson y V. Vroom. Pittsburgh: University of Pittsburgh Press, 1971, pp. 1-52.

——. *Handbook of Leadership: A Survey of Theory and Research*. Nueva York: Free Press, 1974.

Stolz, S., y asociados. *Ethical Issues in Behavioral Modification*. San Francisco: Jossey-Bass, 1978.

Strauss, A., L. Schatzman, R. Bucher, D. Ehrlich, y M. Sabshin. *Psychiatric Ideologies and Institutions*. Nueva York: Free Press, 1967.

Strauss, G. "Human Relations —1968 Style", *Industrial Relations*, 7 (1968), 262-76.

——. "Organization Development". En *Handbook of Work, Organization, and Society*, ed. R. Dubin. Chicago: Rand McNally, 1976, pp. 617-85.

Street, D., G. T. Martin y L. K. Gordon. *The Welfare Industry*. Beverly Hills, California: Sage, 1979.

——, R. D. Vinter, y C. Perrow. *Organization for Treatment*. Nueva York: Free Press, 1966.

Strup, H. "Psychotherapy Research and Practice: An Overview". En *Handbook of Psychotherapy and Behavior Change*, 2a. ed., eds. S. Garfield y A. Bergin. Nueva York: Wiley, 1978, pp. 3-22.

Sudnow, D. "Normal Crimes: Sociological Features of the Penal Code in a Public Defender's Office", *Social Problems*, 12 (1965), 255-76.

——. *Passing On*. Englewood Cliffs, Nueva Jersey: Prentice-Hall, 1967.

Switzer, E. "Chicago Settlements, 1972: An Overview", *Social Service Review*, 47 (1973), 581-92.

Szasz, T. S., y M. H. Hollender. "The Basic Models of the Doctor Patient Relationship", *Archives in Internal Medicine*, 97 (1956), 582-92.

Taber, L. R. y R. H. Taber. "Social Casework". En *The Field of Social Work*, ed. A. E. Fink. Nueva York: Holt, Rinehart and Winston, 1978, pp. 135-57.

Tannenbaum, A. S. *Hierarchy in Organizations*. San Francisco: Jossey-Bass, 1974.

Tedeschi, J., B. R. Schlenker, y S. Lindskold. "The Exercise of Power and Influence: The Sources of Influence". En *The Social Influence Process*, ed. J. Tedeschi. Chicago: Aldine, 1972, pp. 287-345.

Teele, J. E., y S. Levine. "The Acceptance of Emotionally Disturbed Children by Psychiatric Agencies". En *Controlling Delinquents*, ed. S. Wheeler. Nueva York: Wiley, 1968, pp. 103-26.

Thompson J. D. "Organizations and Output Transactions", *American Journal of Sociology*, 68 (1962), 309-24.

——. *Organizations in Action*. Nueva York: McGraw-Hill, 1967.

Toren, N. *Social Work: The Case of a Semi-profession*. Beverly Hills, California: Sage, 1972.

Townsend, C. *Old Age: The Last Segregation*. Nueva York: Grossman, 1971.

Tropman, J. E. "The Welfare Calculus: Allocation and Utilization Within the American States", *Journal of Sociology and Social Welfare*, 2 (1975), 416-35.

Turk, H. *Organizations in Modern Life*. San Francisco: Jossey-Bass, 1977.

Tussing, A. D. *Poverty in a Dual Economy*. Nueva York: St. Martin's Press, 1975.

Ullman, L. P. *Institution and Outcome*. Oxford, Inglaterra: Pergamon Press, 1967.

Urwick, L. F. *The Elements of Administration*. Nueva York: Harper & Row, 1943.

U. S. Department of Commerce, Bureau Of The Census. *Statistical Abstracts of the U. S.: 1980*. Washington D. C.: U. S. Government Pristing Office, 1980.

U. S. Department Of Health, Education, and Welfare. *Community Mental Health Centers Monitoring Package*. Washington D. C.: Public Health Service; A. D. M. H. A., 1977.

Van De Ven, A., A. Delbecq, y R. Koenig. "Determinants of Coordination: Models Within Organizations", *American Sociological Review*, 41 (1976), 322-38.

Vinter, R. "Analysis of Treatment Organizations", *Social Work*, 8 (1963), 3-15.

——, R. C. Sarri, y Y. Hasenfeld. *Federal Correctional Programs for Young Offenders: A Comparative Study* (reporte). Washington D. C.: Bureau of Prisons, U. S. Department of Justice, 1974.

——, R. Kish, y T. Newcomb, eds. *Time Out: A Comparative Study of Juvenile Correctional Institutions*. Ann Arbor, Michigan: National Assessment of Juvenile Corrections, 1976.

Vladeck, B. C. *Unloving Care: The Nursing Home Tragedy*. Nueva York: Basic Books, 1980.

Walsh, J. L. y R. H. Elling. "Professionalization and the Poor: Structural Effects

and Professional Behavior", *Journal of Health and Social Behavior,* 9 (1968), 16-28.
Wamsley, G. L., y M. N. Zald. *The Political Economy of Public Organizations.* Bloomington: Indiana University Press, 1976.
Warren, R., S. M. Rose, y A. F. Bergunder. *The Structure of Urban Reform.* Lexington, Massachusetts: D. C. Heath, 1974.
Weatherley, R., y M. Lipsky. "Street-level Bureaucrats and Institutional Innovation: Implementing Special-education Reform", *Harvard Education Review,* 47 (1977), 171-97.
Weber. M. *Economía y sociedad. Esbozo de sociología comprensiva,* México, FCE, 1987.
Wedel, K. R. "Government Contracting for Purchase of Service", *Social Work,* 21 (1976), 101-5.
Weick, K. "Educational Organizations as Loosely Coupled Systems", *Administrative Science Quarterly,* 21 (1976), 1-19.
Weiss, C. "Evaluation Research in the Political Context". En *Handbook of Evaluation Research,* eds. E. L. Struening y M. Guttentag. Beverly Hills, California: Sage, 1975, pp. 13-26.
——. "Use of Social Science Research in Organizations: The Constrained Repertoire Theory". En *Organization and the Human Services,* ed. H. Stein. Filadelfia: Temple University Press, 1981, pp. 180-204.
Weiss, R., y M. Rein. "The Evaluation of Broad-aim Programs", *Administrative Science Quarterly,* 16 (1970), 97-109.
Wheeler, S., Ed. *On Record.* Nueva York: Russell Sage Foundation, 1969.
White, P. E. "Resources as Determinants of Organizational Behavior", *Administrative Science Quarterly,* 19 (1974), 366-76.
White, R. K., y R. Lippit. *Autocracy and Democracy: An Experimental Inquiry.* Nueva York: Harper & Row, 1960.
Wilensky, H. *Organizational Intelligence.* Nueva York: Basic Books: 1967.
——. *The Welfare State and Equality.* Berkeley: University of California Press, 1975.
Williams, V. L., y M. Fish. *Convicts, Codes, and Contraband.* Cambridge, Massachusetts: Ballinger, 1974.
Williams, W., y J. W. Evans. "The Politics of Evaluation: The Case of Head Start", *Annals of the American Academy of Political and Social Science,* 385 (1969), 118-32.
Wilson, J. Q. *Political Organizations.* Nueva York: Basic Books, 1973.
Wirt, F. M. y M. W. Kirst. *The Political Web of American Schools.* Boston: Little, Brown, 1972.
Yuchtman, E., y S. E. Seashore. "A System Resource Approach to Organizational Effectiveness", *American Sociological Review,* 32 (1967), 891-903.
Zald, M. N. "Organizational Control Structures in Five Correctional Institutions", *American Journal of Sociology,* 68 (1962), 335-45
——. "The Power and Function of Boards of Directors: A Theoretical Synthesis", *American Journal of Sociology,* 75 (1969), 97-111.
——. "Political Economy: A Framework for Comparative Analysis". En *Power in Organizations,* ed. M. N. Zald. Nashville, Tennessee: Vanderbilt University Press, 1970*a*, pp. 221-61.

Zald, M. N. *Organizational Change: The Political Economy of the YMCA*. Chicago: University of Chicago Press, 1970*b*.

——. "Demographics, Politics, and the Future of the Welfare State", *Social Service Review*, 51 (1977), 110-24.

——, y P. Danton. "From Evangelism to General Service: The Transformation of the YMCA", *Administrative Science Quarterly*, 8 (1963), 214-34.

Zaltman, G., R. Duncan, y J. Holbek. *Innovation and Organization*. Nueva York: Wiley, 1973.

Zeigler, N., y K. F. Johnson. *The Politics of Education in the States*. Indianapolis: The Bobbs-Merrill Co., 1972.

Zeitz, G. "Hierarchical Authority and Decision Making in Professional Organizations", *Administration and Society*, 12 (1980), 277-300.

Zey-Ferrel, M. *Dimensions of Organizations*. Santa Mónica, California: Goodyear, 1979.

Zimmerman, D. "The Practical Basis of Work Activities in a Public Assistance Organization". En *Exploration in Sociology and Counseling*, ed. D. Hansen. Boston: Houghton Mifflin Co., 1969*a*, pp. 237-66.

——. "Record Keeping and the Intake Process in a Public Welfare Agency". En *On Record*, ed. S. Wheeler. Nueva York: Russell Sage Foundation, 1969*b*, pp. 319-54.

ÍNDICE DE AUTORES CITADOS

ÍNDICE ANALÍTICO

ÍNDICE GENERAL

Este libro se terminó de imprimir y encuadernar el mes de septiembre de 1990 en los talleres de Encuadernación Progreso, S.A. de C.V., calzada de San Lorenzo, 202; 09830 México, D.F. En su composición se emplearon tipos Times Roman de 11, 10:11, 9:10 y 8:9 puntos.

Se tiraron 3000 ejemplares.

La **Biblioteca de la Salud** es una coedición de la Secretaría de Salud y el Fondo de Cultura Económica, coordinada por MARÍA DEL CARMEN FARÍAS con la asesoría editorial de AXEL RETIF.